응급간호학

EMERGENCY NURSING

고 은 · 김미혜 · 김유정 · 류세앙 · 송소현
송영숙 · 양진주 · 이경민 · 최자윤 · 한선희
함순예 · 홍미순 · 홍주영 공저

정 문 각

머리말

갑작스런 질병이나 예기치 못한 돌발 사고에 직면하여 건강과 안녕을 위협받는 긴박한 상황에서 신속하고 적절한 응급처치는 귀중한 생명을 구할 수 있으며, 이런 응급처치는 간호사의 중요한 역할이라 할 수 있겠다. 1994년 응급의료에 관한 법률이 공포되어 응급의료체계의 구축과 발전이 이루어졌으며, 2003년부터 응급전문간호사 제도가 시행되었고 이미 전문간호사가 배출된 시점에서 간호교육에서 응급간호의 중요성은 어느 때보다 강조되고 있다. 이에 응급간호학을 과목으로 가르치고 있는 학교가 늘어나고 있는데, 이에 반해 국내에서 응급간호학을 다루고 있는 교재의 부족을 느껴 수년 동안 응급간호학을 가르쳤던 교수자들이 모여 교재를 편찬하게 되었다.

교재의 구성은 크게 외상관리와 증상관리로 분리하여 다루었고, 2005년 개정된 AHA의 심폐소생술 가이드라인에 기반한 한국 실정에 적합한 심폐소생술 가이드라인을 소개하고 있다. 외상관리와 증상관리에서는 초기 사정과 2차 사정 내용을 요약하여 응급상황에 신속하게 대처할 수 있도록 하고 있으며, 질환별 관리내용을 다루어 비슷한 증상의 다양한 질환을 비교 · 대조할 수 있는 능력을 함양하는데 초점을 두고 있다.

저자들은 질 좋은 교재를 출판하고자 많은 시간과 노력을 기울였지만 미흡한 점이 있을 것이라 생각하며, 앞으로 보다 훌륭한 내용이 되도록 기탄없는 충고와 조언을 부탁드린다. 그동안 본 교재가 출간되기까지 협조해 주신 정문각 임원진과 모든 분들께 진심으로 감사의 마음을 전하고 싶다.

2008년 8월 18일

저자 일동

차 례

제 1 장
응급간호의 이해

제 1 절 응급간호의 개요

1. 응급이란

응급(emergency)의 사전적 의미는 應(응할 응), 急(급할 급), 즉 급한 대로 우선 처리함 또는 급한 정황에 대처함으로 기술된다. 이 용어가 포함하는 의미에는 위험, 위기(crisis) 등의 뜻이 함축되어 있으며, 갑작스런 질병이나 예기치 못한 돌발 상황, 사고로 인하여 건강과 안녕이 급속히 위협받는 긴박한 상황에 처하게 됨을 말한다.

2. 응급환자란

응급환자(emergency patient)란 불의의 사고나 위급한 상황, 즉 질병, 분만, 각종 사고 및 재해로 생긴 부상이나 기타 응급상태에서 즉시 필요한 처치를 받지 않으면 생명을 보존할 수 없거나 심신상의 중대한 합병증을 초래할 것으로 판단되는 환자를 말한다.

3. 응급처치란

응급처치(first aid treatment, emergency treatment)란 돌발적인 사고나 질병이 발생되었을 때 행하여지는 기도 확보, 심박의 회복 기타 생명의 위험이나 증상의 현저한 악화를 방지하기 위하여 제공하는 즉각적이고 일시적인 처치를 말한다. 이러한 처치가 신속하고 적절하게 이루어짐으로써 부상자의 생명을 구하고 질병이나 손상의 악화를 방지하고 회복이 가능해지며 통증 완화를 도모할 수 있다.

4. 응급간호란

응급간호(emergency care)란 돌발적이고 예기치 못한 긴급 상황, 즉 질병, 분만, 각종 사고 및 재해로 인한 부상 등으로 개인의 육체적, 정신적 건강과 안녕을 위협하는 위급한 상황에서, 생명을 구하고 유지하며, 질병이나 손상의 악화 방지를 막고 통증 경감을 위하여 신체적, 심리적인 문제를 즉시 사정하고 진단, 치료를 제공하는 것을 말한다.

신속하고 정확한 응급간호의 시행에 따라 대상자의 생명과 상처회복에 중요한 영향을 미친다. 대상자에 대한 기초 자료가 없으면 진단이 내려지지 않은 상태에서 다양하고 복잡한 문제를 가진 응급환자와 긴급한 환자가 동시에 내원하여 우선순위 결정에 어려움이 있고, 사정과 중재 및 교육이 동시에 수행해야 하므로 적절한 시간, 공간, 자원을 체계적으로 최대한 활용하여야 한다. 따라서 응급환자의 특성, 응급관리가 제공되는 환경 및 응급관리를 제공할 때 필요한 특수한 지식과 기술이 중요하다.

또한 국민의 건강 인지도가 높아지면서 절박하고 긴급한 요구를 가진 환자에게 제공되던 응급 간호는 긴급하지 않은 문제를 가진 환자나 가족들의 요구가 더욱 증가하고 있어, 응급간호의 대상도 환자와 가족 모두에게 확대되고 있다. 따라서 일상생활에서 응급환자인지를 구별하기 어려울 때에는 응급환자로 간주하고 응급처치를 시행하는 것이 바람직하며, 환자의 중증도 분류와 응급환자의 우선순위를 잘 파악하여야 한다.

제 2 절 응급환자 분류체계-중증도 분류(Triage)

질병이나 손상 정도에 따라 우선순위를 정한다. 응급의 정도가 심한 경우 먼저 치료를 하게 되며 최초 사정에서 미처 발견하지 못한 상해가 있을 수 있으므로 필요에 따라 재사정을 할 필요가 있으며 상황에 따라 우선순위를 변화시키는 것도 중요하다. 처음에 완전한 사정을 하기는 어려우므로 우선순위가 높은 대상자를 먼저 사정하고 관리하는 것이 필요하다.

1. Triage의 유래

불어동사 "trier" 에서 유래한 것으로 "분류하다", "골라낸다", 영어로 "to sort" 의 의미이다. 나폴레옹 전쟁당시 전쟁 가능한 자와 불가능한 자를 분류한 것이 시초이며, 세계 제1차 대전에서 전쟁터의 재난상태를 평가하고 심한 상처를 입었거나 사망한 환자 중에서 구조할 환자를 분류한데서 유래되었다. 응급실에서 중증도 분류의 정착은 1950년대 미국 내 응급에 비응급환자가 증가하면서 Baldrige와 Seater에 의해 처음 시행되었으며, 우리나라는 1994년 응급의료에 관한 법률이 제정되면서 중증도 분류의 개념이 본격적으로 소개되었다.

2. Triage의 개념 및 목표

다수의 환자 가운데서 또는 다발성 외상환자에서 의학적 문제를 치료의 우선순위에 따라 골라내는 것이다. 또 다른 의미는 구조인력과 장비시설을 효율적으로 활용하기 위해서 외상받은 사람, 상처입은 사람 또는 아픈 사람을 우선순위로 분류하는 것이다.

중증도 분류는 다수의 환자에게 많은 도움을 주기 위한 것이며, 중요한 것은 생명을 구하기 위한 조치가 상하지의 불구 예방을 위한 조치보다 선행된다는 점이다. 목표는 첫째, 긴급하고 생명이 위급한 환자를 즉각적으로 사정하고, 둘째, 응급실에 내원하는 환자의 흐름을 조절하며, 셋째, 응급실 내의 불필요한 혼잡을 예방하는 것이다.

Estrada(1981)는 중증도 분류가 환자의 즉각적인 사정과 중재로 환자의 대기시간을 단축하고 응급실의 체류시간을 짧게 하는데 기여함으로써 환자와 응급실의 직원만족도가 증가하고 응급실의 공간과 모든 자원을 효율적으로 사용할 수 있는 장점이 있다고 하였다.

이는 대기시간 동안 여러 정보와 교육을 제공하며, 내원시 환자의 문제를 즉각적이고 신속하게 사정하여 불필요한 진료 지연을 예방하고 환자문제에 따른 필요한 검사 및 처치를 미리 수행하여 진료진행을 도울 수 있으며 의사로부터 의료를 제공받기 전까지 환자의 정서적 중재를 가능하게 한다.

3. Triage의 운영

(1) 재난시(전쟁시)

- 많은 환자들을 가장 효율적으로 치료
- Field based
- 분류 : Delayed, secondary, immediate, deceased

(2) 비재난시

- 개개인 환자에게 최고의 의료서비스를 제공
- Emergency department based
- Emergent, urgent, non-emergent

4. 3단계 분류

(1) 응급(Acute emergency)

- 생명을 위협하는 응급상태, 즉각적인 중재가 없으면 사망 가능
- 기도폐색
- 심장마비
- 호흡곤란이나 청색증을 동반한 흉통
- 쇼크, 의식불명
- 개방성 흉부 손상
- 갑작스런 시력상실
- 정신적인 황폐

- 즉각적인 지혈을 요하는 출혈
- 뇌혈관 질환
- 다발성 외상
- 약물 중독
- 주요 화상(major burn); 20~60% 체표면 화상
- 심각한 내과적 문제
- 성인의 경우 맥박 45 이하 150 이상, 호흡수 10 이하 34 이상, 수축기혈압 80 이하 170 이상, 이완기혈압 130 이상, 산소포화도 86% 이하

(2) 긴급(Urgent emergency)

- 1~2시간 내에 중재가 필요한 응급상태, 생명이나 사지손상 가능
- 복강내 출혈
- 뇌졸중
- 심한 통증; 신산통, 급성복통 등
- 갑작스런 마비
- 계속되는 오심과 구토
- 설사
- 중등도 화상(moderate burn); 10~20% 화상
- 천식, 만성 폐쇄성 폐질환(COPD)
- 고열

(3) 비응급(Nonurgent emergency)

- 중재가 몇 시간 지연되어도 생명에는 지장이 없는 상태
- 이미 알고 있는 만성질환 증세; 만성 두통, 요통
- 활력징후가 안정된 단순골절 및 열상, 염좌, 좌상, 타박상, 순환장애가 없는 사지골절, 피부손상(skin rash)
- 활력징후가 안정된 복통

5. 4단계-분류표의 색상에 의한 구분

(1) 1순위; 적색(Red tag)

- 호흡곤란
- 기흉
- 쇼크
- 심한 출혈
- 30% 이상의 3도 화상
- 급성심근경색증
- 혼수

(2) 2순위; 황색(Yellow tag)

- 흉통
- 의식수준 저하
- 진행성 출혈
- 심한 통증
- 호흡곤란
- 척수손상
- 개방성 복부 열상
- 30% 미만의 3도 화상

(3) 3순위; 녹색(Green tag)

- 경미한 골절
- 경미한 찰과상
- 경미한 화상

(4) 4순위; 흑색(Black tag)

- 사망자
- 두부나 몸체가 절단된 경우
- 심폐소생술을 시행하여도 효과가 없다고 판단되는 경우

제 3 절 응급의료체계

1. 응급의료체계의 개념

응급의료체계(EMSS; emergency medical servies system)란 적정 규모의 지역에서 응급상황 발생시 효과적이고 신속하게 의료를 제공하기 위하여 인력, 시설, 장비를 배치하는 것이다. 즉 응급환자가 발생하였을 때 현장에서 적절한 응급처치를 시행한 후 신속하고 안전하게 병원으로 이송하여, 응급의료진이 의료기술과 장비를 투입하여 환자를 치료하도록 도와주는 체계이다. 이 체계는 최소한의 시간에 최상의 응급의료가 제공되도록 상황실 접수요원부터 응급구조사, 의사, 간호사, 병원, 현장 출동 및 처치팀(119 구급대), 응급의료정보센터(1339), 이송병원(응급의료센터), 병원응급의료팀 간의 복합된 여러 부서의 협력이 필요하다.

2. 응급의료체계의 역사

나폴레옹 전쟁시 의무참모인 Larry와 Percy가 부상병의 응급처치를 위해 투입한 의무병과 구급마차를 시작으로, 크리미안 전쟁시 야전병원의 혼잡함과 나쁜 위생 조건, 기본적인 물자부족 등을 잘 극복한 Florence Nitingale의 간호와 미국 남북전쟁의 Napoleon' s Surgeon 개념 도입, 그리고 1차 세계대전에서는 골절고정술이 도입되었으며, 스페인 전쟁시 현장에서의 수혈이 이루어졌고, 2차 세계대전시 현장 쇼크처치와 항공이송, 한국전쟁시 헬기를 이용한 환자후송, 베트남 전쟁시 제트항공기에 의한 환자이송에 이르기까지 응급의료체계는 조직, 인력, 장비, 운용에 있어서 꾸준한 발전을 하고 있다.

1960년대 이후 국가 지원으로 응급환자를 위한 체계를 운영한 미국, 유럽에 비해 우리나라는 1979년 대한의학협회의 주관으로 서울시내 병원과 의원을 분류하고 당직의사로 야간 응급환자 신고센터를 운영한 것을 첫 시작으로 볼 수 있다.

1980년대에 소방 119 구급대로 응급환자를 후송하면서 공공기관에 의한 응급의료체계가 본격적으로 시작되었다. 이후 급속한 도시화와 더불어 교통사고 등 사고가 증가하고, 1990

년대에 뇌졸중, 심근경색 등의 성인병의 증가로, 보다 효율적인 응급의료체계의 필요성이 강조되었다. 이에 1994년 응급의료에 관한 법률이 공포되면서 응급의료체계의 비약적인 구축과 발전을 보이고 있다.

표 1-1 국내 응급의료체계의 연혁

연도	주요 업무
1978	의료보험제도 실시
1979	야간응급환자신고센터 운영(대한의학협회 주관)
1981	119 구급대 운영(부산시 4개대)
1982	119 구급대 운영(서울시 9개대)
	야간 구급환자 신고센터 운영지침(내무부, 보건사회부 주관)
1987	응급의료체계 구축의 가시화(대통령 공약사업)
1989	대한응급의학회 창립, 응급의학과 개설 및 전공의 수련 시작
	전국민의료보험 실시
1990	응급실 운영지침(보건사회부 주관)
1991	응급의료관리운영규칙(보건사회부령)
	응급정보센터(전국 11개, 129) 설치, 응급의료기관 지정(보건사회부 주관)
	응급구조사 양성 및 구급차량의 기준 마련
1992	응급간호분야회 창립(14명 수간호사)
1993	응급의료관리운영규칙(보사부령)을 근거로 응급구조사 양성 시작
1994	응급의료에 관한 법률(법률 제4730호) 공포
	응급의료에 관한 법률(대통령령 제14496호) 제정
	응급의료에 관한 법률 및 시행, 응급의학 전문과목 인정
1995	응급구조사 양성 시작
	제1회 응급의학 전문의 51명 배출
	응급의료에 관한 법률 개정
1996	응급의료정보센터 접수전용번호 변경(129→1339)
1997	환자이송업무 소방 전담(119)
	응급환자정보센터→응급의료정보센터 개칭
2000	대한적십자사에서 권역응급의료센터로 이관
	국립의료원 중앙응급의료센터로 지정
	응급의료정보시스템 전국 확대
	응급의료에 관한 법률 개정
2003	응급전문간호사제도 시행
2006	응급간호분야회→병원응급 간호사회로 명칭 변경
	제1회 응급전문간호사 배출(51명)

3. 응급의료체계의 운용단계

(1) 병원전 처치단계(Pre-hospital phase)

- 응급환자 신고와 구급차 즉시 출동
- 구급차 현장 도착전까지 전화상담원에 의한 응급처치 요령의 지도
- 구급대에 의한 현장 응급처치

(2) 이송단계

- 현장에서 병원까지 이송 중에 이루어지는 이송 처치
- 구급차, 병원, 현장, 1339 응급의료정보센터 간의 정보 및 통신교환
- 이송 교통체계와 이송 중 응급처치, 이송병원 결정

(3) 병원진료단계

- 병원 이송 후 의료진에 의한 전문진료 단계
- 진단을 위한 적절한 검사
- 입원치료(중환자실, 일반병실), 응급수술 결정
- 환자의 응급처치에 필수적인 의료진이나 시설, 장비가 준비된 전문응급센터(외상, 화상, 독극물, 심혈관센터 등)나 응급의료기관으로 전원여부 및 전원병원 결정

표 1-2 응급의료체계의 구성과 활동단계(MJ Sanders, 2000)

시민의 신고 응급조치 → 신고접수 및 출동 → 병원전 응급처치 → 병원처치 → 재활

4. 응급의료체계의 구성요소

(1) 시행기준

응급의료체계 내에서 시행되는 모든 행위에 대한 기준 수립(응급처치의 기준, 이송기준, 중증도 분류기준 등)

(2) 응급처치 전문인력

응급구조사, 응급의학전문의, 응급전문간호사 양성과정의 개설 및 운영

(3) 정보통신체계

가능한 모든 통신 수단을 이용하는 포괄적인 체계 구축

(4) 이송체계

구급차량(일반, 특수구급차), 항공이송 등

병원전 이송단계, 즉 현장에서 병원까지의 이송은 119 구급대가, 병원 간 이송은 의료기관의 구급차 및 이송단체의 구급차가 담당

(5) 응급의료기관

중앙응급의료센터, 권역응급의료센터, 지역응급의료센터, 지역응급의료기관으로 분류

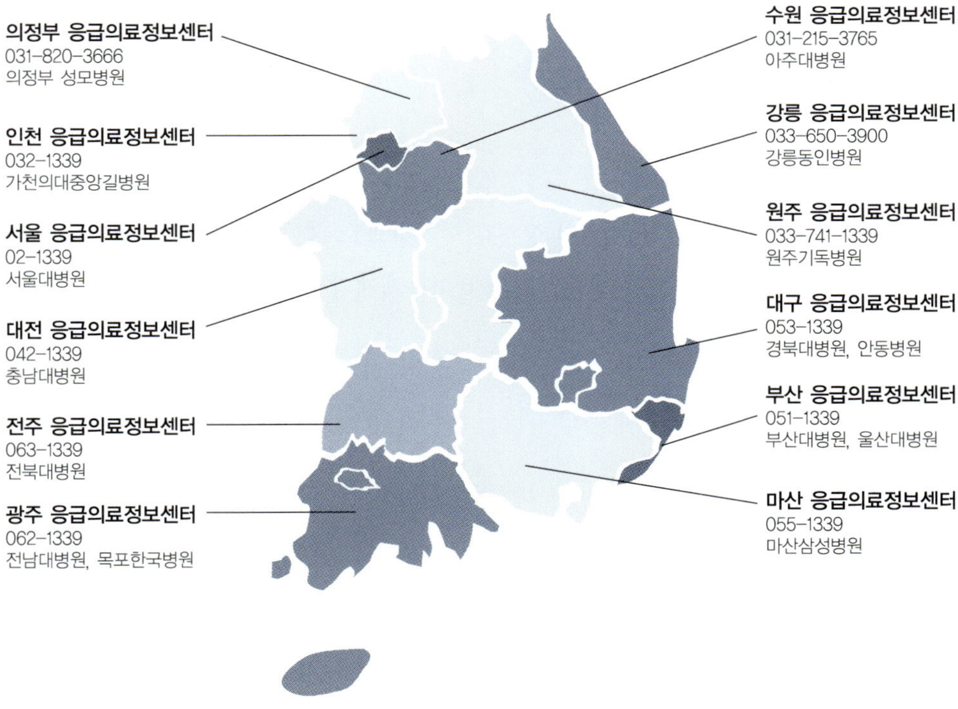

그림 1-1 국내 중앙응급의료센터 현황

(6) 집중처치기관

화상, 심혈관, 외상, 독극물 전문응급의료센터의 지정과 운영(중환자처치 등)

(7) 협력단체

재해, 대량 환자발생 등에 인접한 지역간의 상호협조 체계 유지

(8) 일반인 홍보 및 교육

응급구조사가 현장에 도착하는 동안에 응급의료체계에 신속히 접근하여 기본적인 응급처치를 시행하도록 대중에 대한 교육 및 정보 제공

(9) 재해대책

대량 재해에 대비한 응급의료지침 및 모의훈련, 이동응급의료세트 구비 등

(10) 심사 및 적정성 평가

응급의료체계는 정기적으로 적정성을 평가하여, 의학적인 책임, 의료의 적정성 및 비용에 따른 효과 평가

(11) 의무기록 표준화

(12) 재 정

한 순간을 위하여 많은 장비와 요원이 장시간 대기하므로 많이 비용 소요

가능 자원들이 확정되고 목표가 정해지면 응급의료체계가 활동할 수 있는 예산 편성

제 4 절 응급간호활동

1. 간호사정-AMPLE

- A(allergies) : 과민반응 사정
- M(medication currently prescribed or uaing) : 복용 약물에 대한 사정
- P(pastmedical surgical history) : 내외과적 과거 병력 사정
- L(last meal) : 최종 섭취한 음식물에 대한 사정
- E(events preceding the emergency & any care rendered) : 발생된 응급사고와 행해진 간호, 응급처치

2. 응급간호활동의 우선순위

- 적절한 환기 및 기도유지
- 산소공급－분당 6~9L(COPD 병력이 없는 대상자)
- IV line 유지
- 심장모니터의 작동－12유도 EKG
- 쇼크 예방 체위를 취해 줌
- 계속 활력징후를 모니터링 함
- 심리적 지지

3. 응급간호사의 역할

- 전문적이고 체계적인 사정과 분석으로 대상자의 문제를 빠르게 발견하고 우선순위에 따라 신속히 문제를 해결한다. 따라서 진단이 내려져 있지 않은 상황에서 응급환자를 신속하게 관찰하는 것하고 사정과 중재를 동시에 하여 생명을 구한다.

- 중증도 분류, 위급간호, 추후간호, 상해예방으로 분류한다.
- 삶을 위협하는 정도의 응급간호를 요구하는 경우는 20% 이하이므로 교육과 건강증진, 질병예방도 응급간호에 있어 매우 중요하다.

4. 업무의 범주와 내용

(1) 기록관리

- 전과전동관리
- Chart 관리, charting & chart review
- 처방전 쓰기 처치전표 작성
- Request 작성, Work sheet 작성, 통계작성
- 진단서 등의 서류업무
- 환자 등록

(2) 일상적 업무 및 개인위생 간호

- V/S 측정
- 환자이동
- 보호자수 제한
- 침상만들기 및 정리
- 구강간호, 신체청결
- 처치보조
- 물품 및 약품관리 : 물품 확인, 물품 청구, 교환, 물품 차용, 반납, 기구세척, 소독, 약품 청구, 정리 등

(3) 기술적 처치

- 경구투약, 근육주사, 정맥주사, AST
- 산소요법
- 흡인
- EKG 감시
- 검사물 채취 : 채혈, 소변검사, 혈액검사, ABGA 등

- 관장, 도뇨
- 기구부착
- 피부준비
- 체위변경 등

(4) 의사소통

- 의료팀, 관련부서와 의사소통
- 가족 질문에 대한 의사소통
- 근무교대 인수인계
- 환자에 대한 업무보고

(5) 간호과정

- 대상자 문제 기록 및 건강력 자료수집
- 환자상태 관찰 및 사정
- 대상자의 교육요구 사정 신체검진
- 간호진단 사용 등

(6) 전문적 실무

- 응급환자 중증도 분류
- 신체적 위기 중재
- 심폐소생술시 참여

(7) 상담 및 교육

- 응급실 환자를 위한 퇴원교육
- 교육자료 개발
- 환자 Orientation
- 수술, 검사에 대한 설명
- 입원 및 전원 절차 설명
- 질병, 치료에 대한 교육
- 신규직원 교육 등

(8) 옹 호

- 환자 및 가족에 대한 지지 및 대변자의 역할

(9) 연 구

- 질적 간호 제공과 질 향상을 위한 연구

(10) 조 정

- 중증도 분류에 따라 적합한 기관으로의 전원
- 지역사회 자원 안내

(11) 계속교육

- 지속적인 전문 기술의 습득

제 2 장
외상 관리

제 1 절 두부외상과 두부손상

1. 두부외상

(1) ABC 사정

① 기도유지 적절성

- 말이 분명하고 숨소리에 잡음이 없어야 한다.
- 기도유지가 적절하지 않다면 입안을 깨끗이 하고 기도유지를 한다.

② 호흡의 효율성

- 호흡은 피부색이 정상범위에 있고 모세혈관 충혈이 2초 이하일 때 효율적이다.
- 호흡이 효율적이지 않다면 산소를 공급하고 부가적인 대책을 세워야 한다.

③ 척추의 경직이나 통증

- 사고 후 48시간 내에는 경추를 움직이지 않는다.
- 들것에 누워있는 상태에서도 단단한 C-collar를 목을 대주고 등을 움직이지 않도록 한다.

④ 순환의 적절성

- 순환은 요골맥박이 적절하고 피부가 따뜻하고 건조할 때 효율적이다.
- 만약 순환이 효율적이지 않다면 누운 자세를 유지하고 정맥순환을 증가시키며 시간당 200mL의 수액을 주입한다.

⑤ 환자의 의식여부

- Glasgow Coma Scale은 환자의 의식장애 정도(의식상태의 중증도를 평가)를 사정하여 무의식, 특히 1차적으로 뇌손상을 입은 환자의 무의식 기간과 결과를 예측하는 빠르고, 실제적인 표준화된 시스템으로 가장 널리 사용되고 있는 평가방법이다. 뇌손상 후 2~3일 내에 눈의 반응, 운동반응, 구두(언어)반응의 3가지 신경학적 기능을

측정하여 총점을 구한다. 의식정도는 최상의 응답을 한 숫자로 사정되고 다양하다.

- 자극제공 순서 : 청각자극(정상적 목소리 → 큰 목소리 또는 다른 목소리)

  촉각자극(약한 자극 → 통증 자극)

- 자극을 주는 부위 : 손, 발톱의 nail bed, 승모근이나 비복근, 흉골(흉골 위 연조직이 손상되므로 피하도록 한다), 안저압박(두부 손상시에는 피하도록 함)
- 구두반응 check시

브로카실어증(Broca' s type aphasia)	베르니케실어증(Wernike' s type aphasia)
운동성 실어증	피질감각성 실어증
전두엽(아래쪽 뒷부분) 손상을 의미	측두엽(위쪽 뒷부분) 손상을 의미
• 이야기나 단어를 알고, 쓰거나 볼 수 있지만 단지 그 단어를 발음할 수 없는 것(청각적인 언어이해 능력은 좋은 편이다) • 쓰기능력이 손상되는 경우가 많으며 편마비가 같이 나타나는 경우도 많다.	• 환자에게 말한 것을 이해할 수 없고, 그 말을 따라할 수도 없는 것(말이 유창하고 조음장애가 거의 없다) • 시각장애를 보이는 경우가 많다.
간호 : 일상적인 단어를 선택하여 반복연습하도록 한다.	간호 : 간단한 문장을 사용하고 몸짓, 손짓, 접촉방법을 함께 사용하도록 한다.

(2) Glasgow Coma Scale

영아와 1세 이하, 1~8세의 아동, 8세 이상의 성인					
Glasgow Coma Scale에 포함되는 동공반응, 최고의 언어반응, 운동반응의 점수를 더한다.					
동공반응		언어적 반응		운동반응	
영아, 아동, 성인 동공반응 자발적	4	영아, 옹알거림 아동과 성인 언어적 반응에 뚜렷하다.	5	영아, 움직임이 자발적 아동과 성인 명령에 반응한다.	6
영아, 아동, 성인 언어적 반응에 눈을 뜬다.	3	영아, 불안정하고 운다. 아동과 성인 언어적 반응에 혼미함을 보인다.	4	영아, 아동, 성인 국소적 통증	5
영아, 아동, 성인 통증에 눈을 뜬다.	2	영아, 통증에 운다. 아동과 성인 적절하지 않은 단어를 사용한다.	3	영아, 아동, 성인 통증에 움츠린다.	4
영아, 아동, 성인 반응이 없다.	1	영아, 끙끙거린다. 아동과 성인 이해할 수 없는 단어를 사용	2	영아, 아동, 성인 자극에 굴곡한다.	3
		영아, 아동, 성인 반응이 없다.	1	영아, 아동, 성인 자극에 신전한다.	2
				영아, 아동, 성인 자극에 반응이 없다.	1

환자의 신원, 주호소, 현재력, 과거력은 상담을 통해 확인한다. 일반적으로 누가, 무엇을, 언제, 어디서, 왜, 어떻게, 얼마 동안 했는가를 질문한다.

- **누가** – 환자의 연령, 성별, 생활형태에 의한 신원을 확인한다.
- **무엇을** – 의학적 조언을 구하기 위한 신속한 환자의 주호소를 파악한다.
- **언제** – 증상이 발현하기 시작한 시점을 확인한다.
- **어디서** – 전체적인 신체 또는 발견되거나 일부 사정된 증상을 파악한다.
- **왜** – 촉진시키는 요인이나 사건을 정의한다.
- **어떻게** – 증상이 정상적인 기능에 어떻게 영향을 미치는지 서술한다.
- **얼마 동안** – 영향을 주는 중증도를 서술한다.

(3) 환자의 개인력

환자는 누구인가?

- 환자의 이름은 무엇인가?
- 환자의 나이와 성별은 무엇인가?
- 환자의 최근에 주치의 이름은 무엇인가?
- 환자가 혼자 살고 있는지 다른 가족과 살고 있는지?

(4) 주호소

주호소는 환자나 다른 사람들로부터 의학적 조언을 구하기 위해 환자에게 나타난 주증상을 있는 그대로 표현해야 한다. 증상은 정상적인 신체기능, 감각, 외관상의 변화이다. 일부 조사에서는 환자가 응급실에 내원하게 된 발현증상에 대해 자세한 조사가 필요하다.

(5) 과거력

① 응급상황을 고려한다.

예) 심각한 출혈, 열상, 상처의 정도, 심각도, 척추손상

② 손상은 언제 발생하였는가?

③ 손상의 부위는 어디이고 현재 어떤 증상을 나타내고 있는가?

④ 손상의 이유는 무엇인가?

예) 헛디딤, 미끄러짐, 낙상

⑤ 정상적 기능에 영향을 미치는 문제는 어떠한가?

- 환자의 의식수준은 뚜렷한가?
- 손상부위의 표시는 무엇인가?
- 신체가 절단된 부분은 어디이고 신체의 일부분을 찾을 수 있는가?
- 현재 어떤 장애를 가지고 있는가?
- 신경혈관성 기능과 정상적으로 사용할 수 있는가?

⑥ 초기에 어떤 치료를 받았고 그것은 어떤 도움을 주었는가?

⑦ 환자는 전에 어떤 손상을 받은 적이 있는가?

- 손상의 종류는 무엇인가?
- 치료방법은 무엇인가?

⑧ 비합법적인 활동이 의심되는가?

- 관할하는 법률 시행기관은 어디인가?
- 매개수단은 무엇인가?

⑨ 환자는 어떤 과거력을 가지고 있는가?

⑩ 환자는 어떤 정기적인 약물을 복용하고 있는가?

- 약물의 이름은 무엇이고 용량과 복용방법, 약물의 복용횟수는 어떤가?
- 마지막으로 언제 약물을 복용하였고 치료받았는가?

⑪ 환자는 어떤 보완대체요법, 한약복용, 보충제, 자연요법 등을 하고 있는가?

- 이름, 용량, 경로와 치료횟수는 어떤가?
- 언제 마지막으로 약을 복용하였고 치료를 받았는가?

⑫ 환자는 약물과 음식에 알레르기가 있는가?

- 알레르기원은 무엇인가?
- 작용기전은 어떻게 이루어지는가?

⑬ 환자가 파상풍 면역주사를 언제 마지막으로 맞았는가?

⑭ 환자가 12~50세 사이의 여자라면 마지막 생리기간은 언제였는가?

(6) 간호진단

① 수액결핍

② 불충분한 가스교환 장애

③ 통증

④ 지식 부족

⑤ 분노

(7) 선행적 처치

신체검진	국소적인 증상이 있다면 검진을 하고 머리 손상과 같은 신체 전체를 포함한 증상이 있다면 전반적인 신체 사정을 행한다.
소변검사	현재 복부손상과 같은 손상이 있다면 소변에 혈액이 묻어나온다.
혈액검사	혈액의 손실이 있거나 환자 과거력에 빈혈이 있거나 외과적 수술을 하였다면 실시한다.
ECG	흉부를 포함한 손상이 의심될 때 시행한다.
X-ray	뼈부위의 손상이 의심되는 부위에 X-ray, CT, MRI 촬영, 정맥주사혈액순환을 위해 생리식염수 또는 Ringer's 액, 약물복용진통제, 진토제, 해열진통제계획, 심각한 손상의 경우 입원치료가 필요

2. 두부손상

① 검진에 방해가 되는 옷이나 장신구를 제거하고 환자에게 검진용 환의를 입도록 한다.

② 활력증후를 실시한다.

③ 가능하다면 맥박, 혈압, 계속적인 산소포화도를 실시한다.

④ 머리에서 발끝까지 신체검진을 실시한다.

- 신체검진시 확인사항
  - 동공의 크기와 반응은 어떠한가?
  - 환자가 머리에 통증이나 손상이 있는가?
  - 혀와 입이 헐었는가?
  - 현재 코와 귀에 어떤 분비물이 있는가?
  - 중앙에 기도가 있는가?
  - 경정맥이 팽창되어 있는가?

- 현재 피하부종이 있는가?
- 정상적인 범위 안에 심음이 있는가?
- 심음이 낮아져 있는가?
- 심잡음이 있는가?
- 환자가 가슴통증을 호소하는가?
- 가슴 두근거림을 호소하는가?
- 폐음이 좌측 또는 우측에서 들리는가?
- 천식음이 들리는가?
- 폐음이 감소되어 있는지 또는 한 쪽에서만 들리는가?
- 배가 부드럽고, 편평하고, 딱딱한지, 또는 팽창되어 있는가?
- 장음은 정상인가, 저음인가 고음인가?
- 환자가 복부 통증을 호소하는가?
- 환자의 복부가 두근거리는 것이 느껴지는가?
- 환자가 고통을 참을 수 없는가?
- 만약 외상성 손상이 아니라면 생식기 부위는 연기하여 검진한다. 생식기의 모양이 정상인가?
- 환자가 요도관이나 질부위에 출혈이 있는가?
- 발기되어 있는가?
- 현재 생식기 부위로 통증이 있는가?
- 회음부 주위와 생식기 부위에 떨림이 느껴지는가?
- 장골능 부위 맥박이 낮은 경우 환자가 그 부위에 통증을 호소하는가?
- 환자가 상지나 하지에 정상적인 운동이나 감각이 있는가?
- 허리 통증 유무
- 허리를 고정하여 환자를 움직인다.
- 후면을 본다.
- 환자가 등부위에 명백한 손상이 있는지 확인한다.
- 등 부위 떨림이 있는지 확인한다.
- 피부에 감추어진 손상이 있는지 시진한다.

⑤ 병원의 지침에 따라 약물을 투여한다.

⑥ 상처배양 검사를 한다. 무균술로 상처부위를 드레싱한다.

⑦ 배액관 위치와 배액량을 확인한다. 비위관은 구토와 흡인을 방지한다. 유치도뇨관을 통해 시간당 소변량을 관찰한다.

⑧ 의심되는 질병에 대해 검사를 실시한다.

⑨ 환자가 음식과 물을 섭취하지 않도록 금식상태를 유지한다.

⑩ 침상의 난간을 올려준다.

⑪ 환자와 가족에게 정보를 제공하고 응급실에서 체류시간이 길어진다고 예상되면 간호사와 간호계획을 세운다.

⑫ 환자가 보조기구를 사용할 수 있도록 제공하고 설명해 준다. 환자가 침대에서 이동하는 경우 도움을 요청하도록 한다.

(1) 계속적인 평가와 중재

① 체온, 심박동수, 리듬, 혈압과 효율적인 호흡음을 모니터한다.

② Glasgow Coma Scale을 사용하여 환자의 의식수준을 확인하고 의사에게 환자의 변화상태를 보고한다.

③ 환자의 치료적 반응을 주의깊게 관찰한다.

- 약물투여 후 20~30분 동안 약물의 효과를 파악한다.
- 치료가 효율적이지 않다면 약물을 반복적으로 사용하거나 대체하도록 요청한다.

④ 환자의 치료적 반작용을 주의깊게 관찰한다.

- 반작용을 감소하기 위한 간호 중재를 수행한다.
- 의사에게 개선책을 의뢰한다.

⑤ 환자와 가족, 간호사가 간호계획이 잘 형성될 수 있도록 유지한다.

⑥ 환자의 혈액검사와 X-ray 결과가 비정상인 경우 의사에게 보고한다. 처방된 것처럼 비정상적인 치료들도 포함한다.

⑦ 모든 진단적 결과를 재검토해야 할 경우 의사에게 보고한다. 의학적 진단과 치료계획을 설립할 수 있도록 요청한다.

(2) 퇴원교육

① 응급실에서 의사와 간호사의 이름을 환자에게 제공한다.

② 환자에게 진단결과를 알려 주거나 왜 최종적인 결과가 나오지 않는지를 알려준다. 알려진 문제가 있다면 무엇인지를 설명한다.

③ 환자에게 처방되거나 일반적인 약물의 부작용을 관리하는 방법을 설명한다. 환자가 통증조절을 위한 진단을 계획하고 조절할 수 있도록 소개한다.

④ 연조직의 손상을 가진 환자에게 PRICE(P; Protection, R; Rest, I; Ice, C; compression, E; Elevation) 치료를 제공한다. 손상된 부위가 관리되지 않아 환자의 통증과 무능력이 증가할 경우 PRICE를 제공한다.

P : 손상된 부위를 보호하고 위험을 제거한다. 멸균 드레싱으로 온전한 모양을 유지하도록 피부를 덮어둔다.

R : 손상부위에 휴식을 취해 준다. 환자가 손상부위를 사용하거나 멸균 드레싱 위에 무게를 가하지 않도록 한다.

I : 손상된 부위에 얼음주머니를 대어 준다.

C : 얼음주머니를 통해 가벼운 압력을 주고 부종을 감소시킬 수 있는 압박법을 실시한다.

E : 심장의 위에서 손상된 부분을 평가한다. 손상부위에 얼음과 상승은 가장 기본적인 응급실의 치료과정이다.

⑤ Splint를 가진 골절환자에게 부종이 발견되면 너무 꽉 조여져 있는 것은 아닌지 면밀히 관찰한다.

- 손 · 발가락이 비정상적인 색깔로 변하거나 통증이 증가한다면 주의깊게 관찰한다.
- 문제가 발견된다면 의사에게 바로 연락하여 환자를 볼 수 있도록 한다.

⑥ 몸무게가 많이 나가 불가능한 경우가 아니면 환자에게 목발을 짚고 걷는 방법을 교육한다.

- 다리가 손상된 환자에게 몸무게가 늘지 않도록 교육하고 환자의 몸무게가 겨드랑이에 실리지 않도록 한다.
- 팔을 똑바르게 하고 환자의 목발을 지지하게 한다. 손상된 다리를 위해 안정된 목발 보행방법을 교육한다.
- 목발의 고무부분을 깨끗이 하고 목발이 너무 꽉 조여져 있는지 주의깊게 살펴보아야 한다.
- 만약 목발을 사용하는 동안 문제가 발생한다면 의사에게 보고하고 추후검사를 실시할 수 있도록 보고한다.

⑦ 봉합된 상처를 가진 환자를 관리한다.

- 열상부위는 깨끗하고 건조해야 한다.
- 드레싱은 응급실에서 시행하고, 하루나 이틀 후 제거하며 상처에 공기가 순환되어야 한다. 얼굴과 두피 부위의 열상은 상처 부위를 보호하기 위해 응급실에서 드레싱할 수 없다.
- 부종의 위험을 감소하기 위해 가능하다면 그 부위를 평가한다.
- 추후 검사를 실시한다.

⑧ 일부 열상이 불결하거나 박테리아로 오염된 경우 바로 봉합하지 않는다.

- 첫 3일 동안 하루에 3번 20분 동안 베타딘으로 상처를 세척한다.
- 세척 후 건조시키고 멸균 드레싱으로 상처를 덮어 준다. 만약 상처가 건조하고 깨끗하다면 첫 3일 세척 후 세척을 멈춘다. 깨끗하고 건조하게 유지하고 덮어 준다.
- 더러운 상처라도 반드시 항생제가 필요한 것은 아니다. 처방된 항생제가 있다면 먹는 약을 줄 때까지 투여하고 상처가 좋아진 뒤 항생제 투여를 멈춘다.
- 발적, 부종, 붉은 선, 농은 감염의 증후이다. 이러한 증상이 발견되면 추후검사를 실시하도록 한다.

⑨ 추후관리로 간호중재가 필요한 경우 간호사의 주소, 연락처를 알려준다.

⑩ 잘못되었거나 비정상적인 증상이 발견되면 즉시 응급실로 올 수 있도록 환자를 교육한다.

제 2 절 흉부외상

흉부외상은 폐와 심장에 간접적 또는 직접적인 손상을 주는 것으로 흉부 손상이 의심되는 모든 외상 환자에게 흉부외상 관리를 적용한다. 호흡기능 손상이 되면 저산소증이 발생하고, 흉부 내부의 대동맥, 폐동맥, 심장, 대정맥 등의 혈관 손상 시에는 출혈량이 많아져 호흡기능이 저하된다. 이는 신체의 모든 기능이 저하되므로 호흡기능의 유지를 위해서는 빠른 응급처치가 필요하다.

1. 초기 사정과 중재

(1) 초기 사정

① 기도유지

- 기도에 이물질의 유무를 확인한다.
- 목이나 얼굴부위의 부종 및 손상 정도를 관찰한다.
- 호흡곤란, 빈호흡, 얕은호흡 등의 호흡상태를 사정한다.
- 청색증을 확인한다.
- 흡기시 흉벽의 비정상 : 다발성 늑골 골절, 기흉, 횡격막 손상 등을 관찰한다.
- 객혈을 확인한다(폐좌상, 늑골골절 등).
- 폐음을 청진한다(wheezing, rhonchi, crackles 등).
- 쉰 목소리 유무를 확인한다.

② 호 흡

- 양쪽 흉곽의 움직임이 동일한지 관찰한다(연가양 흉곽이나 기흉, 혈흉 등을 의심).
- 개방성 흉부를 관찰한다.
- 빈호흡, 코를 벌름거림, 호흡 보조근 사용 유무를 확인한다(호흡부전).
- 양쪽 폐의 호흡음을 청진한다(동일하지 않거나 감소된 호흡음은 기흉, 혈흉 등을

의심).

- 폐기종의 유무를 촉진한다(기흉 가능).

③ 순환(쇼크)

- 흉곽의 외부로 출혈 유무를 관찰한다.
- 피부가 축축, 창백, 차가운지 등을 확인한다.
- 혈압과 맥박을 측정한다(빈맥이나 혈압저하는 출혈성 쇼크, 혈흉, 기흉, 심장 압전 등 가능).

- 모세혈관 재충전 속도를 측정한다.

④ 손상부위의 통증 : 늑골 골절(국소적 압통), 흉막통 등을 확인한다.

⑤ 진단검사 : 흉부 X-선, CT, 동맥혈 가스분석, 일반 혈액, 간기능검사 등을 실시한다.

(2) 초기 중재

① 기도유지 및 호흡

- 턱 밀어 올리기(jaw thrust)나 머리를 뒤로 젖히고 턱 올리기(head tilt, chin lift)를 실시한다(그림 2-1, 2).
- 고농도 산소(100%)를 투여한다.
- 구인두 인공기도, 기관내 삽관, 윤상갑상연골절제술 등을 실시한다.
- 흉관을 삽입한다.

② 순 환

- 손상부위를 상승시킨다.

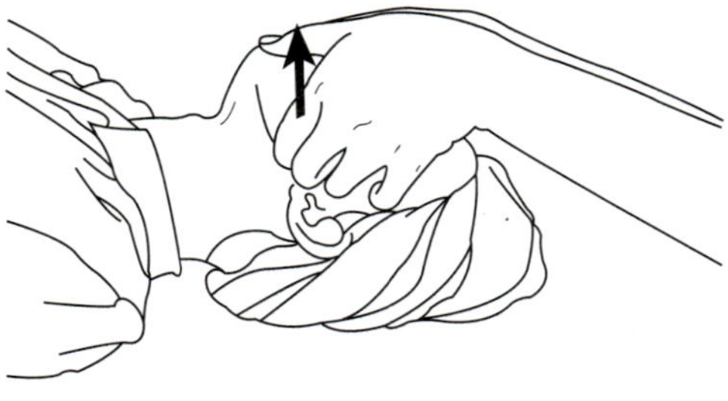

그림 2-1 **턱 밀어 올리기(jaw thrust)**

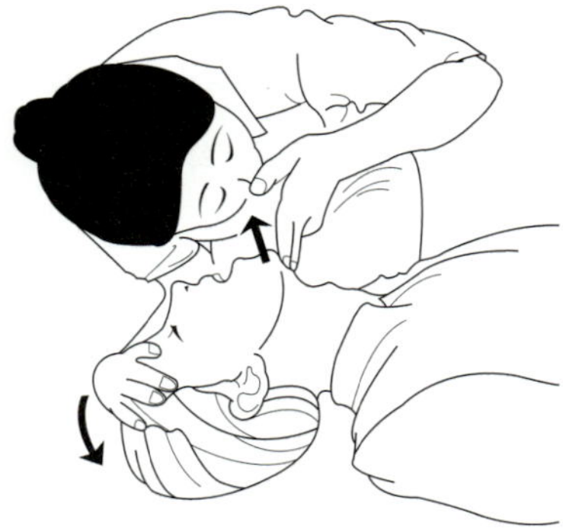

그림 2-2 **머리를 뒤로 젖히고 턱 올리기 (head tilt, chin lift)**

- 정맥 혈관을 확보하고 수액(Ringer' s lactate 또는 0.9% NaCl, 수혈 등)을 공급한다.

③ 통증 감소

- 냉 요법, 손상부위 상승, 진통제 투여 등을 실시한다.

2. 2차 사정

① 활력 징후를 확인한다.

② 심전도 모니터링을 통한 심장의 상태를 확인한다.

③ End-tidal CO_2, 산소포화도(맥박 산소계측)를 측정한다.

④ 경정맥의 팽창 정도를 확인한다.

⑤ 흉벽이 동일하게 움직이는지를 관찰한다.

⑥ 호흡음의 깊이, 질, 양쪽의 호흡음이 동일한지 청진한다.

⑦ 흉벽의 압통, 염발음, 폐기종의 유무를 촉진한다.

⑧ 소변량을 사정한다.

⑨ 과거력과 생활방식을 조사한다(흉부외상 경험, 직업 등).

3. 질환별 관리

흉부 손상은 여러 가지 원인 중 낙상, 차량 사고, 자상, 총상 등이 대부분으로, 손상의 복잡

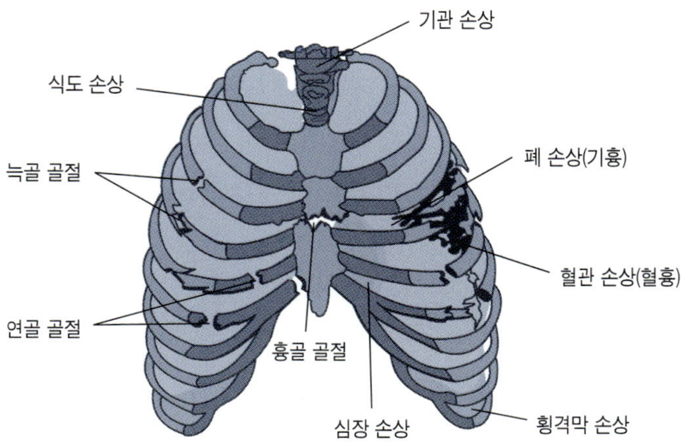

그림 2-3 **흉부 외상의 예**

성(그림 2-3)에 따라 대처하는 방법이 다르다. 또한 신속하게 환자 상태를 사정한 후 빠른 대처방법을 간구하여 치료함으로써 불구 및 사망률을 줄일 수 있다. 본 장에서는 다음과 같이 질환을 구분하여 설명한다.

- 기관 및 기관지 파열(ruptured trachea and bronchus)
- 늑골 골절(rib fractures)
- 폐 좌상(pulmonary contusion)
- 기흉 및 긴장성 기흉(pnemothorax and tension pneumothorax)
- 혈흉 및 긴장성 혈흉(hemothorax and tension hemothorax)
- 연가양 흉곽(flail chest)
- 심장 둔상(blunt cardiac injury)
- 심장 압전(cardiac tamponade)
- 대동맥 박리(aortic dissection)
- 횡격막 파열(ruptured diaphragm, hemidiaphragm)

(1) 기관 및 기관지 파열

기관 및 기관지 손상(ruptured trachea and bronchus)은 교통사고에 의해 주로 발생된다. 기관 손상은 드물지만 기관의 원위부 손상이 많고, 주기관지는 근위부에 흔히 발생한다. 주기관지는 오른쪽보다는 왼쪽이 더 길고 편평하여 왼쪽 주기관지가 손상을 더 많이 받는다.

① 증 상

- 기도폐색, 호흡곤란, 피하기종, 기흉
- 격렬한 기침, 객혈
- 흉관을 삽입하고 있는 환자에게 다량의 공기누출(airleak)이 지속적으로 나온다.

② 진단검사

- 흉부 X-선 : 종격동 기종이 보인다.
- 기관지 내시경

③ 간호 및 치료

- 지속적인 공기누출을 관찰한다.

- 기관내 삽관을 한다.
- 흉관을 삽입한다.
- 봉합 수술을 한다.

(2) 늑골 골절

늑골 골절(rib fractures)은 흉부 손상 중 가장 많이 발생하는 것으로서 주로 첫 번째와 두 번째 늑골 손상이 많다(그림 2-4). 흉곽 내의 장기에 손상을 줄 수 있고, 기흉이나 폐 좌상을 일으킨다. 또한 통증으로 인해 기도 내 분비물 증가와 저환기증이 나타난다.

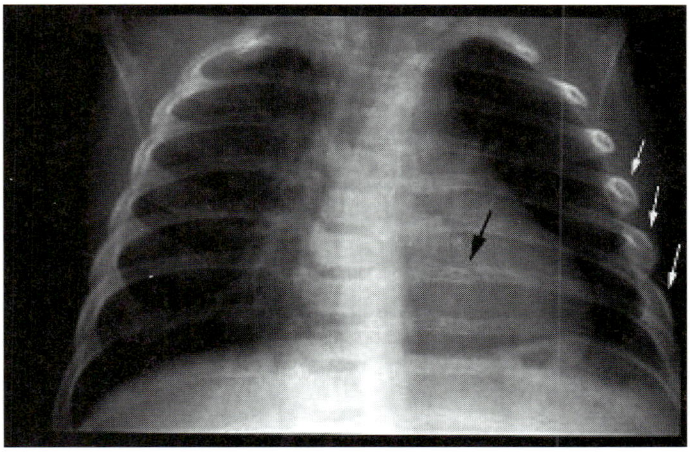

그림 2-4 **늑골 골절**

① 증 상

- 통증을 호소한다(주로 흡기시 통증이 심하다).
- 촉진시 골성마찰음(bony crepitus)이 들린다.
- 골절부위에 피하기종이 촉진된다.
- 얕은 호흡을 한다.
- 흉부를 지지하고 있는 모습을 보인다.

② 진단검사

- 흉부 X-선 : 늑골의 골절부위가 보인다.

③ 간호 및 치료

- 호흡부전을 관찰한다.
- 침상안정을 한다.

- High Fowler' s position을 취해준다.
- 흉부를 지지하여 기침이나 심호흡을 할 수 있도록 교육한다.
- 진통제를 투여한다.
- 통증이 심하면 처방에 따라 늑간근신경차단술을 한다.

(3) 폐 좌상(pulmonary contusion)

폐 좌상은 폐출혈이나 좌상부위의 간질성 및 폐포 부종이 있어 폐의 순응도가 감소하는 것으로, 대부분 흉부 외상으로부터 발생한다(그림 2-5). 또한 흉부 외상의 약 75%가 폐 좌상이 있다. 이에 대한 증상과 징후는 48시간이 지나면 확연해지고, 환기와 관류가 되지 않아서 저산소증과 과탄산증이 나타난다.

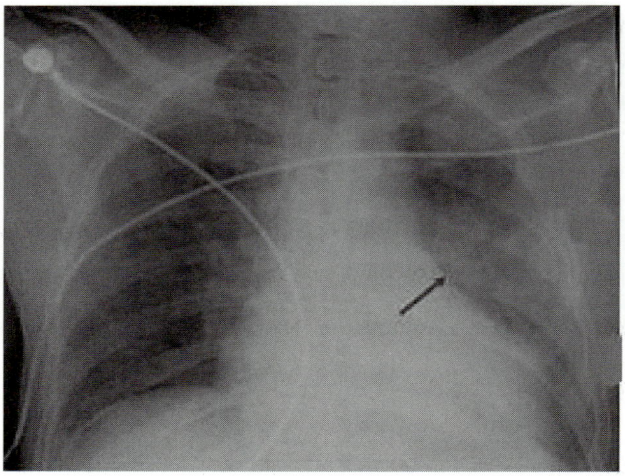

그림 2-5 **폐 좌상**

① 증 상

- 환측 흉부의 점상출혈이 있다.
- 호흡곤란과 저산소혈증이 있고, 과호흡음이 들린다.
- 천명음과 악설음이 청진된다.
- 기관지 내의 점액이 증가하고, 객혈을 보인다.
- 안절부절하는 모습을 보인다.

② 진단검사

- 흉부 X-선 : 좌상의 형태가 나타난다. 서서히 진행될 수 있어 48~72시간이 지나서

나타나기도 한다.

- 동맥혈 가스분석 검사를 시행한다.

③ 간호 및 치료

- High Fowler' s position을 취한다.
- 기관내 삽관을 하고, 필요 시 호기말양압(PEEP)을 한다.
- 침상안정 시킨다.
- 산소를 투여한다.
- 이뇨제나 스테로이드 사용을 한다.

(4) 기흉 및 긴장성 기흉

기흉(pnemothorax)은 흉막강 내에 공기나 기체가 축적되어 음압 유지가 되지 못해 폐가 허탈된 상태로 개방성 기흉과 폐쇄성 기흉으로 나뉜다(그림 2-6). 기흉이 진전되고, 흡기 때 공기가 나가지 못하면 공기가 계속적으로 쌓이게 되어 긴장성 기흉(tension pneumothorax)이 될 수 있다(그림 2-7). 즉 흉강의 압력이 올라가면 손상된 폐의 실질이 허탈된다는 것이다. 또한 심장, 대혈관, 기도는 정상인 폐 쪽으로 전위가 되어 저환기와 심박출량 감소를 일으켜 생명을 위협하므로 신속한 진단에 따른 간호 및 치료가 필요하다.

① 증상 및 징후

- 찌르는 듯한 흉통
- 환측의 폐음이 감소되거나 무호흡음

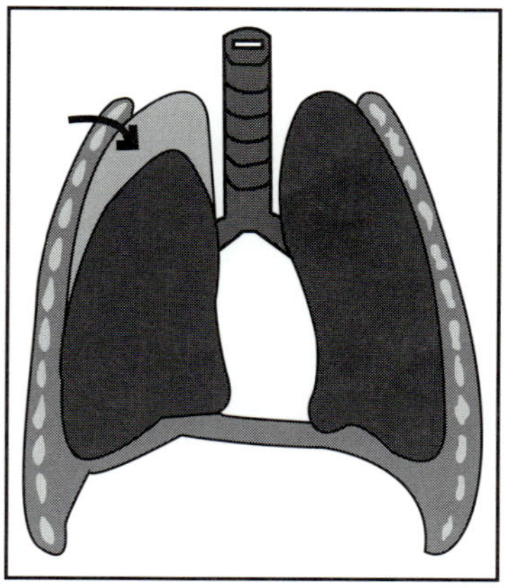

A

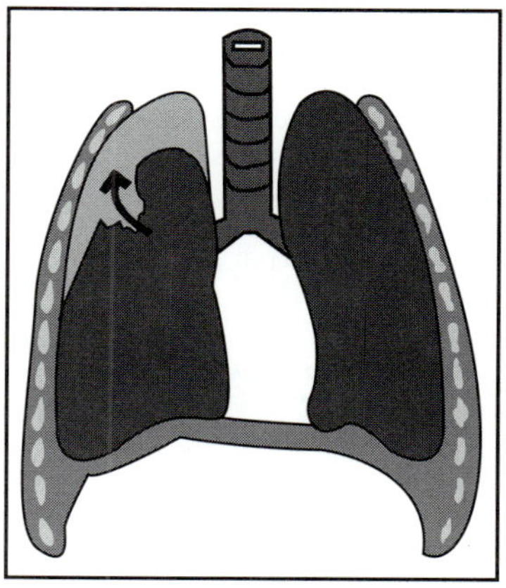

B

그림 2-6 개방성 기흉(A)과 폐쇄성 기흉(B)

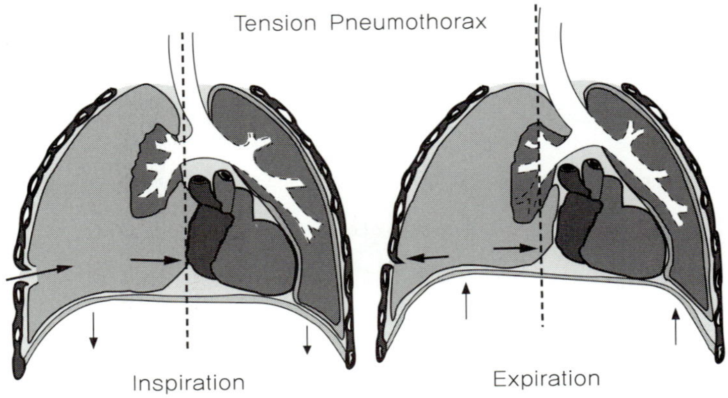

그림 2-7 **긴장성 기흉**

- 호흡곤란, 빈호흡, 과호흡
- 이환부위의 타진 시 과공명음이 들린다.
- 긴장성 기흉 : 정상의 폐실질이 압박되고, 정상인 폐 쪽으로 기도가 전위된다. 피하기종이 나타난다. 양쪽의 호흡음이 감소된다.
- 종격동이 심한 압박을 받을 경우 경정맥 팽창과 저혈압이 나타난다.

② 진단검사

- 흉부 X-선 촬영

③ 간호 및 치료

- 산소를 투여한다.
- 좌위나 High Fowler' s position을 취해준다.
- 피하기종의 유무를 관찰한다.
- 개방성 기흉 시에는 petrolatum(바셀린) 거즈로 드레싱을 해준다.
- 흉관을 삽입하고, 흉관 배액 시 공기누출을 관찰한다.

(5) 혈흉 및 긴장성 혈흉

혈흉 및 긴장성 혈흉(hemothorax and tension hemothorax)은 늑막(흉막)강 내에 혈액이 고인 것으로 대부분 기흉을 동반한다(그림 2-8). 각각의 늑막에는 2.5L 이상의 혈액이 고일 수 있어서 저혈량성 쇼크를 일으켜 사망에까지 이를 수 있다.

① 증상 및 징후

- 호흡곤란과 빈호흡
- 환측의 호흡음 감소 및 무음
- 과도한 출혈 시 쇼크 증상이 나타난다(빈맥, 차고 축축한 피부, 모세혈관 재충만시간 감소 등).

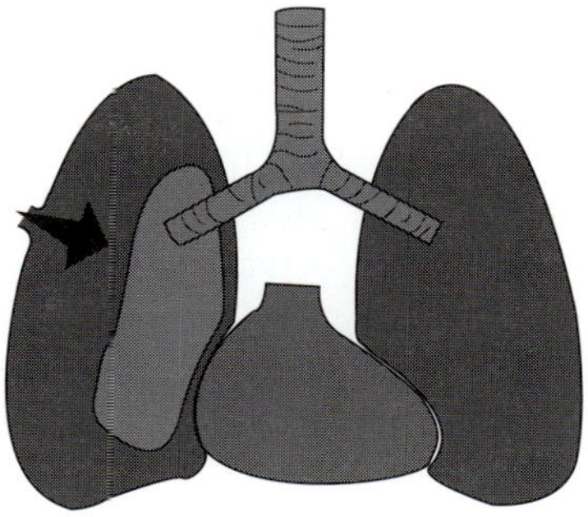

그림 2-8 혈액의 유입

② 진단검사

- 직립위 흉부 X-선 : 300~500mL 이상의 혈액이 있어야 발견 가능하다. 흉부 전후 방향의 자세(chest anterioposterior)보다는 흉부 직립위(chest upright)로 시행하여야 잘 볼 수 있다.

③ 간호 및 치료

- 정맥 주입을 확보한 후 흉관 삽입을 시행한다.
- 배액량을 관찰한다.
- 혈흉이 심하면 배액된 혈액을 자가수혈한다.
- 외과적 개흉술을 시행한다[첫 혈액량이 1,000mL 이상이거나 3~4시간 동안 200mL/hr(소아 : 5mL/kg/hr)로 혈액이 배액 시].

(6) 연가양 흉곽(flail chest)

대부분 다발성 늑골 골절로 인해 흉벽이 불안정하여 나타나는 것으로 역행성 호흡운동(paradoxical respiratory motion, 흡기 시 폐가 수축하고 호기 시 이완)을 특징으로 하며 비정상적인 환기가 발생한다. 즉 흡기 시 횡격막은 아래로 내려가나 늑골이 안쪽으로 당겨지고, 호기 시에는 횡격막이 위로 올라가나 늑골이 바깥쪽으로 움직이는 것을 말한다(그림 2-9). 이는 폐허탈과 저산소증을 유발하므로 생명을 위협할 수 있다(그림 2-10).

① 증상 및 징후

- 역행성 호흡(paradoxical respiration), 호흡곤란, 빈호흡 및 얕은 호흡, 감소된 호흡음
- 흉부의 심한 통증
- 피하기종
- 저혈압

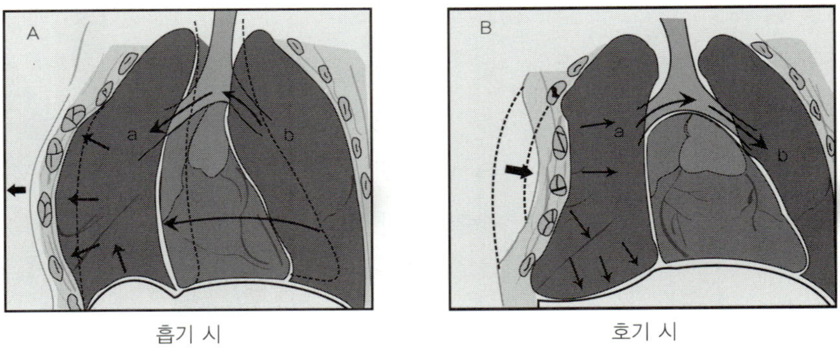

그림 2-9 연가양 흉곽

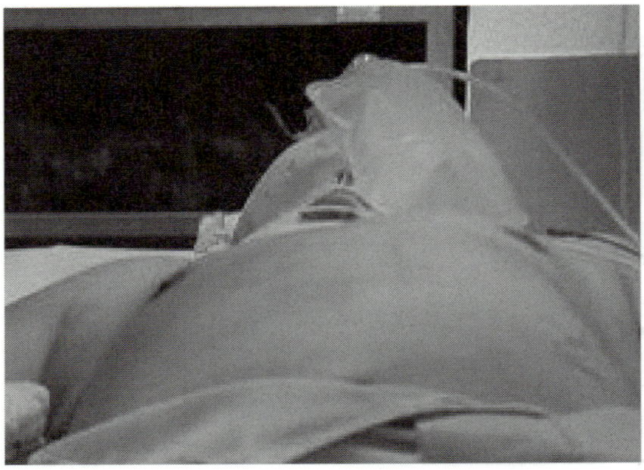

그림 2-10 연가양 흉곽 환자(호기)

② 진단검사

- 흉부 X-선을 찍지 않아도 흉곽의 움직임으로 판단이 가능하다.
- 동맥혈 가스분석 검사

③ 간호 및 치료

- 산소를 투여한다.
- 침상안정(bed rest)을 한다.
- 필요 시 기관내 삽관을 하고, 호흡부전이나 쇼크의 경우를 대비하여 호기말양압(PEEP)을 준비한다.
- 기침과 심호흡을 격려한다.
- 진통제를 투여한다.

(7) 심장 둔상

심장둔상(blunt cardiac injury)은 자동차의 운전대에 부딪친 경우나 심폐소생술과 같이 흉부에 압박을 받은 사람에게 초래된다. 대부분 심장의 전방부 손상이 많고, 우심실, 좌심실, 우심방 순으로 손상을 보인다.

① 증상 및 징후

- 협심증과 같은 통증
- 호흡곤란 및 팽대된 경정맥
- 빈맥, 저관류, 저혈압
- 좌심실 부전으로 인해 청진 시 악설음과 S3 심음
- 부정맥이 나타남 : 조기 심방수축, 조기 심실수축, 심방세동 및 조동, 심실 빈맥, 우각 블록 등

② 진단검사

- 혈액검사 : CPK, LDH(심근 손상이 있는 환자의 1/3~1/2는 이 두 가지 혈액검사만으로 진단하기는 어려움)
- 12-Lead 심전도
- 심장 초음파

③ 간호 및 치료

- 산소를 투여한다.
- 심전도 모니터 : 비정상 리듬이나 부정맥 등을 관찰한다.
- 심장의 수축력 증가, 후부하 감소, 적절한 전부하 유지를 위해 혈관이완제와 이뇨제를 투여한다.
- 몸의 적절한 혈액량 유지를 위해 중심 정맥압을 관리한다.
- 심전도상 심장 둔상과 관련된 리듬이 보이면 중환자실로 입원시켜 집중 관리한다.

(8) 심장압전

심장압전(cardiac tamponade)은 심낭에 삼출액이나 혈액이 축적되어 확장기에 제한을 받는 것으로, 혈액이 유입되지 않거나 심근의 펌프 능력이 감소하게 된다(그림 2-11). 따라서 1회 박출량이 감소하고 심방의 압력증가로 심근기능부전 및 쇼크 상태에 빠질 수 있다.

① 증상 및 징후

- 협심증과 같은 흉통
- 심박출량 감소
- 벡삼징(Beck' s triad) : 심장 압전의 특징적인 3가지 징후(정맥 팽창, 저혈압, 심음 감소)로 35~65%에서 나타난다.
- 기이맥
- 쇼크와 관련된 증상

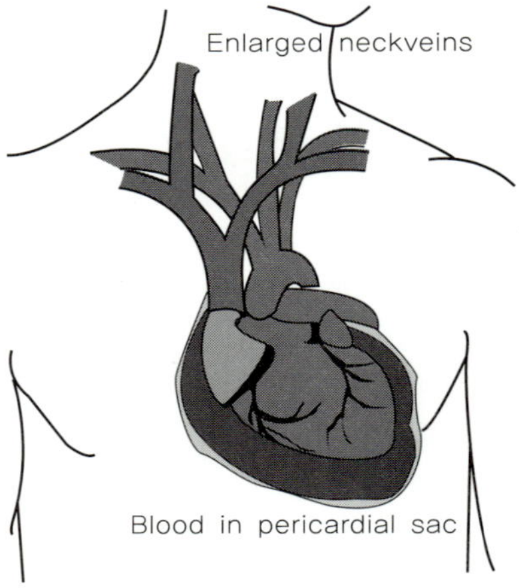

그림 2-11 **심장 압전**

② 진단검사

- 청진으로 진단을 구별한다.
  - 심장 압전 : 양쪽 폐음이 똑같이 들린다.
  - 긴장성 기흉이나 긴장성 혈흉 : 호흡음이 깨끗하지 않고, 양쪽 폐음이 같지 않다.
- 흉부 X-선 : 종격동이 넓게 보인다.
- CT, 심장 초음파, 식도 초음파

③ 간호 및 치료

- 고농도의 산소를 투여한다.
- High Fowler' s position을 취해준다.
- 정맥 수액을 주입한다.
- 심낭천자(pericardiocentesis), 심낭절제술(pericardiectomy), 심낭에 창설치

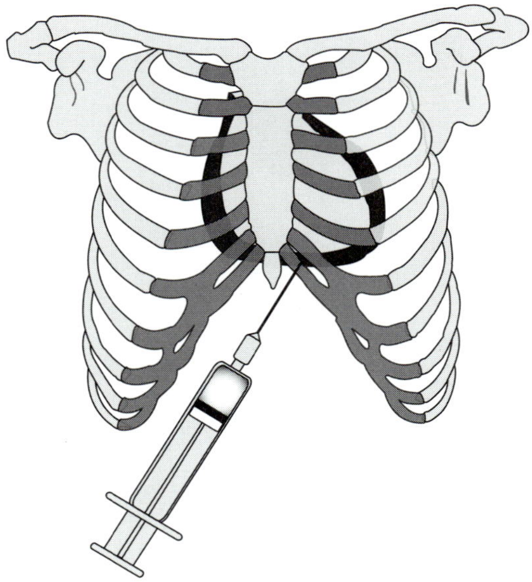

그림 2-12 심낭천자

(pericardial window)를 시행한다.

- 심낭천자 후에 재발 가능하므로 지속적인 관찰을 한다.

※ 심낭천자 : 심낭에 혈액이 축적되어 심장이 압박되므로 혈액을 제거하여 심장의 수축력과 심박출량의 증가를 위한 것이다(그림 2-12).

(9) 대동맥 박리

대동맥은 내막, 중막, 외막의 3층으로 이루어져 있는데, 내막이나 중막이 파열된 질환을 대동맥 박리(aortic dissection)라고 한다. 여기에는 두 가지 임상적 분류인 De bakey와 Stanford의 분류법(그림 2-13)이 있다. 대동맥 박리는 대동맥 파열의 위험도를 높게 하고, 파열 시에는 85%가 응급실에 도착하기 전에 사망할 정도로 응급상황의 질환이다. 이와 같은 대상자는 빠른 진단과 즉각적인 흉부외과적인 수술이 필요하다.

① 증상과 징후

- 견갑골의 중간부위와 요추부의 극심한 통증을 호소한다.
- 급성 대동맥교착증(상지는 고혈압, 하지는 저혈압)과 같은 증상을 보인다.
- 수축기 혈압은 150~170mmHg, 이완기 혈압은 40~60mmHg으로 다양한 혈압 변화[대동맥에 있는 압수용체(baroreceptors)를 다쳤기 때문]가 나타난다.

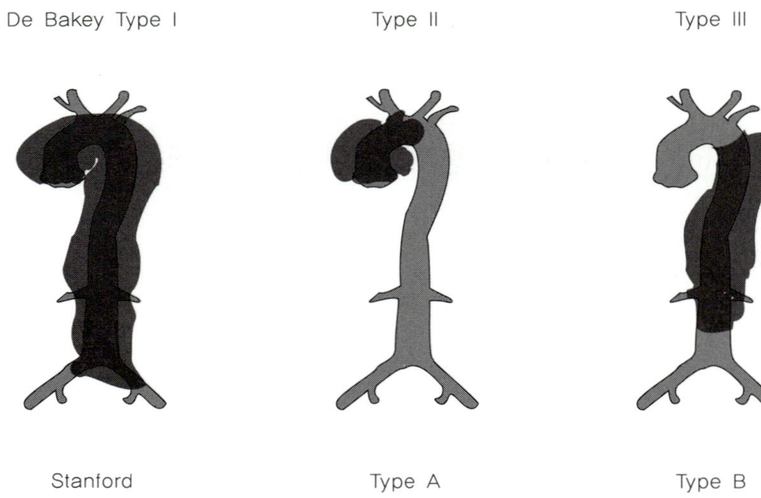

그림 2-13 **대동맥 박리**

② 진단검사

- 단순 흉부 촬영
  - 커진 종격동
  - 대동맥 융기가 보이지 않음
  - 기도가 우측으로 편향되어 있음
  - 식도편위(비위관 위치로 확인 가능)
- 혈관조영술 및 컴퓨터 단층촬영술 : 진단을 확진하기 위해 사용한다.
- 식도 초음파

③ 간호 및 치료

- 절대 안정을 교육한다.
- 대동맥 파열이나 진행성 대동맥 박리가 되지 않게 저혈압이나 고혈압의 혈압 관리를 집중적으로 한다.
- 과도한 혈액 손실을 막기 위해 수혈을 하고, 저혈량증이 되지 않게 한다.
- 후부하를 감소시키기 위해 베타 차단제를 투여한다.
- 대동맥 박리 수술을 시행한다.

(10) 횡격막 파열

횡격막 파열(ruptured diaphragm, hemidiaphragm)은 호흡근육의 손상으로 환기에 영향을 주며, 대부분 차량 사고에 의해 발생한다. 우측에는 간이 있어 우측 횡격막을 보호할 수 있으므로 횡격막 파열은 우측보다 좌측에 더 많이 발생한다. 횡격막 파열은 복강 내 장기를 흉강 내로 탈장시키므로 폐와 종격동을 압박하게 된다. 이 상태가 지속되면 폐가 허탈되고, 종격동이 반대로 이동됨으로써 심한 호흡곤란을 일으켜 사망하기도 한다.

① 증상 및 징후

- 장음이 흉강 내에서 청진된다.
- 호흡곤란
- kerr' sign(날카롭고, 심한 어깨 통증)
- 감소된 호흡음

② 진단검사

- 흉부 X-선에 탈장이 나타날 수 있다.

③ 치 료

- 비위장관이나 위장 튜브로 감압을 시킨다.
- 외과적 수술을 시행한다.

제 3 절 복부 응급

본 절에서는 복부 응급상태인 환자를 적절히 관리하기 위하여 체계적 간호과정이 요약되어 있다. 단계적으로는 환자사정, 문제확인, 간호계획, 간호중재, 간호평가, 특성 등을 포함시켰고, 복부 응급 환자에게 사용하는 일반적인 약에 대하여 자세히 설명하기로 한다.

1. 체계적 간호과정

(1) 빠른 ABC 사정

① 기도 문제가 있는 환자인가?

- 음성이 깨끗해야 하며 호흡음이 맑아야 한다.
- 기도가 개방되어 있지 않다면, 입안과 기도 연결부위의 개방을 확인한다.

② 환자의 호흡이 효과적인가?

- 피부 색깔이 적당하고, 모세혈관 재충혈 시간이 2초보다 빠르면 호흡은 효과적이다.
- 호흡이 효과적이지 않으면, 산소공급과 보조기구를 이용한다.

③ 환자의 순환상태는 효과적인가?

- 요골 맥박이 존재하며 피부는 따뜻하고 건조하면 순환은 효과적이다.
- 순환이 효과적이지 않으면, 기댄 자세를 해주고, 정맥평가 후 의사의 처방을 받아 200mL 수액을 공급한다.

복부 문제는 미약하면서도 치명적일 수 있다. 부상별 분류(triage)는 환자 관리에서 매우 중요한 작용을 한다. 환자들은 그들에게 치료가 적절하게 이루어지지 않는다고 느낄 때, 과장된 통증을 표현하기도 한다. 빈맥, 발한, 창백, 독성 등을 찾아내어 정확한 치료가 이루어질 수 있도록 한다.

환자 면담을 통하여 환자 확인과 주호소, 환자 병력을 조사한다. 표준화된 면담은 '누가', '언제', '어디서', '무엇을', '어떻게', ' 왜', '얼마나'를 포함한다.

- **누가** – 인구학적 요소로 환자의 연령, 성별, 생활습관을 조사한다.
- **언제** – 증상발생 시간을 조사한다.
- **어디서** – 신체에 나타난 증상이나 증상관련 문제를 확인한다.
- **무엇을** – 환자가 의료를 찾게 된 주호소나 촉진시키는 문제가 무엇인지 조사한다.
- **어떻게** – 증상이 신체기능에 어떻게 영향을 주는지 조사한다.
- **왜** – 문제를 촉진시키는 요인이나 사건을 확인한다.
- **얼마나** – 결과의 심각성을 조사한다.

(2) 환자 확인

① 환자의 이름은 무엇인가?

② 환자의 나이와 성별은?

③ 현재, 환자의 주치의 이름은?

④ 환자와 함께 생활하는 사람 여부?

(3) 주호소

주호소는 의료를 찾게 된 환자의 주요 증상을 직접적으로 서술한 것이다. 증상은 정상 신체기능과 감각, 외양이 바뀐 것을 말한다. 주호소는 보통 3단어 이내로 표현한다. 환자의 증상이나 환자가 응급센터로 오게 된 이유를 찾기 위해 검사가 필요하다. 환자 혼자서 많은 이야기를 한다면 줄여서 요약한다.

① 3단어 이내로, 의료를 찾게 된 주요 증상이나 촉진요인은 무엇인가를 기록한다.

- 주호소는 기록지에 직접 서술한다. 진술자를 기록한다; 환자 자신, 응급구조사 ○○○의 진술, 손녀 ○○○의 진술 등.
- 언제나 환자에 대한 최선의 이익이 무엇인지 숙고한 후 기록한다.
- 환자가 인지한 문제가 부정확해도 기록한 주호소를 바꾸지 않도록 한다. 예를 들면, 환자가 통증으로 지적한 부위가 가슴 대신 배꼽이라고 진술할 수 있다. 환자가 배꼽에 통증이 있다고 진술하는 것을 기록으로 남기고, 흉통에 대한 인용을 한다.

② 언어 제한이 있는 환자는 법적으로 적절한 통역자의 도움을 받도록 한다. 통역자의 도움을 받게 되면, 환자와의 관계와 이름을 기록한다.

(4) 환자 병력

상복부 통증과 소화불량을 호소하는 환자 중, 특히 35세 이상 남성이거나, 45세 이상 여성은 심장 병력을 가지고 있는 심장 허혈성 환자가 아닌지 반드시 숙고한다.

① 언제부터 증상이 시작되었는가?

② 통증이 있는 부위는 어디인가?

- 통증이 다른 부위로 방사되거나 확산되는가?
- 주호소와 동반된 다른 증상은 없는가? 특히, 마지막 수분을 공급받은 후 오심, 구토, 설사, 변비, 대변 색깔 변화 등이 있는지 알아본다.

③ 통증의 강도는 어떠한가?

- 통증범위는 통증사정도구(VAS)를 사용한다.
- 0-2 의 통증 정도는 전체를 10이라고 할 때 미미한 통증 수준이다.
- 치료하는 과정에서도 통증 척도는 동일한 것을 이용한다.

④ 통증이 존재하는 이유를 환자는 알고 있는가?

- 최근에 복부 외상을 받은 적이 있는가?
- 복통과 함께 구토나 설사가 상한 음식을 섭취한 것이 원인일 가능성이 있는가?

⑤ 환자의 복통이 어떻게 정상 기능에 영향을 미치는가?

- 환자가 음식이나 수분을 유지할 수 있는가?
- 마지막 식사는 언제 했는가?
- 환자가 휴식이나 수면은 취할 수 있는가?

⑥ 이전에도 이와 유사한 증상이 있었는가?

- 언제 유사한 증상이 있었는가?
- 진단은 무엇이었나?
- 치료는 무엇이었나?

⑦ 병원에 도착하기 전에 어떠한 치료나 도움을 받았는가?

⑧ 환자는 이전에 복부수술을 받은 적이 있는가?

- 수술은 어제 받았나?
- 무슨 수술을 받았나?

⑨ 지속적인 과거 병력이 존재하는가?

⑩ 정기적으로 투약받는 약물이 있는가?

- 약물명, 용량, 투약경로, 투약횟수는 무엇인가?
- 마지막으로 투약받은 것은 언제인가?

⑪ 환자가 보조치료를 받거나 치료 변경, 한약 투여, 자연요법 같은 치료를 받은 적이 있는가?

- 치료 명칭, 용량, 경로, 치료횟수는 무엇인가?
- 마지막으로 그 치료를 받은 것은 언제인가?

⑫ 약물이나 음식에 대한 알레르기를 가지고 있는가?

- 알레르기원의 이름은 무엇인가?
- 알레르기 반응은 어떠한가?

⑬ 만일 환자가 12~50세 사이의 여성이라면, 최종 월경일은 언제인가? 하복부 통증이 있는 여성의 대다수에서 부인과적 문제를 가지고 있는 경우가 많다. 이러한 문제들은 환자에게 생식기계 손상을 주거나 성 관련 불안감을 가지는 원인이 된다.

⑭ 부인과적 문제가 의심되는 여성에 대한 질문은 다음과 같다.

- 정상적인 월경 양상을 보이는가?
- 성적 활동을 하는가?
- 피임 조절은 하는가?
- 질 분비물의 양상과 그 부위에 부종, 가려움증, 발적, 통증이 있는가?
- 질 출혈이 있다면, 출혈량은 어느 정도인가?
- 환자의 임신력은 어떠한가?
- 질 출혈량에 대한 측정은 하루 사용한 패드나 템폰의 개수 혹은 사용시간을 이용하여 측정할 수 있다. 한 개의 패드나 템폰은 약 30mL의 혈액을 보유한다. 약 60kg(130 파운드)인 여성에게 600mL의 출혈은 순환혈액량의 15% 손실을 의미한다. 환자는 직립성 활력징후가 양성이며, 주관적 증상은 경솔함, 오심, 부종 등이 있다.

(5) 간호 진단

① 체액량 결핍

② 지식 결핍

③ 가스교환 손상

④ 불안감

⑤ 통증

⑥ 공포감

(6) 예상되는 의료관리

① 신체검진 : 신체 전체

② 소변검사 : 소변검사

③ 혈액검사 : CBC(백혈구 감별검사 포함), 전해질검사, BUN, 크레아티닌, 글루코오스, 간기능검사, 아밀라아제, 리파아제, PT(prothrombin time), PTT(partial thromboplastin time; WBC > 20,000은 패혈증, 응급수술을 요하는 상태임을 암시함)

④ 방사선검사 : 복부 초음파검사, 골반 초음파검사, spiral CT(조영제 필요 없음), 복부 CT(조영제 필요함), 흉부와 복부 방사선 촬영, IVP(intravenous pyelography)

⑤ 기타 검사 : 골반 검진, 직립성 활력 증상

⑥ 식이요법 : 금식

⑦ 정맥주사 수액 재보충을 위하여 구경이 큰 캐뉼라를 이용하여, 생리식염수나 링거액을 주입함

⑧ 투약 : 소염제, 해열제, 항구토제, 진통제

⑨ 배출구 : 위관 삽입이 결정되면 환자 의식수준이 중요한 관점이 되는데, 무의식 환자는 흡인 위험성이 큼

⑩ 이환 경향 : 수술이 요구되거나 불안정상태의 환자라면 입원시킴

⑪ 최악의 시나리오 : 최악의 시나리오는 예상치 못한 복부 동맥류 파열 환자로, 출혈로 인한 순환성 허탈상태 환자임. 혈관수술 전문의가 시행하는 긴급 수술에 따른 절차를 예상하여 수혈을 위한 혈액 20unit에 대한 교차검사와 혈액형 검사, 마취와 수술동의서를 받아야 함. 복부 동맥류 발생 위험요인은 당뇨와 고혈압이 있으면서 흡연을 하는 나이 든 남성임

(7) 초기 간호사정과 간호중재

만약 환자가 걸을 수 있는 상태이고 질 출혈이 없는 환자라면, 청결 소변 검사물을 받아오도록 한다.

① 환자에게 탈의를 하도록 하고, 신체검진에 방해가 되는 장식물을 제거하고, 검진용 가

운을 입도록 한다.

② 복부 통증 환자에 대한 통증 조절은 의견 차이가 많다. 전통적 교육에서는 진단 전에 진통제를 투여하는 것은 안전하지 않은 방법이라고 여겨 특히 확진을 내리기 전에는 narcotic은 투여하지 않았다. 최근 교육 방법은 진단 전에 진통제를 투여하여도 안전하다는 견해이다. 최근 연구는 복부 통증 환자를 의사가 진단 할 때, morphine sulfate 투여가 진단이나 치료에 아무런 영향을 주지 않는다고 밝히고 있다. 항구토제나 비스테로이드성 소염제는 즉시 투여한다.

③ 초기 활력징후를 측정하며 맥박 산소측정과 모세혈관 재충혈검사도 시행한다. 직장 체온측정은 고려해보아야 하며, 직립성 혈압측정과 맥박 측정을 한다. 혈압이 ≥20mmHg 하강하거나, 맥박이 ≥20회/분 증가하면 양성반응으로 본다.

④ 산소포화도가 94%보다 작거나 모세혈관 재충혈이 2초보다 크면 산소공급을 한다.

⑤ 신체검진은 아래 항목을 중점적으로 수행한다.

- 폐음 청진
- 복부를 집중하여 신체검진한다. 복부 검진 순서는 STOP이며, 집중하여 보고, 듣고, 느낀다.

- 보기－복부 손상이나 수술 상처를 관찰한다. 상처가 있으면 수술명이나 언제 시행했는지 묻는다. 특히 다음과 같은 징후를 찾는다;
  - **Gray-Turner's sign** : 옆구리에 피멍상태를 보이는 것으로 후복막강 출혈징후이다.
  - **Cullen's sign** : 배꼽 둘레에 피멍상태를 보이는 것으로 복막강 내 출혈징후이다.
- 보기－복부팽만이나 복수 존재를 관찰한다.
- 듣기－복부 장음을 청진 한다.
- 느끼기－복부를 타진한다.
- 느끼기－복부를 촉진하여 압통 여부를 찾아낸다. 특히 다음과 같은 징후를 찾는다;
  - **Murphy's sign** : 심한 통증과 함께 RUQ 부위에서 촉진 시 흡기 정지가 나타나는 것으로, 담낭염 징후의 하나이다.
  - **Obturator sign** : 대퇴를 구부리거나 측방 회전 시 하복부 통증이 나타나는 것으로, 골반농양이나 맹장염 징후의 하나이다.
  - **Psoas sign(iliopsoas test)** : 오른쪽 다리를 펴거나 들어 올리면 통증이 나타나는 것으로, 맹장염 징후의 하나이다.

⑥ 직립성 검사에서 양성으로 나타나면, 직경이 큰 정맥용 캐뉼라를 이용하여 정맥주입을 확실히 한다. 생리식염수나 링거액 같은 등장액으로 200mL 수액 주입한다.

⑦ 질 출혈 환자는 도뇨관을 이용하여 소변검사물을 채취한다.
유치 도뇨관은 쇼크 환자의 시간 당 소변배설량 측정, 산과적 복부 골반 초음파검사, 활동량 불내성(intolerance) 평가 환자에게 필수적으로 사용한다.

⑧ 아무것도 먹거나 마시지 않도록 지도하고, 금식상태에 대하여 합리적으로 교육한다.

⑨ 침상 난간을 올려 주고 침상의 높이를 최대한 낮춘다.

⑩ 환자와 보호자, 혹은 양육자에게 일상 간호계획 관련 정보를 설명한다. 또 각 처치에 소요되는 시간이나 응급센터에 궁극적으로 머물 것으로 예상되는 시간을 알려준다.

⑪ 검사 장소에 갈 때까지 이용해야 하는 기구나 장비를 제공하고, 그 사용법을 설명한다. 침상에서 내려오기 전, 도움 요청 방법을 알려준다.

(8) 간호평가와 간호중재 진행하기

평가를 진행하는 동안 알게 된 부작용은 의사에게 보고한다. 의사에게 보고한 부작용과 처방한 내용이 있으면 모두 기록으로 남긴다.

① 활력징후를 감시한다.

② 쇼크에 빠지는 환자를 사정하는 가장 효율적인 방법은 시간당 소변배설량을 측정하는 것이다. 만약 환자가 쇼크 상태라면, 시간당 소변배설량 측정은 필수적으로 시행한다. 어린이의 정상 소변배설량은 1~2mL/kg/hr이며, 성인의 정상 소변배설량은 ≥ 30mL/kg/hr이다.

③ 매 시간마다 감시해야 하는 환자상태는 장음, 복부압통, 복부팽만의 변화이다. 환자상태가 약물치료에서 수술까지 치료방법을 전환시켜야 하는 근거가 될 정도로, 심각하게 악화되는 것은 아닌지 감시한다.

④ 환자의 치료반응에 대하여 세밀하게 감시한다.
- 일반적으로 약물효과 확인은 약물투여 20~30분 후에 한다.
- 만약에 치료에 효과가 없다면, 의사에게 반복 투여나 약물 변경을 요청한다.

⑤ 치료 후 부작용 발생 여부를 세밀하게 감시한다.
- 부작용 완화 중재를 한다.
- 의사에게 교정치료를 요청한다.

⑥ 만약에 금식이 아니라면, 환자에게 식사 시간에 음식섭취와 수분공급을 한다.

⑦ 환자, 보호자, 양육자에게 치료계획에 대한 설명을 하고, 머무르게 될 예상시간을 알려준다.

⑧ 임상병리검사 결과와 방사선 촬영 결과를 감시하면서 위험수준의 비정상적인 결과는 의사에게 보고한다. 의사의 처방에 따라 비정상 상태는 교정 치료한다.

⑨ 확진을 위한 모든 진단검사 결과가 나오면 의사에게 보고하여, 의료진단과 소인을 결정할 수 있도록 한다.

(9) 퇴원 안내

① 응급실에서 담당 간호사와 의사의 이름을 환자에게 알려준다.

② 진단명을 알려 주거나 혹은 아직 결정적인 진단이 만들어지지 않은 이유에 대하여 설명한다. 알고 있다면 무엇 때문인지 설명한다.

③ 수분섭취와 음식섭취 방법을 환자에게 교육한다.

④ 질 분비물이 있는 여성에 대한 교육

- 비누와 물을 이용하여 회음부의 앞에서 뒤까지 청결히 하도록 교육한다.
- 면소재의 속옷을 입도록 한다.
- 반드시 질 세척을 하지 않도록 한다.
- 성적 관계 전 후에 방광을 비우도록 한다.
- 보호기구를 사용하도록 한다.

⑤ 비정상적 질 출혈이 있는 여성에 대한 교육

- 성적 관계를 삼가하도록 한다.
- 심한 출혈이나 지속적 출혈, 한쪽에 치우친 복통, 고열, 구토, 조직 배출 등 증상이 있으면 즉시 보고하도록 한다.
- 만약 심한 증상이 발생하거나 이송 병원의 의사 면담시간이 많이 지연되면, 다시 응급센터로 되돌아오도록 한다.

⑥ 성병에 대한 교육

- 성적 관계를 삼가하도록 한다.
- 배양검사나 혈액검사를 통하여 성병 진단을 받게 되면, 보건소에서 연락이 올 것이라고 알려준다.

⑦ 처방받은 약물의 투여방법과 일상적 부작용은 무엇인지 설명한다. 마약성 진통제를 투약받는 환자는 운전이나 위험한 업무는 피하도록 한다.

⑧ 추후 방문의 필요성을 설명하고, 치료 일정에 따라 방문일, 전화번호, 주소, 의사 이름을 알려 준다.

⑨ 8시간 이상 통증이 지속되거나 문제 발생, 상태가 점점 악화되거나 심상치 않은 증상이 발생하면, 즉시 추후 방문 예정 의사에게 연락하거나 응급센터를 방문하도록 알려준다. 악화되는 환자 상태나 지속되는 증상을 절대 무시하지 않도록 교육한다.

⑩ 퇴원 교육내용에 대한 이해 정도를 언어로 확인받거나 실제 행동할 것을 요청하고, 필요하면 재교육한다.

2. 일상적으로 투약하는 약물

(1) Dilaudio(hydromorphone)

① 적용 : 중등도에서 심한 통증

② 사용량 : 일반적 사용량 1~5mg IV. 반응에 따라 적정량 조절. 최대 사용량은 없음

③ 약물효과 발현 : IV는 빠른 효과 개시, 15~30분에 최고 혈중농도를 보이며, 3~4시간 지속됨

④ 부작용 : 졸음, 어지러움, 혼돈, 진정작용, 두개내압 상승, 오심, 구토, 소변 정체, 호흡억제

⑤ 모니터 : 중추신경계 변화, 호흡계 영향, 알레르기성 반점

⑥ 요점 : Dilaudid 5mg은 Morphine 10mg IM에 해당량임. Dilaudid를 4~5mL NS나 증류수와 함께 주사할 때, 2~3분에 걸쳐 천천히 주입할 것
해독제－naloxone

(2) Toradol(ketorolac tromethamine)

① 적용 : 아편 수준의 진통제가 요구되는 심한 급성 통증시 사용

② 사용량 : 60mg IM, 65세 이상 노인환자는 30mg까지 용량을 감소하여 IM 주사함
50kg 이하나 신장 질환자에게는 30mg IV 주사함. 65세 이상 노인, 50kg 이하의 경우 신장질환이 있으면 15mg까지 용량 감소하여 IV함

③ 약물효과 발현 : IV는 1~3분, IM은 10분이면 효과 발현됨. 50분이면 최고 혈중농도를 보이며, 4~6시간 지속됨

④ 부작용 : 신장 독성, 배뇨장애, 혈뇨, 핍뇨, 질소혈증, 혈액질환

(3) Pepcid(famotodine)

① 적용 : 십이지장 궤양, 위궤양 환자에게 사용

② 성인 용량 : 12시간마다 20mg IV

③ 약물효과 발현 : IV 후 즉시 작용하며, 1~3시간에 최고 혈중농도를 보이고, 6~12시간 지속됨

④ 적합성 : dopamine, dobutamine, epinephrine, nitroglycerin, potassium chloride, sodium nitroprusside, theophylline, thiamine 과 Y-site에 적합성 보임

⑤ 부작용 : 경련, 기관지 경련

(4) Phenergan(promethzine)

① 적용 : 오심, 구토

② 사용량 : IV는 12.5~25mg을 4~6시간마다 주사함. promethazine 주사는 25mg/mL 농도 이내에서 25mg/분 이상에 걸쳐 천천히 주사할 것. IV 튜브를 이용한 투약 포트로 주사하면 만족스런 효과를 보임. 25mg을 6시간마다 IM

③ 소아 용량 : 2살 이상은 0.25~0.5mg/kg으로 IM이나 IV로 4~6시간마다 주사함

④ 약물효과 발현 : IV는 3~5분에 효과 개시, 4~6시간 지속됨
IM은 20분 후 효과 개시, 4~6시간 지속됨

⑤ 부작용 : 졸리움, 진정작용, 저혈압, 심계항진, 빈맥

⑥ 모니터 : 활력 징후와 진정효과 정도, 호흡기계 영향력을 감시함

⑦ 요점 : IV 주사는 화학적 유도로 정맥염 원인이 될 수 있음. 중심 정맥을 이용하여 10cc 생리식염수에 희석하여, 3~4분 이상에 걸쳐 천천히 주사하여 정맥염 발생 위험요인을 감소시킴

3. 복통 발생부위와 관련 질환

1) 통증부위와 관련 질환

(1) RUQ 부위의 통증

- 십이지장 궤양
- 담낭질환

- 담석증
- 간질환, 간염
- 담관내 담석
- 췌장염
- 신장결석, 오른쪽
- 심근경색성 허혈증
- 폐렴, 오른쪽

(2) LUQ 부위의 통증

- 게실염
- 위궤양과 위염
- 신장결석, 왼쪽
- 심근경색성 허혈증
- 폐렴, 왼쪽
- 폐색전증
- 심낭염
- 비장 파열

(3) RLQ 부위의 통증

- 충수돌기염
- 크론병
- 게실증
- 자궁외임신
- 대변 파열
- 탈장
- 장폐색
- 난소 낭종이나 난관염, 오른쪽
- 요관결석, 오른쪽

(4) LLQ 부위의 통증

- 초기 충수돌기염
- 결장파열
- 자궁외임신
- 탈장
- 난소낭종이나 난관염, 왼쪽
- S상결장 파열
- S상결장 게실염
- 궤양성 대장염
- 요관결석, 왼쪽

2) 복통관련 질환

(1) 유산(Abortion)

유산은 태아가 생존상태로 되기 전에 자연적으로 혹은 유도방법에 의해 임신상태가 종결된 경우를 말한다.

① 증상 : 증상은 질 출혈, 복통, 무월경 등

② 검사 종류 : 임신 혈청검사, 산과적 초음파검사, 골반검진, 혈상도, 혈액형검사, Rh 인자

③ 관리 : 혈액 역학적 검사와 혈액 손실량 등을 관찰하여 생리식염수로 수분 재보충함

④ 치료 경향 : 불완전 유산이나 조절되지 않는 출혈 시 외과적 흡인소파술을 적용하고 초음파로 임신기간 8주가 넘는 안정상태의 환자는 고전적 진공사출법을 시행함

⑤ 분비물 교육 : 질 세척과 성적 관계를 금지하면서 침상안정을 취하고, 심한 복통, 출혈, 고열, 오한, 조직 사출 등이 나타나면 의사에게 알리도록 함

(2) 알코올성 간경화증(Alcoholic cirrhosis)

간경화증은 간 조직의 딱딱한 비정상 변화와 점진적인 간세포 기능상실에 따라 간문맥을 통한 혈액의 흐름에 저항이 증가하는 특성을 지닌 만성 간질환으로, 질환이 악화되면 암모니아 독성 상태가 나타난다. 간경화의 원인은 영양결핍과 알코올성 중독(만성 알코올중독의 20% 정도는 간경화를 유발함), 바이러스(B형, C형, D형간염) 감염과 박테리아성 감염이다.

① 증상 : 식욕부진, 오심, 구토, 설사, 피로, 황달, 위장관계 출혈 등

② 징후 : 복부 돌출은 문맥성 고혈압의 2차 징후임. 알코올성 간경화증에서 옆구리가 볼록해지면서 납작해지며 배꼽이 튀어 나오는 것은 복수 때문이며, 거미모양 모세혈관확장증, 간비장비대증, 복수, 식도정맥류, 간성 뇌질환 등은 간경화의 징후임

③ 임상검사 결과 : 빈혈, PT 지연, 저나트륨혈증, 저칼륨성 알칼리증, 글루코오스 장애, 저알부민혈증, AST 상승

④ 관리

- 생리식염수로 수분 재보충
- 구토, 설사, 위장관 출혈 치료
- 티아민, 엽산 같은 복합 비타민 투여
- 포타슘, 마그네슘, 인 결핍 시 교정 치료
- 농축 적혈구와 혈장 수혈
- 저혈당 상태 모니터

⑤ 치료 경향 : 1차적으로는 입원하여 확실한 치료를 받는 것이 필요하며, 만성적, 비가역적, 진행성 간질환이면 간이식을 검토함

(3) 복수(Ascites)

복강 안에 체액이 축적된 상태로 심장질환에서 정맥 혈액의 귀환 방해, 대정맥이나 문맥 순환이 차단되어 발생한다. 적어도 복수 환자의 80%가 간경화증 환자이다.

① 증상 : 문맥 고혈압으로 인하여 배가 불룩해지며, 불거져 나온 옆구리, 납작하면서 튀어 나온 배꼽은 종종 복수를 동반한 알코올성 간경화증에서 보이는 동반 증상임. 복부에 축적된 체액은 환자가 자세를 바꿈에 따라 이동 둔탁음을 내기도 함

② 관리 : 복강천자

③ 치료 경향 : 심한 복수로 인하여 호흡성 노력장애가 있는 환자는 병원 입원이 필요함

(4) Aspirin

아스피린 투여는 위 자극을 일으키며 그 결과로 위궤양과 천공을 발생시킨다.

(5) 동맥류(Aneurysms)

동맥류는 동맥벽이 부분적으로 약해진 상태이며 대동맥을 따라 어느 부위라도 발생할 수 있으며, 80%는 복부 대동맥에서 발생한다. 복부 대동맥 동맥류(AAA)는 죽상경화증, 흡연, 당뇨, 유전적 영향을 받아 발생하며, 동맥류 발생 호발연령은 50~70세이다. 기타 동맥류 발생

장소는 심장의 좌심실, 뇌동맥, 기타 인체 모든 중심 동맥이나 말초동맥에서 발생할 수 있다.

① 절제 방법은 다음 3가지 유형이 있다.

- Type I : 대동맥 하강부위에서 대동맥궁까지 절제한 것
- Type II : 대동맥 상승부위만 절제한 것
- Type III : 왼쪽 쇄골하동맥 아래부위를 절제한 것

② 대동맥 동맥류 유형

- 박리동맥류 : 동맥벽 막 사이에 혈액이 들어가 있는 상태로 동맥벽을 분리시킴. 일반적으로 대동맥 중간부위 괴사 결과로 발생
- 방추형 동맥류 : 동맥벽이 모두 이완되어 마치 튜브처럼 늘어난 것
- 낭상동맥류 : 약해진 동맥벽의 일부분이 늘어나 마치 주머니모양으로 형성된 것

③ 절제 원인 : 동맥벽의 동맥류는 몇 년에 걸쳐 확장되며, 이완된 벽은 순환혈액을 압박하게 된다. 갈라진 동맥 내막이 있는 동맥류는 절제하나, 동맥류가 파열되면 출혈을 일으키고, 사망으로 이어진다.

④ 증상 : 복부 동맥류 증상은 복부팽만, 맥성 덩어리, 허리 아래 통증을 유발하며, 가슴 동맥류 증상은 목 쉰 소리, 삼킴곤란, 어깨뼈 가운데 부위 통증을 일으킴. 동맥류 파열 초기 징후는 창백, 호흡곤란, 빈맥, 고혈압, 단측성 맥박 결여가 나타나고, 동맥류 파열 후기 징후는 쇼크, 실신, 단측성 주요 맥박 결여

⑤ 검사 : 가장 일반적인 진단적 검사는 침상 초음파검사와 컴퓨터 단층촬영

⑥ 관리 : 의료관리에 포함되는 내용은 다음과 같다.

- 응급수술을 위한 긴급 배치
- 고농도 산소 공급
- 굵은 캐뉼라로 정맥성 수액공급 준비
- 생리식염수나 링거액 고속 정맥 주입
- 유치 도뇨관 삽입
- 수술 승낙서 받음
- 고혈압 상태의 환자라면 Nipride같은 약물로 혈압을 낮추어 줌. 항고혈압제 사용 주요 목표는 수축기압을 100~120mmHg 까지, 처음 24~48시간 유지하기 위함
- 저혈량 쇼크이면 수액 재보충, 혈액공급, 대동맥 복원 수술

(6) 충수돌기염(Appendicitis)

충수돌기염은 충수돌기에 염증이 발생한 것으로 모든 사람에게 발생 가능하나 10~30살 사이에 가장 많이 발생하며, 2살 미만과 50세 이후에는 발생률이 아주 낮다.

① 증상과 징후 : RLQ 부위의 McBurney' s point에 반동성 통증, Rovsing 징후, 미열, WBC 약간 상승(드물게는 20,000/mm3 이상), 식욕부진, 빈맥, 오심과 구토 발생.
2살 이상인 소아에게 계속되는 복통이 있으면 반드시 충수돌기염을 의심해 보아야 함.
나이 어린 소아(2살 이상)에서 충수돌기 파열이 위장염으로 오진하기 쉬운데, 그 이유는 소아들이 어려서 통증의 특성이나 통증부위를 잘 설명할 수 없기 때문임. 소아는 통증이 심해짐에 따라 점점 더 불안정해지면서, 태아 체위를 취하며, 어린 아동은 감염되기 쉬우나, 충수돌기 파열 발생률은 높지 않다.

② 관리 : 주요 목표는 충수돌기가 파열되기 전에 정확한 진단을 받고 입원하여 수술로 제거하는 것이다. 특히 충수돌기절제술은 소아가 받는 수술 중 가장 많다. 수술방법은 복강경 이용 수술이 선호되며, 수술 전 광범위 항생제를 예방적으로 투여한다. 응급으로 수술하며 만약에 지연되면, 충수돌기 파열로 인한 복막염이나 농양같은 합병증이 발생할 수 있다. 만약, 충수돌기가 파열되면 방어기전 증가에 따라 고열 발생 후 증상이 일시적으로 완화되기도 한다.

(7) 허리통증(Back pain)

① 통증 발생부위 : 내장질환

② T10-12 : 소화성 궤양, 위 종양, 십이지장, 이자질환

③ 허리아래 통증 : 궤양성 결장염, 게실염, 골반염증 질환, 난소암, 자궁암, 전립선암

④ 갈비-척추각 : 신장질환

⑤ 가슴-요추 : 박리성 대동맥류

⑥ 요점 : 내장질환으로 방사된 허리 통증은 강직이 없고 등을 움직여도 통증은 증가하지 않음

(8) 혈액상실(Blood loss)

	Class Ⅰ	Class Ⅱ	Class Ⅲ	Class Ⅳ
혈액 소실량	750cc 까지	750~1,500cc	1,500~2,000cc	2,000cc 이상
HR	100이하	100이상	120이상	140이상
BP	정상	정상	감소	감소
RR	14~20	20~30	30~35	35이상
Cap refill	정상	약간 지연	2초 이상	충혈 없음
Skin	분홍빛, 차가움	창백, 차가움	창백, 차가움, 축축함	얼룩 반점
Urine	30cc/시간 이상	20~30cc/시간	5~15cc/시간	5cc/시간 이하
Behavior	약한 불안감	중정도 불안감	불안감, 혼돈	기면, 혼돈
Fluid	투명 수액	투명 수액	투명 수액, 혈액	투명 수액, 혈액

(9) 장폐색(Bowel obstruction)

장폐색의 가장 많은 발생원인은 나이, 성별에 관계없이 이전에 받은 외과적 복부수술로 인한 장유착이며, 장유착이 발생하면, 폐색 윗부분에 장액이 축적되는데, 이는 장과 연동운동을 증가시키고, 아울러 더 많은 장액을 분비하면서 장이완을 더욱 악화시키는 결과를 가져온다. 대장폐색과 소장폐색 모두 빠르면서 높은 고음의 장음이 들리고, 허혈이 없으면, 복부 압통도 없다.

① 대장폐색 : 대장폐색은 심한 경직성 산통, 복부팽만, 변비 등을 초래함. 성인에서 1차적 원인은 대장암, 2차적 원인은 게실염임

② 소장폐색 : 소장폐색은 많은 구토를 하나 복부팽만은 심하지 않음. 변을 배설하고, 배꼽 주위 통증이 있음

③ 관리 : 비위관과 간헐적 흡인으로 장내압을 감소시키며, 수액을 보충하고 항구토제를 투여한다. 호전되지 않으면 수술이 요구되며, 치명적인 합병증으로는 복막염, 장꼬임, 장파열 등이 있다. 치명적 장폐색의 가장 확실한 치료는 외과적 수술이다.

④ 사망률 : 쇼크 발생한 치료받지 않은 심한 장폐색일 때 70% 사망률을 보인다.

(10) 담낭염(Cholecystitis)

담낭염은 담낭관이 담석으로 막히면서 이완된 담낭에 급성 염증으로 발생한다.

① 증상 : 증상은 RUQ나 상복부에 갑작스런 혹은 점진적인 통증 발생, 오심, 구토, 식욕부진, 열이 발생하며 총담관이 막히면 황달이 나타난다.

② 검사 : WBC 상승, 혈청 빌리루빈, 알카라인 포스파타아제, SGOT, 초음파검사

③ 관리 : 간호관리는 장 휴식, 비위관 흡인, 전해질 포함 수액공급, Demerol 같은 진통제, 항생제를 투여한다. 환자의 약 75%는 증상이 완화된다. 수술 적용은 결정적이거나 피할 수 없는 상태일 때 시행한다. 담석은 만성 담낭염을 일으키는 원인이며, 환자에게 증상이 나타나면 수술로 제거한다.

(11) 담석증(Cholelithiasis)

담석증은 담낭 안에 콜레스테롤이나 빌리루빈 칼슘염 같은 성분으로 담석이 형성되는데 미국인의 경우 담석은 80% 이상에서 콜레스테롤로 만들어진다고 알려져 있다.

① 증상 : 담석이 염증을 일으키거나 막히게 되면 증상이 나타나고, 심한 산통이 RUQ나 상복부에서 나타난다. 지방음식 섭취 후 30~90분에 통증이 시작되며, 7~8시간 동안 오심과 구토를 동반한 통증이 지속된다. 흡기 시 통증이 심해지는 Murphy 징후가 RUQ와 간 부위에서 촉지되는데, 이것은 보통 담낭염 증상이기도 하다.

② 검사 : 초음파 검사가 최선의 진단검사. 임상병리검사에서 빌리루빈이 약간 상승함

③ 관리 : 금식, 위관 흡인, 전해질 정맥 주입, 항구토제, 진통제, 급성 염증에 대한 항생제 투여. 선택적 복강경수술 적용

(12) 결장암과 직장암(Colon and Rectal cancer)

2001년도에 미국암협회는 107,300명의 결장암 환자 발생, 2002년도에는 41,000명의 직장암 환자가 새로이 발생했다고 발표했다. 또한 결장암으로 사망한 환자 수는 48,100명, 직장암으로는 8,500명이 사망했으며, 결장암 환자의 5년 생존률은 90%라고 한다.

(13) 게실염(Diverticulitis)

영양동맥 부위 점막벽이 탈장되거나 주머니 모양으로 돌출된 부위에 염증이나 감염이 생긴 것으로, 일반적으로 저섬유질 식이와 장관 내 압력증가로 발생한다. 주로 S상결장에 발생한다.

① 급성 증상 : 배변으로 완화되어지는 LLQ 통증, 열, 결장 압통, 혈액성 대변, 백혈구증가증이 나타남

② 검사 : 구강조영제 투여 후 복부 CT 촬영

③ 관리 : 금식, 수분 보충을 위한 생리식염수 정맥투여, 항생제 투여, 외과적 절제 등

(14) 십이지장 궤양(Duodenal ulcer)

궤양 파열 환자의 80%는 십이지장 궤양 파열이며, 20%가 위궤양 파열이다. 십이지장 궤양 발생연령은 전형적으로 30~50세에서 가장 많이 발생한다.

(15) 기능장애성 질출혈(Dysfunctional vaginal bleeding)

기능장애성 질출혈은 정상 월경이 아닌 질출혈로 임신 중이거나, 임신하지 않은 여성 모두에게 발생할 수 있다. 폐경 여성의 질출혈은 양성종양이나 악성종양 징후와 동일하다.

① 출혈량 추정방법 : 출혈량 측정은 하루 동안 혹은 한 시간 동안 적신 패드나 탐폰의 수를 헤아려 추정하며, 패드나 탐폰 둘레까지 스며들면 약 30mL 출혈량으로 간주한다. 약 600mL는 순환 혈액량의 15%이며, 기립성 저혈압의 주요 원인이다.

② 원인 : 감염, 비정상적 운동, 손상, 난소 질환, 피임약 투여 중 돌발 출혈, 자궁내막증식증 등

③ 관리 : 증상별 관리. 아무런 치료 없이 해결되기도 하나, 호르몬 치료가 필요하면 외래 방문 권유

(16) 자궁외임신(Ectopic pregnancy)

자궁외임신은 수정란이 자궁 이외의 장소에 착상하는 경우로, 가장 많이 발생하는 장소는 난관(95% 발생), 난소, 복강내 순이다. 난자는 성장함에 따라 난관 안에서 파열되는데, 주로 임신기간 12주 정도에서 파열된다.

① 증상 : 무월경, 간헐적 LLQ나 RLQ 통증, 질 출혈 등이 나타나며, 자궁외임신 내용물이 배출되거나 파열되면 Kehr 징후가 나타나는데 이것은 혈액이 횡격막을 자극하여 어깨 방사통을 가져오는 징후이다.

② 검사 : 검사는 임신반응 혈청검사, CBC, 혈액형, 복부 초음파검사 등

③ 관리 : 정맥 주입에 대한 사정과 골반검사를 시행하며, 난관이 파열되지 않았다면 임신 종결을 위해 Methotrexate를 투여하고, 만약에 난관파열이 있고, 비외과적 치료법이 적용되지 않는다면, 입원 후 응급수술이 요구된다.

(17) 부고환염(Epididymidis)

부고환염은 정소의 사정관 첫 번째 부위를 형성하는 부고환에 염증이 생긴다. 주요 원인은 이성접촉 남성인 경우 Chlamydia trachomatis이다.

① 증상 : 단측성 음낭 통증, 열, 부고환 압통, 부종

② 검사 : 검사로는 세포배양과 음낭 초음파

③ 관리 : 항생제 처방 후 투여

(18) 식도정맥류(Esophageal varices)

식도정맥류는 식도하부 점막하층에 있는 정맥이 이완되고 구부러진 상태로 변한 것이다. 정맥류는 식도에서 위까지 확대되며, 원인은 문맥순환 차단이나 알코올 과잉섭취로 인한 간경화로 나타난 문맥고혈압 때문이다.

(19) 위궤양(Gastric ulcer)

위궤양은 50세 이상에서 많이 발생한다. 위궤양 파열은 많지 않으며, 모든 궤양 파열 환자 중 20% 이하로 추정된다.

(20) 위장염(Gastroenteritis)

위장염은 바이러스, 세균, 기생충, 화학물질 등에 의하여 발생한다.

① 증상 : 오심, 구토, 설사, 복부 산통, 과잉성 장운동이 있으며 가끔 열을 동반함

② 관리 : 항구토제나 진통제, 수분 재공급 같은 증상적 완화요법과 함께 근본적 원인을 치료함

(21) 생식기 포진(Genital herpes)

생식기 포진은 생식기와 항문부위 신경세포에 바이러스 감염에 의해 통증성 수포가 발생하며, 그 후 1~3일이 지나면서 가피가 형성되고 서서히 회복되는 질환이다. 포진은 스트레스를 받는 상황과 관련하여 이따금 재발한다. 성적 접촉자 역시 포진이 발생하게 되는데, 궤양이 있을 때 좀더 잘 발생하며, 콘돔 사용은 감염 방지에 도움이 되지만 100% 신뢰할 수는 없다. 아직까지 특별한 치료법은 없다.

① 관리 : 응급실에서의 관리로는 골반검진과 배양검사를 통한 진단

② 치료 : 외래 교육은 2차적 박테리아성 감염을 방지하기 위하여 하루 3~4회 정도 비누와 물로 청결히 하도록 함. 항바이러스제로 acyclovir 연고 처방함

(22) 임질(Gonorrhea)

임질은 특이적, 접촉으로 인하여 생식기 점막에 염증이 발생한 것으로 남녀 모두 발생한다. 주요 원인은 *Neisseria gonorrhea* 세균에 감염된 성 파트너로부터 비보호적 성행위 감염으로 발생한다. 발병부위는 인후, 질, 음경, 항문관이며 2차적으로는 눈에 발생한다.

① 증상 : 감염 후 1주일이 지나면 증상이 발현됨. 남자 환자는 화농성 분비물과 배뇨곤란 증상이 있으며, 여자 환자는 증상이 미약하게 나타나는데 질 분비물, 하복부 불편감, 비정상적 월경이 나타남. 여성의 경우 미약한 증상으로 종종 지나치기도 함

② 관리

- 다음과 같이 약물치료가 요구됨
  - Cefixime 400mg 구강투여
  - Ceftriaxone 125mg 근육주사
  - Ciprofloxacin 500mg 구강투여
  - Ofloxacin 400mg 구강투여
  - Azithromycin 1g 구강투여
  - Doxycycline 100mg 2회/일 구강투여를 7일 복용, ceftizoxime 근육주사, doxycycline 구강투여
- 완치될 때까지 남녀 모두 성적 접촉을 금지하도록 교육함
- 치료되지 않은 임질은 신체 전체를 침범할 수 있음

③ 예방 : 성병 전파 예방을 위한 방법은 다음과 같다.

- 발병 가능 대상자 교육
- 감염자 발견
- 효과적인 진단법과 치료 적용
- 성병 이환자의 성 파트너에 대한 검사와 치료, 상담 실시
- 위험도 높은 지역 주민에 대한 성적행동 개선 지도

④ 검사 : 분비물 배양검사

⑤ 요점 : 임질은 미국에서 가장 많이 발병되는 질환 중의 하나로 미국의 질병관리센터에 의하면 2000년에 인구 10만 명당 132명 발생

(23) 치질(Hemorrhoids)

치질은 항문직장관 안이나 바깥쪽 정맥이 이완되고, 꼬부라진 변화를 보인 것이다. 주증상은 통증이며, 관리는 심한 정도에 따라 달라진다. 경한 치질은 항문 청결이나 연고를 바르고, 심한 정맥류를 보이는 것은 외과적 절제를 한다. 늘어진 외치질은 항문괄약근에 의하여 눌려 혈액공급이 차단되므로 눌려진 정맥은 그 압력을 감소시켜 반드시 혈액순환이 회복되어 조직 파괴를 막도록 한다.

(24) 간염(Hepatitis)

급성 간염은 간성 바이러스 A, B, C, D나 기타 바이러스에 의하여 발생한다.

① 증상 : 증상은 오심, 구토, 설사, 쇠약, 미열, 짙은 소변, 회색변, 황달, 압통 등

② 원인

- A－소화기계 배설물의 구강 오염으로 발생함
- B－바늘 찔림, 성관계, 수직 감염
- C－피부 통한 전파(전체 발병 환자의 50% 이상이 정맥주사를 사용하였음)
- D－정맥내 전파(정맥주사나 수혈 공급자), 지중해 연안과 남아메리카에서는 B형 간염 보균자 사이에서 지역적 발생함
- E－수인성 전파(인도, 아프리카, 멕시코 등에서 지역적 발생함)

③ 관리 : 주로 생리식염수 보충같은 증상적 치료가 이루어지며, 환자 상태에 따라 입원하거나 외래 방문치료 등이 이루어짐

④ 결과

- A－6~12개월에 걸쳐 회복되나 종종 재발하기도 함
- B－90% 이상 회복됨
- C－7~8주의 잠복기를 거치나 질환의 경과는 임상적으로 미약하며, 50% 이상에서 만성 환자로 되며, 20%는 간경화로 이어짐
- D－만성간염으로 진전됨
- E－간이식이 필요할 수 있음

(25) 탈장(Hernia)

탈장은 하나의 장기나 장기의 일부분이 정상적으로 속해 있는 장소로부터 빠져나온 것이다. 탈장이 많이 발생하는 부위는 배꼽, 대퇴, 서혜부 등이다. 정상적으로 폐쇄되어야 하는, 열린 부위를 통하여 복강에서 장이 빠져나온 것으로, 노쇠한 신체, 손상부위, 외과적 시술로 약한 부위에서 장 내용물이 빠져나온다. 탈장부위는 마치 주머니처럼 형성되는데 장 내용물이 아직 내려가고 있다면, 장음을 들을 수 있다. 그러나 장이 꼬이면, 혈류가 정지되고 장 내용물이 더 이상 움직이지 않게 된다. 탈장된 장은 열린 구멍으로 밀어 넣거나, 수술을 통하여 본래 있던 복강 속으로 반드시 넣어 준다. 만약에 장이 경색이 되었다면, 경색부위는 외과적 절제한다. 수술 전에 마취와 수술동의서를 받는다.

(26) Kehr 징후(Kehr' s sign)

Kehr 징후는 상복부에서 오른쪽 어깨로 퍼지는 통증이며, 이 현상은 담석증이나 급성 담낭염과 동반하여 발생한다. 비장이 파열되어도 횡격막이 복강내 혈액에 의하여 자극되어 역시 Kehr 징후가 나타난다.

(27) 신장결석(Kidney stones)

신장결석은 비뇨기관 안의 모든 부위에 발생하는 결석이다.

① 증상 : 증상은 심한 통증(지속적, 이동성, 산통 형태)과 혈뇨

② 검사 : 검사는 소변검사, KUB, IVP, 나선상 CT

③ 관리 : 많은 양의 정맥내 주입(결석 생성장소에 관계없이)과 통증 조절, 오심 관리.
모든 소변은 배뇨되어야 하며, 빠져 나온 결석은 분석검사를 함.
Demerol이 진통제로 선택되며, morphine은 요관경련을 일으켜 통증을 악화시킬 수 있음.

④ 치료 : 치료는 결석의 위치, 막힘 상태, 감염여부, 신장기능 손상정도에 따라 달라지며, 방광경을 이용한 외과적 결석제거술은 이동하지 않는 결석이 비뇨기관을 막고 있으면 적용. 결석분쇄술은 수술 대신 종종 이용하며, 결석은 보통 인구의 1% 정도에서 발생하며, 재발률은 50~80%임

(28) 난소암(Ovarian caner)

난소에 발생한 암으로, '조용한 살인자' 라 불린다.

① 증상 : 대부분의 환자가 경험하는 증상은 복부 압박감과 불편감, 오심, 소화불량과 가스참, 소량의 식사 후 팽만감, 빈뇨, 변비나 설사, 비정상 질 출혈, 알 수 없는 피로감, 짧은 호흡, 성행위 중 통증, 이유 없는 체중감소나 체중증가가 발생한다.

② 검사 : 골반검진과 골반 초음파, CA125가 80% 정도에서 상승

③ 관리 : 완전한 검사와 중재를 위해 입원

(29) 전립선염(Prostatitis)

전립선에 발생한 염증으로, 그람 음성 비뇨기계 병원균에 의해 발생한다.

① 검사 : 소변 배양검사

② 관리 : 정맥내 항생제 투여와 구강 항생제 투여 후, 추후 치료

(30) 췌장염(Pancreatitis)

급성이나 만성으로 췌장에 염증이 생긴 것을 말하며, 주로 알코올 과다섭취나 담석증에 의해 발생한다. 경우에 따라서는 십이지장 궤양 파열로 췌장 벽을 침식해 들어가면서 췌장염으로 진전되기도 하지만 유전은 발생요인이 아니다.

① 증상 : 갑자기 강하고 지속적이며 상복부에서 등으로 방사되는 통증이 발생, 종종 앙와위로 누웠을 때 심해진다. 그 밖에 오심, 구토, 미열, 빠른 맥박, 저혈압, basilar crackles, 복부 압통, 복부 강직, 장음 감소와 종종 상복부에서 덩어리가 촉지되기도 하며, 급성 출혈성 췌장염인 경우 Cullen 징후와 Turner 징후가 발생, 이 췌장염은 췌장조직에 출혈이 생긴 것이다.

② 진단 결과 : 아밀라아제와 리파아제의 상승을 보인다. 급성 췌장염에서 발병 수시간 내 아밀라아제는 정상 수준의 3배 정도 상승하며, 약 3일 정도 지속된다. 리파아제는 발병 24시간이 지나서 상승되기 시작하며, 10일 정도 상승 수치를 유지한다. 만성 췌장염은 혈청검사에서 종종 정상 수치를 보이기도 한다. 췌장염은 CT 시행 후 확진을 하며, 초음파검사에서 가스로 인하여 췌장이 나타나지 않을 수 있으나 담석이 발견되기도 한다.

③ 관리 : 진통제 투여와 정맥 주입한다. 진통제는 전통적으로 Demerol을 사용하는데, 이는 다른 진통제처럼 Oddi 괄약근에 경련을 일으키지 않기 때문이다. 아직까지 전통적 진통제를 대치할 만한 연구는 이루어지지 않았으며, 항생제 사용은 감염에 대한 확실한 진단 없이는 드물게 사용한다.

④ 합병증 : 급성 췌장염에서 ARDS나 패혈증, 저혈량 상태가 발생할 수 있다. 췌장 삼출물은 계면활성제가 파괴된 것으로 보이며, 췌장염의 일반적 합병증은 저칼륨혈증과 고혈당증으로, 3~7일 사이에 약 90%는 완화된다.

⑤ 퇴원 교육 : 저지방 식이, 금주, 카페인 섭취 금지가 가정 실천지침이다. 지방 섭취제한과 무알코올 섭취는 췌장 자극을 예방하며, 카페인 제한은 췌장을 활성화시키는 위산분비 자극을 예방한다.

(31) 골반 염증성 질환(Pelvic inflammatory disease; PID)

골반 염증성 질환(PID)은 난관과 주변 조직에 급성 혹은 만성 감염으로 발생한다.

① 증상 : 증상은 하복부에 중등도에서 심한 정도의 통증이 있으며 열, 비정상 질 분비물과 질 출혈이 나타남

② 위험요인 : 위험요인은 피임을 위한 자궁내장치, 최근의 유산, 문란한 성 등이 원인으로

작용함

③ 검사 : 자궁경부에서 임질, 클라미디아, 가드너렐라 배양검사를 함

④ 관리 : 통증 조절, 항생제, 성교육

⑤ 발생 : 미국 CDC에서 보고한 2000년도 발생률은 다음과 같다.

- 매독환자 31,575명 발생, 12명/10만 명 발생률을 보임
- 클라미디아 환자 702,093명 발생, 257명/10만 명 발생률임
- 임질환자 358,995명 발생, 132명/10만 명 발생률을 보임

(32) 복막염(Pertonitis)

복막염은 복강의 복막과 장측면에 염증이 생긴 것이다. 보통 위 내용물이나 장 내용물이 위나 장 파열 후에 새어 나오면서 발생한다. 복막염 통증은 부종이나 과잉 장운동처럼, 복막에 대한 복막의 일차 손상반응이다.

(33) 로타 바이러스(Rotavirus)

로타 바이러스는 소아에게 심한 삼출성, 물같은, 탈수 설사를 일으키며 보통 구토, 미열, 심한 복부 통증을 동반한다. 24시간 정도 진행되며, 진단은 대변검사로 쉽게 내릴 수 있다. 검사물은 배양 면봉으로 수집한다. 대증 치료와 수분 보충으로 치료한다.

(34) 로브싱 징후(Rovsing' s sign)

이것은 LLQ 부위를 촉진하는 자극으로, RLQ 부위의 통증이 증가되는 것이다. 양성이면 급성 충수돌기염을 암시한다.

(35) 매독(Syphilis)

매독은 성병의 하나로 최근 재유행성을 보이고 있다. 혈액검사로 진단하며, 항생제로 치료한다.

(36) 정소꼬임(Testicular torsion)

음낭 안에 있는 정소까지 이루어져야 할 혈액공급이 차단되어 발생한다.

① 증상 : 한쪽 음낭 통증, 압통, 부종 발생

② 검사 : 초음파를 통하여 진단함

③ 관리 : 정소로의 혈액공급을 재개하기 위한 응급 외과수술이 요구됨

(37) 소아와 관련된 복통

① 충수돌기염

학령기 아동에 있어서 가장 주요한 외과적 질환이며 10~12세 사이의 아동에게 가장 많이 발생한다.

② 소아 지방변 질환

선천성 자가면역 장애로 글루텐을 이용하고 흡수하는 능력이 결핍된 특성을 지녔으며 소장 내막에 손상을 준다. 6~18개월 사이의 아동에게 글루텐이 들어있는 식사를 주면 명확한 증상이 발현된다. 증상은 설사, 지방 변, 영양실조 징후와 생존에 위협을 받는다.

③ Hirschsprung 질환

선천적으로 대장 분절에 부교감신경절이 존재하지 않아 결국 거대결장을 형성하면서 막히게 되는 질환이다.

④ 장중첩증

장이 마치 망원경처럼 중첩된 상태이다. 6개월에서 3살 사이의 남자 아이, 낭성섬유증이 있는 소아에게 가장 많이 발생한다. 24시간 안에 치료하지 않으면 치명적일 수 있다. 장중첩증이 의심되는 소아의 행동 유형은 칭얼대면서 땀을 흘리고, 비명을 지르기도 하고, 무릎을 가슴까지 끌어당기는 행동을 보인다; 부모들은 아이가 빨간 젤리 모양의 흐르는 변을 보기도 한다고 말한다.

⑤ 장꼬임증

장이 180도 이상 꼬여진 상태이다. 이러한 상태는 장의 혈관에 영향을 주어 허혈과 괴사를 가져온다. 이러한 아이의 장은 팽만되면서 담즙성 구토, 심한 복부 통증을 호소하며 장음은 사라져 들리지 않는다. 역시 부모들은 아이들이 혈액변을 본다고 말한다.

⑥ 유문협착증

신생아에게서 발생하고 특히 2~10주 사이의 영아에게 많이 발생한다. 미국의 발생률은 1,000명 출생당 2~4명이 해당한다. 그 중 30%는 첫 번째 남자 아이이다.

(38) 소아 통증(Pain in children)

소아들은 치료받는 것을 두려워하여 통증이 있다는 것을 인정하지 않을 수 있다.

제 4 절 골절과 낙상

1. 낙상과 척추손상

척추손상은 흔히 교통사고, 추락 또는 낙상, 각종 운동과 관련된 사고 등으로 발생한다. 척추손상은 대부분 폐쇄성으로 척수손상 없이도 발생할 수 있으나 잘못 다루면 이차적인 척수손상의 가능성이 높다. 응급처치로 환자가 살아나는 경우라도 일단 척수가 손상된 경우에는 장애를 갖게 되거나 기계나 사람에게 전적으로 의존하는 삶을 살게 된다. 그러므로 6피트(1.8m) 이상 거리에서 낙상한 환자와 척추손상이 의심된 환자는 척수손상이 있는 것으로 가정하고 환자를 적절히 다루어야 한다.

본 장에서는 낙상환자와 척추손상이 의심된 환자를 다루는 데 조직적이고 체계적인 간호과정이 요약되어 있다.

1) 초기 사정

1차 사정에서 기도, 호흡, 순환상태를 신속히 사정한다. 만일 생명을 위협하는 문제가 발견되면 이에 대한 중재를 즉시 시행하여야 한다. 생명을 위협할 가능성이 있는 부상이 있을 때는 지금까지 해왔던 주관적 자료와 객관적 자료수집 방법을 사용하지 않고 가능하면 내용을 압축하여 사정한다. 즉 객관적인 자료수집을 즉시 하고 주관적 자료수집은 간단히 한다. 따라서 주호소, 사고원인, 부상기전 등을 한 줄로 간단히 기록한다.

(1) 주관적 사정

- 환자가 호소하는 주요 증상은 무엇인가?
  - 목과 허리부분의 통증을 호소하는 경우에는 척수손상 가능성에 대한 철저한 평가가 필요하다.
- 언제 손상을 입었는가?
- 손상부위와 관련된 증상을 확인한다.

- 손상원인을 확인한다(예 : 교통사고, 낙상, 추락사고 등).
- 손상으로 정상기능이 어떠한 영향을 받았으며 손상은 어느 정도인가?
  - 움직일 수 있는 사지는 어느 쪽인가?
- 환자의 부상과 직접 연관되지 않은 통증이 있는지?
  - 통증은 경한 통증, 중정도, 심한 통증으로 표기한다.
- 어떤 치료를 받은 적 있거나 혹은 도움이 되었는가?
- 과거력이 있는가?
- 일상적으로 복용하는 약물이 있는가?(있다면 약 이름, 용량, 횟수, 방법 등을 기록한다)
- 약물이나 음식 알레르기가 있는가?

등을 확인한다.

(2) 객관적 사정

두부 외상 시의 사정과 유사하다. 활력징후를 측정하고 머리끝에서 발끝까지 신체검진을 실시한다. 척추손상을 의미하는 특징적인 자세를 관찰한다.

- 동공 크기와 반응은 어떤가?
- 환자는 머리에 통증이나 손상이 있는가?
  - 구강과 혀에 상처를 입었는가?
  - 현재 코나 귀에서 어떤 분비물이 나오는가?
- 기도가 중앙에 위치하는가?
- 경정맥 확장이 있는가?
- 흉곽확장 범위가 똑같은가?
- 현재 피하기종(subcutaneous emphysema)이 있는가?
  - 심음이 정상적인 범위 안에 있는가?
  - 심음 강도가 감소되는가?
  - 심잡음이 있는가?
  - 환자가 흉통을 호소하는가?
  - 흉부 촉진 시 압통이 있는가?
- 폐음이 양측이 분명한가?
  - 천명음이나 악설음이 들리는가?
  - 폐음이 감소되거나 없는 부분이 있는가?

- 복부가 부드러운가, 편평한가, 근육이 경직되었나 혹은 팽만되었는가?
  - 장음이 정상인지, 감소되었는지 혹은 항진되었는지?
  - 환자가 복통을 호소하는가?
  - 환자의 복부를 촉진할 때 압통이 있는가?
- 환자가 실금이 있는가?
- 생식기 부위 검진은 외상이 의심되지 않으면 하지 않는다.
  - 생식기는 정상으로 보이는가?
  - 환자의 요도관이나 질에서 출혈이 있는가?
  - 회음부 통증을 호소하는가?
  - 회음부와 생식기부위를 촉진 시 아픈가?
- 장골능 부위를 가볍게 압박했을 때 통증을 호소하는가?
  - 골반이 안정한가 혹은 불안정한가?
- 환자가 상지나 하지에 정상적인 운동기능이나 감각이 있는가?
  - 상지와 하지에 말초 맥박이 있는가?
  - 감각평가는 느낌이 없는 부위에서 있는 부위로 진행한다. 이는 손상 수준을 기술하는데 도움된다.
- 허리를 정상적으로 움직이는가?
  - 허리를 고정하여 환자를 움직이는 동안 후면을 본다.
  - 환자 등부위에 명백한 손상이 있는지 확인한다.
  - 허리를 촉진 시 아픔이 있는가?
- 피부에 감추어진 손상이 있는지 시진한다(예 : 찰과상, 열상, 멍듦, 점상출혈 등).

2) 간호중재

현장에서 잠재된 척추손상 환자를 다룰 때는 의심되는 가장 안 좋은 상태를 생각하는 것이 가장 중요하다. 응급구조사는 척추손상이 동반될 수 있는 손상 시 척추의 단순한 골절이 영구적인 사지손상을 초래하게 되는 것을 피하게 해야 한다. 또한 제4경추 혹은 그 윗부분에 손상이 있을 경우 횡격신경(phrenic nerve) 손상을 초래하여 횡격막의 마비를 가져올 수 있음을 염두에 두어야 한다. 이런 경우 air movement는 부적절하다.

(1) 위기중재

- 경추의 손상이 의심될 경우 호흡기 사정이 매우 중요하다.
  - 제3경추 이상의 손상은 호흡정지를 초래하며, 제5~6경추의 손상은 횡격막 호흡을 발생시킨다. 제1흉추에서 제2요추부위의 손상은 늑간근육 사용이 소실될 수 있다.
  - 호흡음, 흉곽운동의 대칭성 확인
  - 기침할 수 있는 능력, 피부색 사정
  - 환기 유무, 속도, 깊이 확인
  - 경추손상 시 폐활량, 1회 호흡량, 동맥혈 가스분석 등 호흡인자 평가
- 비기관삽관이나 윤상절개술을 필요 시 시행한다. 만약, 기관내삽관이 어렵다면 섬유광학(fiberoptic laryngoscope) 후두경을 사용한다.
- 경부를 회전하거나 과신전시켜서는 안 된다.
- 척추의 부동을 유지한다.
- 만약 척추가 병원 전 단계에서 확실하게 고정되지 않았다면, 응급실에서 즉시 주의 깊게 척추 고정을 시행한다.
- 자세를 바꿀 때 통나무 굴리듯이 굴려서 바꾼다.
- 산소를 공급하고 인공호흡기를 준비한다.
- 두 개의 수액선을 확보하여 처방된 수액을 주입한다.
- 신경성 쇼크(서맥, 따뜻하고 건조한 사지)와 저혈량성 쇼크(빈맥, 차고 축축한 피부)의 경우는 처방된 혈압승압제(pressor agents)를 주입한다.

척추손상이 의심되는 경우	척추손상의 증상과 징후
• 교통사고 시	• 척추의 통증과 압통
• 높은 곳에서 추락 시	• 사지가 허약하거나 무거움
• 어떤 원인으로든 심한 손상 시	• 다른 쇼크증상이 없는 저혈압
• 척추손상이 의심되는 경우	• 횡격막호흡
• 다이빙 사고 시	• 척추의 변형
• 함몰된 곳에 빠진 경우	• 두부, 안면, 목 등이나 복부에 자상이나 좌상
• 두부와 안면부의 동반 손상 시	• 지속발기증
	• 감각의 상실
	• 무감각이나 마비
	• 허약, 이완마비 : 축 늘어진 상태
	• 자세 : 팔을 가슴에 올리거나 "stick 'em up'"

- 처방된 스테로이드(methylprednisolone) 제제를 주입한다(손상 후 첫 8시간 안에 주입한다).
- 저체온증을 피하기 위해 계속 체온을 확인한다.

(2) 합병증 예방을 위한 중재

- 체온하강 방지를 위해 환자에게 담요나 천막을 덮어준다.
- 척추부종을 감소시키기 위해 처방된 약을 주입한다(스테로이드, 이뇨제 등).
- 피부를 보호한다.
  - 두툼한 패드를 대어 미추와 발꿈치 부위를 보호하고, 환자의 피부 아래에 건조하고 깨끗한 천을 깔아준다.
  - 골격집게(skeletal tong) 삽입과 견인장치(traction)의 부착을 준비한다(Crutch field tongs은 골견인장치로 경추골절을 안정시키기 위해 사용).

3) 질환별 관리

(1) 척추골절과 탈구

이 손상은 교통사고, 추락, 낙상, 운동경기에 의해 발생한다. 주로 활동 연령층인 20~40대가 많으며, 남자에서 여자보다 4배 호발한다. 노년 특히 75세 이상의 고령자에서는 골다공증 때문에 낙상에 의한 골절이 흔하다.

① 증 상

척추골절은 골절편의 전위로 척수신경에 압박을 가하거나 척수 자체를 손상시킬 수도 있으며, 손상수준에 따라 부분적 혹은 완전한 기능불능을 초래할 수 있다.

- 손상부위의 통증
- 손상수준 아래부위의 운동 및 감각기능의 상실

② 진단검사

- 방사선검사
- CT, MRI
- 근전도

③ 간호 및 치료

- 환자의 경부와 등을 척추판이나 경추부목(cervical collar)으로 고정
- 가벼운 압박골절과 안정성 방출성 골절은 보존적 치료
- 2~3주의 침상 안정 후 체간 석고고정 혹은 흉요천추부 보조기 착용
- 불안정성 골절과 신경압박에 의한 마비증상이 있을 경우 수술치료 필요
- 골절고정 후 안정성 유지
- 신경혈관장애 예방
- 안위를 증진시킬 수 있는 방법 적용

4) 퇴원교육

① 응급실에서 의사와 간호사의 이름을 환자에게 알려준다.

② 환자에게 진단결과를 알려주거나 왜 최종적인 결과가 나오지 않는지를 알려준다. 알려진 문제가 있다면 무엇인지를 설명한다.

③ 환자에게 처방되거나 일반적인 약물의 부작용을 관리하는 방법을 설명한다. 환자가 마약성 진통제를 섭취하는 동안 운전이나 위험한 일은 하지 않도록 지도한다.

④ 경도의 경부손상을 가진 환자는 다음과 같은 정보를 알려준다.

- 증상들은 흔히 1~3일에는 악화된 다음에 호전된다.
- 안정이 절대로 필요하다.
- 부드러운 경부지지대(목칼라)는 목의 근육을 안정시키므로 목욕 시에만 제거해야 한다.
- 처음 24시간 동안은 염증과 종창을 감소하기 위해 얼음팩을 사용하고 그 다음에 혈액순환과 치유를 촉진하기 위해 온습포를 사용한다.
- 증상이 사라지면 점진적으로 운동을 증가한다.
- 의사의 지시가 있을 때까지 완전한 활동은 삼가하도록 한다.

⑤ 경도의 허리손상이 있는 환자는 다음과 같이 가르친다.

- 증상은 손상 후 처음 3일 동안은 더 악화된다.
- 안정이 절대로 필요하다.
- 처음 24시간 동안은 염증과 종창을 감소하기 위해 얼음팩을 사용하고 그 다음에 혈액순환과 치유를 촉진하기 위해 온습포를 사용한다.

- 등은 신체의 대부분의 근육을 포함하기 때문에 손상이 신속히 좋아지지 않는다.
- 증상이 사라지면 점진적으로 운동을 증가한다.
- 의사의 지시가 있을 때까지 완전한 활동은 삼가하도록 한다.

⑥ 추후관리를 위해 의사에게 요청한다. 추후 간호 스케줄을 잡기 위해 이름, 주소, 전화번호를 제공한다.

⑦ 만일 통증이 악화되거나 팔 다리의 움직임 또는 감각에 문제가 생기면 즉시 의사를 부르거나 응급실을 방문하도록 지시한다.

2. 사지외상

1) 정 의

사지나 근골격계 외상은 주로 사지에 손상을 주는 것이지만 일반적으로 신체 다른 부위의 손상과 동반된다. 근골격계 외상에서 생명을 위협하는 가장 흔한 상해는 출혈이며, 이는 흔히 골반골절, 대퇴부 골절 및 다발성 골절에 의해 생긴다.

근골격계 외상으로는 골절이 가장 흔하지만 연부조직, 근육, 인대, 관절의 손상도 포함된다. 사지손상 자체로는 생명을 위협하는 경우가 드물지만 신속하고 적절하게 처치하지 않으면 심각한 합병증을 초래하여 기능장애가 있거나 장기간의 재활치료가 필요하므로 신속한 응급처치가 필요하다.

2) 간호사정

응급실 간호사는 주관적 자료와 객관적 자료를 수집함으로써 필수적인 정보를 얻을 수 있다. 사지외상에 대한 간호사정은 신경학적 상태, 피부통합성, 기동성(mobility) 및 안위(comfort)에 중점을 둔다. 간호사정은 시진과 촉진을 사용하며, 사지와 관절손상에 대한 평가가 시행된다.

(1) 주관적 자료수집

주관적 자료는 다음을 포함한다.

- 손상기전은 무엇인가?

  어떤 물체에 의해 손상 받았는지, 사지의 어느 부위가 다쳤는지에 대한 정보는 손상의 유형과 범위를 밝히는 데 중요한 단서가 된다.

- 손상부위의 통증

  허혈성 통증은 타는 듯하거나 박동성을 느낀다.

- 손상부위의 움직임이나 감각이상

(2) 객관적 자료

손상된 사지의 평가는 항상 손상이 없는 쪽과 비교하여 차이점이 있는지 확인하며, 객관적 자료는 다음을 포함한다.

- 신경혈관상태 사정
  - 출혈이 계속되고 있는지 상처를 확인한다.
  - 혈종, 부종 등을 확인한다.
  - 다친 쪽 사지의 원위부 맥박을 비환측과 비교한다.
  - 모세혈관 재충혈을 사정한다.
  - 사지의 색깔, 창백, 청색증 등을 관찰한다.

간호 시 주의사항

혈관 손상의 가장 중요한 지표는 맥박의 특성 또는 맥박의 부재이다. 그러나 순환장애와 관련된 혈관 손상은 사지의 생장력에 위협이 될 수 있다.

- 피부의 통합성
  - 출혈이 지속되는지 평가
  - 오염의 가능성 평가
  - 상처의 깊이와 범위

    골절이 의심되는 부위 위의 열상은 개방성 골절처럼 처치한다.
  - 피부 통합성의 손상
- 기동성

  운동상실은 통증 혹은 신경혈관 손상을 의미한다.
  - 노출된 사지의 관찰(비정상적 각형성, 사지의 단축, 사지의 내회전 혹은 외회전, 반상출혈, 부종 등)
  - 운동범위의 제한, 근력, 평가
  - 움직일 때 염발음(crepitus)

- 안위(comfort)
  - 통증(위치, 강도, 특성, 발생시기, 기간, 완화/악화요인)
  - 국소부위의 압통
  - 불편감 징후(발한, 동공산대, 구강건조, 활력징후의 변화 등)

(3) 초기 중재

① 출혈조절

- 상처에 멸균 드레싱으로 직접 압박하거나 손상부위에 근접한 동맥혈관을 손가락으로 압박한다.
- 만일 환자가 저혈량 상태이면 따뜻한 수액을 정맥으로 공급한다.

② 혈관손상 확인

- 신경혈관상태를 확인한다.
- 압박하는 물건들을 제거해준다(보석, 옷, 드레싱 등).

③ 더 이상의 조직손상 예방한다.

- 골절이 의심된 부위를 고정한다.
- 고정하기 전, 중, 후에 신경혈관 기능상태를 확인한다.

④ 말초관류를 최대화시킨다

- 손상받은 사지는 구획증후군이 의심되지 않으면 심장 높이 위로 올려서 부종을 감소시킨다.

⑤ 통증을 경감시킨다

- 사지 고정
- 진통제 투여(마약성 진통제, 비스테로이드성 소염제, 근이완제 등)

⑥ 감염예방

- 개방성 상처 위에는 멸균 드레싱을 하고 파상풍 예방접종 실시
- 예방적으로 항생제 투여 고려

간호의 우선순위는 다음과 같다(표 2-1).

표 2-1 사지외상환자 간호의 우선순위

실제적/잠재적 문제	원인	증상 및 징후	중재
체액부족	골절로 혈액소실	• 정신상태 변화 • 심박동수 증가 • 발한, 저혈압, 빈호흡 • 차갑고 창백한 피부 • 모세혈관 재충전 지연 • 뇨배설량 감소	• 출혈부위에 압박 드레싱 • 산소투여 • 조직손상을 줄이기 위해 골절부위 고정 • 섭취 및 배설량, 활력 징후, 정신상태 모니터
말초조직관류 장애	신경혈관손상	• 맥박감소 • 차갑고 창백한 피부 • 운동/감각기능 감소 • 손상범위와 일치하지 않는 통증	• 손상된 사지 고정 • 30~60분마다 맥박사정 • 사지 상승(구획증후군으로 금기사항이 없으면)
통증	• 손상으로 해로운 자극 • 조직파괴 • 침습적 진단검사	• 통증호소 • 골격근 긴장 • 불안정/안절부절 • 분노/적개심 • 얼굴 찡그림 • 위축(withdrawal)	• 예상할 수 있는 절차와 감각을 설명 • 진통제 • 얼음팩 • 사지 상승(금기 없으면) • 진통제 사용 후 활력징후 모니터 • 통증척도를 사용하여 통증 재사정 • 진통제로 진정시키기 위한 준비
신체적 기동성 장애	• 급격한 사지통 • 절단 • 골절	• 보행이 어려움 • 손재주 떨어짐 • ROM 변화 • 마비, 감각이상 • 통증 구두표현	• 골절 고정 • 손상이나 골절이 발견되면 부목해준다 • 통증 약물투여 • 신경혈관 손상에 대한 중요한 평가 실시 • 기동성 보조기 사용법교육(목발, 보행기, 지팡이)
감염의 위험성	피부 통합성 손상	• 기초적인 조직노출 • debris • 열상	• 부드럽게 debris 제거 • 멸균 드레싱으로 개방성 상처를 덮는다 • 돌출된 뼈조각을 밀어넣지 않는다. • 항생제 투여

4) 질환별 관리

사지손상은 흔히 자동차 사고, 낙상, 폭행, 격렬한 운동 등으로 일어난다. 그 결과 골절, 염좌, 인대손상, 탈구 등을 초래할 수 있다. 본 장에서는 다음과 같이 질환을 구분하여 설명한다.

(1) 골 절

① 정 의

골절이란 뼈의 연속성이 완전 혹은 불완전하게 소실된 상태를 말한다. 뼈의 연속성이 단절되면 골조직의 손상 외에도 연조직, 혈관 및 신경 주위의 손상을 일으킨다. 또한 뼈는 혈액 공급이 풍부하기 때문에 쇼크나 사망을 가져올 수도 있다.

② 골절의 종류

골절은 일반적으로 폐쇄성 혹은 개방성 골절로 크게 구분한다. 폐쇄성 골절은 연부조직의 손상 없는 단순골절을 의미하며, 개방성 골절은 복합골절로 뼈 끝이 상처를 뚫고 돌출에 관계없이 골절부위 피부에 상처가 있는 경우이다. 개방성 골절은 폐쇄골절보다 상처부위의 오염과 감염 위험성이 높고 출혈이 훨씬 많은 경향이 있어 치료에 주의를 요한다.

개방성 골절의 분류

- 1등급 : 1cm 이하의 작은 상처가 있는 경우
- 2등급 : 오염이 거의 없이 5cm까지의 경계가 뚜렷한 상처가 있는 경우
- 3등급 : 오염이 있고 특히 연부조직 손상과 주요혈관 손상과 연관된 5cm 이상의 상처가 있으며, 흔히 분절골절(segmental fracture)을 포함한다.

골절은 X-ray의 양상에 따라 좀더 명료하게 분류된다(그림 2-14). 횡선골절(transverse fracture)은 뼈가 가로질러 부러졌으나 일부분만 부러진 것을 말하며 불완전골절을 의미한다. 또한 이는 아동에서 발생하는 것으로 어린이의 뼈는 유연하여 완전히 부러지지 않은 채로 휘어질 수 있다. 나선골절(spiral fracture)은 보통 비틀린 손상(twisting injury)에 의해 발생되며 골절선은 스프링과 같은 모양이다. 사선골절(oblique fracture)은 골절선이 뼈와 비스듬한 각도로 생기며, 매복골절(impacted fracture)은 부러진 골단이 서로 짓눌려 메워져 있는 상태이다. 골절편의 수에 따라 단순골절과 분쇄골절로 나눌 수 있는데, 단순골절은 단 한 개의 골절선에 의해 두 개의 골편이 생기는 경우이며, 분쇄골절(comminuted fracture)은 두 개

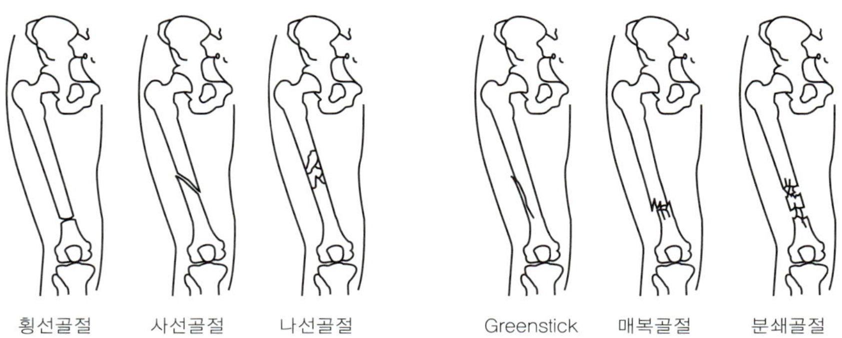

그림 2-14 **골절의 형태**

이상의 골절선에 의해 세 개 이상의 골편이 발생하는 것을 말한다. 분쇄골절 중 분절골절(segmental fracture)이 있는데 이는 한 개의 골에 서로 연결되지 않는 두 개의 다른 골절선이 있어서 둘레가 완전히 제 3의 골조각이 만들어지는 경우로 두 가지 이상의 골절기전이 있다고 보는 경우이다. 또한 불완전골절이나 완전골절이라도 전위가 없는 경우 비전위성 골절이라 하고, 전위된 경우를 전위성(displaced) 골절이라 한다.

③ 골절의 증상과 징후

골절의 첫 번째 증상은 통증이며 보통 골절부위에 국소적으로 나타난다. 또한 환자가 뚝하는 소리를 듣거나 뼈가 부러지는 느낌을 받았다는 정보는 진단 시 중요한 자료가 된다.

신체 사정에서 골절이 의심될 때 나타나는 여러 증상에 주의해야 한다. 첫째가 변형(deformity)이다. 즉 사지가 관절이 아닌 곳인데도 불구하고 비정상적인 모양을 하고 있거나 손상된 사지가 현저하게 짧아져 있다는 것이다.

압통과 부종은 흔히 골절된 부위에 나타나고, 그 주변 조직의 출혈에 의해 피부 아래 조직에는 반상출혈(ecchymosis)이 나타난다. 경계하는 자세나 사용하지 않으려고 하며 어떤 스트레스도 피하려고 한다. 그러므로 다리가 골절된 환자는 다리에 체중을 실으려 하지 않으며, 팔이 골절된 환자는 손상되지 않은 팔로 손상된 팔을 지지한다. 때때로 환자의 손상부위를 움직이지 않으려는 모습이 손상의 유형을 발견하는 열쇠가 되기도 한다. 예를 들어, 다른 손으로 손등을 지지하면서 걷는 환자는 약 80%가 요골과 척골의 원위부에 발생하는 Colles'

골절의 증상과 징후	
• 골절부위의 통증	• 환자가 뼈의 뚝 부러지는 소리를 들음
• 변형이나 부자연스러운 자세	• 짧아진 사지
• 골절부위의 압통	• 부종
• 반상출혈	• 손상부위를 경계하는 자세나 사용하지 않으려는 자세
• 염발음	• 노출된 뼈끝(개방성 골절)

간호 시 주의사항

장골(long bone)이나 골반 골절 시 지방색전증을 일으킬 수 있다. 이는 손상 후 24~48시간 안에 급격한 호흡 장애, 신경학적 장애를 일으키는 중요한 합병증이다. 증상은 흔히 무증상을 나타낼 수 있으나 많은 환자들이 폐, 뇌, 피부기능에 변화를 가져와 호흡곤란, 빈호흡, 폐수종, 빈맥, 의식장애, 불안, 피부나 결막에 점상출혈을 나타내는 경우도 있다. 동맥의 저산소증(혈중 산소분압 60mmHg 이하), 혈소판 및 혈색소 감소, PT 증가를 보이며, 심전도상 S-wave 및 T-wave의 역전, 부정맥 등이 나타날 수 있다.

지방색전증은 드물지만 생명이 위험할 수 있으므로 골절부위를 부목으로 일찍 고정하여 예방하는 것이 도움되며, 산소를 공급하여 혈중 산소분압이 70~80mmHg 이상을 유지하게 해야 한다.

골절이다. 또한 한쪽 어깨가 떨어지고 머리를 그쪽으로 향하고 서 있는 환자는 쇄골의 골절이 의심된다.

환자가 손상된 사지를 움직일 때 뼈끝에서 마찰음(grating or crepitus)을 느낄 수 있는데 이때 결코 손상부위를 움직여 의도적으로 이 증상을 느끼려고 시도해서는 안 된다. 왜냐하면 그렇게 할 때 환자는 심한 통증을 느낄 뿐만 아니라, 주변 연부조직 손상을 가중시킬 수 있기 때문이다. 마지막으로 개방성 골절은 개방창이 보이거나 피부를 뚫고나온 뼈조각을 통해 파악할 수 있다.

위와 같은 증상은 모든 골절에서 모두 보이지는 않겠지만 거의 모든 경우에 적어도 통증, 압통, 부종 정도는 관찰할 수 있다.

④ 골절진단

- 임상증상
- 방사선 검사
- 손상기전에 관련된 외력의 파악은 골절인지 염좌인지 구분하는 데 도움

⑤ 골절치료

다발성 손상의 경우에는 골절보다 우선 환자의 생명을 살리는 응급처치가 선행되어야 한다. 골절부의 응급처치 중 가장 중요하고 선행되어야 할 것은 골절부를 부목으로 고정하는 것인데 이는 골절주위의 연부조직의 손상을 줄이고, 폐쇄성 골절이 개방성 골절로 되는 것을 방지하고, 통증을 줄이며, 지방색전증과 쇼크의 빈도를 감소시키며, 환자의 이송과 병원에서 방사선 촬영을 용이하게 해주기 때문이다.

- 멸균 압박 드레싱으로 출혈을 조절한다.
- 골절로 체액량 결핍을 가져올 환자에게는 정맥으로 수액을 공급한다.
- 개방성 골절부위 상처와 노출된 뼈끝은 생리식염수에 적신 거즈로 덮어준다.
- 부목은 골절 의심부의 상부와 하부 관절을 포함하여 적용하고 부목 적용 전후에 말단부의 감각, 운동, 순환상태를 기록한다. 변형된 사지는 정복하려 시도하지 않는다.
- 손상부위에 얼음팩을 사용한다.
- 사지는 심장보다 높게 위치시킨다.
- 맥박을 자주 확인한다.
- 골절부위의 과도한 움직임이나 조작을 피한다.

표 8-2 골절 시 혈액손실 가능성 부위

손상 부위	혈액소실량
상완골	250mL
전박(forearm)	150~250mL
골반	1500~3000mL
대퇴골	1000mL
경골/비골	500mL
발목	0.5~1.5L
척추 혹은 늑골	1.0~3.0L

(2) 각 부위별 골절

① 쇄골골절

쇄골골절은 손을 편 채 넘어질 때 그 외력이 상완골을 통하여 쇄골로 전달되어 간접적인 힘에 의해 발생하거나, 몸을 부딪치는 운동경기 시 직접 외력이 쇄골에 작용하여 발생한다. 쇄골골절은 모든 연령층에서 일어나지만 흔히 소아골절 중 가장 흔한 골절로 알려져 있다. 이 골절은 중간 1/3부위에서 호발하는데 이는 이 부위의 외측에 근육이나 건이 부착되지 않은 부분이 있어 약하기 때문이다.

(가) 증 상

- 골절부위의 통증, 압통, 운동제한
- 피하출혈이나 염발음, 변형(골절부위 돌출)
- 견갑골 지지대 상실로 어깨의 불안정성

(나) 간호 및 치료

- 삼각건이나 8자붕대를 사용하여 팔과 어깨 고정(그림 2-15)

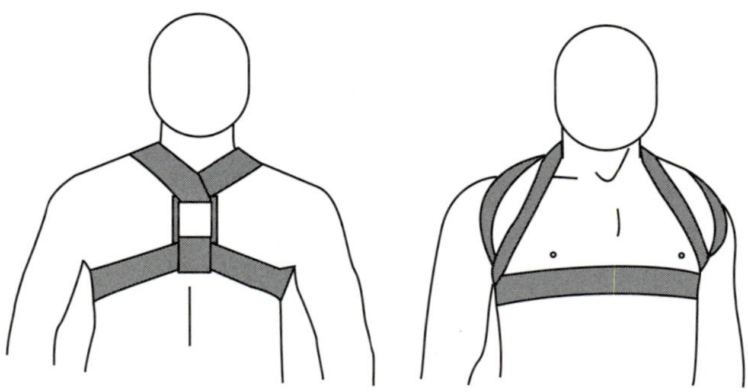

그림 2-15 8자형 붕대 후면과 전면

- 통증완화를 위해 손상부위에 냉찜질
- 붕대나 석고의 압박에 의한 상지의 혈액순환장애 및 감각이상 유무를 살핀다.
- 어깨운동은 골유합 후 6주 후에 시작한다.

② 견갑골골절(scapula fracture)

견갑골골절은 체부(body)에 가장 많이 발생하는데 어깨부위의 직접손상으로 일어난다. 이 골절은 골절 자체보다 다른 부위에 손상이 동반되는 수가 있으므로 응급구조 시 어깨 탈구, 쇄골 및 늑골골절로 기흉, 혈흉, 폐좌상(pulmonary contusion) 등 생명에 위협이 있는 증상이 있는지 주의깊게 평가해야 한다.

(가) 증 상

- 부종, 압통
- 반상출혈
- 변형, 운동제한

(나) 간호 및 치료

- 팔걸이 등으로 팔과 어깨를 고정하여 안정시킨다.
- 조기관절운동을 시행한다.
- 자주 신경혈관상태를 사정한다.

③ 상완골절(humerus fracture)

상완골절은 어깨의 근위부에서 팔꿈치의 원위부 끝까지 어느 부위에서나 일어나는 손상을 말한다. 이 골절은 대개 젊은 사람에게는 어깨탈구가, 노인에서는 근위부 상완골절이 많다. 상완골간부 골절(shaft fracture of humerus)은 손을 짚고 넘어지는 것 같은 직접적, 간접적 힘이 원인이 된다. 이 골절은 어깨탈구와 동반될 수도 있다. 직접적인 외력이 작용된 경우는 흔히 흉부손상을 일으키므로 환자사정 시 이러한 가능성을 반드시 사정해야 한다. 상완골 원위부골절은 팔꿈치가 신전되거나 굴곡된 채로 넘어져 일어난다. 이 골절은 개방성 골절을 일으키기도 한다. 그러므로 요골 및 척골맥박과 손가락의 감각 및 운동상태를 자세히 관찰해야 한다.

(가) 증 상

- 통증이 매우 심하다.
- 팔을 움직이지 않으려고 한다(운동 감소).
- 신경혈관 손상 시 감각이상, 저릿저릿함(tingling), 피부가 차가움

- 상완골 원위부골절은 팔꿈치의 변형과 심한 부종을 동반

(나) 간호 및 치료

- 골절부위의 맥박촉지와 신경학적 손상 여부를 확인한다.
- 상완골간부골절은 삼각건으로 전완을 지지하고 손을 팔꿈치보다 높게 하여 팔 전체를 흉부에 붕대로 지지한다.
- 흉부손상을 동반한 경우 산소공급을 한다.
- 골절부위의 맥박촉지와 신경학적 손상 여부를 확인하는 것이 중요하다(그 이유는 요골신경 손상이 이 부위 골절과 관련된 경우가 많기 때문).
- 상완골 원위부골절은 요골 및 척골맥박과 손가락의 감각 및 운동상태를 자세히 관찰해야 한다. 맥박이 없고 모세혈관 재충전이 사라지는 증후는 긴급상황을 암시하는 것이다.

④ 요골과 척골 및 손목골절

팔꿈치와 손목 근처의 골절은 신경혈관 손상과 관련되므로 신경혈관상태를 평가하고 기록해야 한다. 척골의 근위부는 주두라 불리며 보통 직접적인 타격으로 골절된다. 반면에 요골두골절은 손을 짚고 넘어지면서 영향받은 간접적인 힘이 원인이 된다. Colles' 골절은 요골과 척골골절의 더 흔한 골절 중 하나이다. 손이 배굴된 상태에서 넘어진 경우 발생한다.

(가) 증 상

- 국부종창과 압통
- 관절가동범위 제한 : 회내 혹은 회외운동 시 통증
- 손목골절(Colles' fx.) 시 옆에서 본 모양이 포크처럼 보이는 'silver fork' 변형이 보임(그림 2-16).

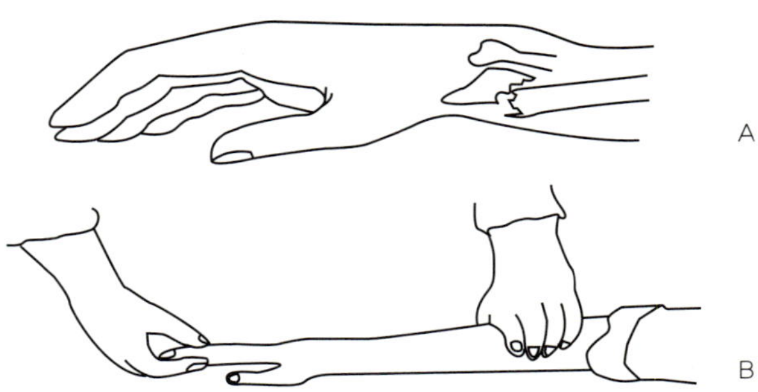

그림 2-16 A. 손목골절, B. 손목골절 시의 'silver fork형' 기형

(나) 간호 및 치료

- 부목을 댈 때 발견한 자세 그대로 고정한다.
- 삼각건이나 붕대, 패드 댄 판부목, 베개부목 등을 사용한다.
- 요골, 척골, 수근골을 포함하는 손목골절은 패드형 판부목으로 팔꿈치까지 고정한다.
- 손목을 부드럽게 펴서 공기부목을 대어 손목의 부종을 최소화시킨다.

⑤ 골반골절

골반은 해부학적으로 앞에서는 치골결합으로 뒤에서는 천장관절로 연결되어 고리모양을 이루는데 이를 골반환(pelvic ring)이라 한다. 골반골은 상체의 체중을 하지로 전달하는 역할을 하며 그 내부에 있는 방광, 생식기, 혈관 및 신경 등의 장기를 보호하는 역할도 한다. 또한 골반은 두꺼운 근육층에 둘러싸여 있어 골절이 생기는 데 상당히 큰 외력이 필요하다. 이 골절은 압박에 의한 손상으로 발생하며 심각한 골절은 주로 교통사고나 추락사고와 같은 큰 외력에 의해 발생한다. 반면 노인은 사소하게 넘어져도 골반손상이 일어난다.

골반골절은 안정성 골절과 불안정성 골절로 구분할 수 있다(그림 2-17). 골반환 손상이 있는 경우는 두 군데 이상에서 고리가 손상되는데 앞에서는 치골섬유인대결합이 분리되거나 혹은 상하치골분지골절이 생기며, 뒤에서는 천장골절탈구 또는 천골골절, 장골골절이 일어난다. 골반골절은 다른 부위 골절이나 연부조직 손상, 골반강내의 주요기관(방광, 요도, 직장 등)이 손상받기 쉽다. 따라서 골절 자체보다는 동반손상에 대한 처치가 시급한 경우가 많다. 특히 골반내 장기나 혈관이 손상된 경우 복막후 공간으로 출혈이 되어 쇼크를 초래하는 경우가 빈번하다. 또한 심각한 혈관손상이 없다 하더라도 1,500~3,000mL 정도의 출혈이 가능하여 쇼크를 일으킬 수 있다. 이러한 쇼크는 생명의 위험과 사망을 초래할 수 있으므로 응급구조 시 주의깊게 관찰하지 않으면 안 된다.

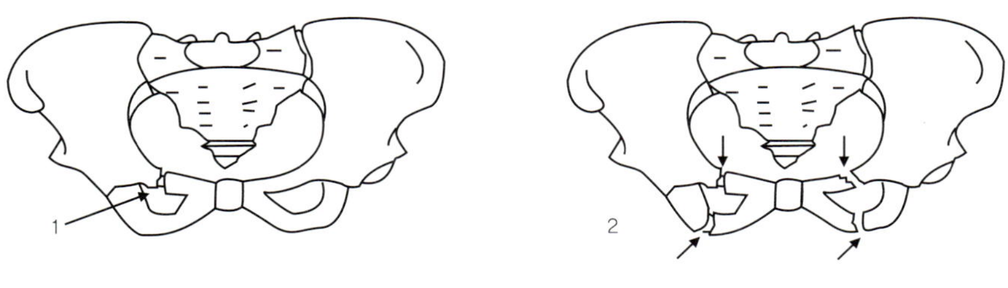

그림 2-17 안정성 골반환골절

(가) 증 상

- 대부분 손상부위의 통증과 압통
- 때로는 골반의 불안정성과 변형

(나) 간호 및 치료

치료는 우선 생명을 위협하는 손상과 관련되어 있으므로 중요하다.

- 환자의 기도를 확보하고 산소를 공급한다.
- 지혈을 하는 것이 일차적으로 필요하다.
- 고절 정복의 유지는 골반걸대(pelvic sling)를 계속 유지하거나 체외 골고정 혹은 내부고정은 상황에 따라 선택한다.
- 압박에 의한 골절은 특별한 고정을 요하지 않고 침상안정으로 충분하다.
- 불필요한 움직임은 피한다.
- 요도입구에 혈액이 있을 경우 요도손상이 확인될 때까지는 배뇨 카테터를 삽입하지 않아야 한다.
- 개방성 골절부위의 출혈은 상처에 패킹을 하여 조절해야 한다.
- 주요 동맥, 정맥혈관이 파열된 경우는 즉각 수술을 실시한다.

⑥ 고관절골절(fracture of the hip)

고관절골절에는 관절강내 골절인 대퇴 두부와 경부골절이 있으며 관절강외 골절인 전자간골절과 전자하골절이 있다. 탈구에는 골절탈구와 단순탈구가 있다. 고관절골절은 흔히 노인들에서 발생하며 노인들의 고관절골절은 전자간골절로 대부분 넘어지면서 고관절부위를 땅에 직접 부딪치는 외력에 의해 발생한다.

대퇴골 두부골절은 외상성 탈구와 흔히 동반되어 발생하며 이때 비구골절이나 대퇴골경부골절이 동반될 수 있다. 대퇴경부 매복골절 환자는 서혜부에 단지 약한 통증만 호소하며 걸을 때 손상된 고관절 주위에 통증이 나타난다. 이런 경우에는 변형이 명확히 나타나지 않아 손상기전이나 건강력을 통해 진단을 의심할 뿐이다.

대퇴전자하골절은 소전자에서 대퇴골 협부 사이에 발생된 골절을 말한다.

(가) 증 상

- 상당한 통증, 손상된 다리의 외회전과 단축
- 고관절의 종창

(나) 치 료

- 전자간골절은 대개 70세 이후에 발생하는데 평균 1년 내 15~20%의 사망률을 보이므로 조기에 견고한 내고정을 시행 후 조기보행하도록 해야 한다.

⑦ 대퇴골간부골절

대퇴골간부골절은 자동차 사고나 낙상 등 큰 외상에 의해 발생하는데 개방성 골절이 흔하며, 골절된 사지가 더 짧고 사두근의 경련(spasm)으로 광범위한 연부조직의 손상을 일으킬 수 있다. 또한 개방성이든 폐쇄성이든 3~4units의 다량의 혈액손실이 있으므로 쇼크에 빠질 수 있다. 골절이 발생한 위치에 따라 근위부, 중간부, 원위부골절 등으로 분류된다.

(가) 증 상

- 심한 통증
- 변형이 명확하고, 골절된 사지의 단축을 나타낸다.
- 혈관이 손상되면 말초맥박이 사라지고 피부가 차고 창백하며, 모세혈관 재충혈도 비정상일 수 있다.

(나) 간호 및 치료

- 견인부목(traction splint)으로 고정한다.
- 골절이 개방성일 경우에는 견인하면서 노출된 뼈를 다시 집어넣지 않아야 하며, 멸균식염수에 약간 적신 멸균 드레싱으로 덮어준다.
- 골절편의 뾰족한 끝으로 혈관 손상 시 골절부위를 신전시켜 견인부목을 댄다.
- 부목을 대기 전과 후의 순환상태를 주의깊게 관찰하고 기록해 두어야 한다.
- 만일 골절부위를 편 후에도 발의 맥박이 돌아오지 않으면 다리에 심각한 위험을 암시하므로 환자를 가능한 빨리 응급치료를 받도록 해야 한다.
- 골절의 치유기간은 약 20주가 소요된다.

⑧ 슬개골골절

이 골절은 흔히 탈구, 대퇴골골절, 관절강내골절 및 고관절탈구 등으로 고에너지 손상의 결과로 발생한다. 슬와혈관 손상이 동반될 수 있다.

(가) 증상 및 징후

- 통증(심함), 부종, 압통
- 움직임 감소
- 신경혈관 손상 시 감각이상, 절절거림, 피부가 차다.

- 손상부위의 부종

(나) 간호 및 치료

- 무릎을 반듯이 펴려고 하지 않는다(탈구가 동시에 발생할 수 있으므로).
- 발견한 자세 그대로 고정을 한다.
- 다리가 일직선으로 고정된 상태일 경우 무릎을 10도 정도 구부려 신경혈관 조직의 압박을 받지 않도록 한다.
- 비골신경 압박, 슬와동맥 순환장애 여부 사정
- 사두근 운동(quadriceps exercise)
- 점차 저항운동으로 진행－straight leg raising, resistive exercise
- 부목의 목적 : 안정성 제공과 신경혈관의 기능유지
- 하지를 고정하는 부목적용

⑨ 경골 및 비골골절

경골과 비골골절은 흔히 앞정강이부위에 직접적인 손상에 의해(예 : 자동차에 부딪쳐서) 생기며, 경골과 비골이 함께 골절되거나 독립적으로 생길 수 있는데 일반적으로 비골은 체중을 받지 않는 뼈이므로 비골만 골절되는 경우는 드물고 발목골절에 반응하여 종종 생긴다. 반면 경골은 체중을 받는 특성이 있기 때문에 넘어지면서 흔히 발생한다.

(가) 증상 및 징후

- 손상된 사지에 체중부하가 어려움
- 구획증후군(compartment syndrome)이 발생될 수 있다.
- 비골골절이 있어도 경골이 안정성이 있으면 사지에 체중을 부하할 수 있다.

(나) 간호 및 치료

- 부목은 안정성을 제공하고 신경혈관 기능을 유지하기 위해 대준다.
- 대퇴부와 근위부 경골골절에는 견인부목을 사용한다.
- 어떤 부목이든 하지를 고정시키는 데 사용될 수 있다.

⑩ 발목골절

흔히 인대와 같은 결체조직 손상으로 발생한다. 가장 흔한 발목골절은 외측종골골절이다.

(가) 증상 및 징후

- 손상부위의 종창
- 통증이 심함

- 기동성 감소
- 신경혈관 손상 시 피부가 차고 감각이상이 나타난다.

(나) 간호 및 치료

- 발목골절은 탈구를 동반
- 발목고정 시 발과 하지의 원위부 절반이 포함되어야 한다.
- 뼈 돌출부는 패드를 해준다.
- 발가락은 계속해서 재사정하기 위해 노출시킨다.

(3) 염 좌

염좌(sprains)란 인대가 부분적으로 파열된 경우를 말한다. 보통 관절이 정상운동범위를 벗어나 갑자기 꼬이게 될 때 발생된다. 염좌는 주로 무릎과 발목에 발생한다. 발목염좌의 기전은 갑자기 안쪽으로 비틀리거나(내번; inversion), 밖으로 뒤틀리는 것이다(외번; eversion). 무릎의 손상은 발이 고정되어 있는 상태에서 다리에 갑자기 뒤틀리는 힘이 작용할 때 일어난다.

(가) 증상 및 징후

- 통증, 움직일 때 증가
- 압통
- 부종과 발적

손상의 정도에 따라 증상과 치료를 제시하였다(표 2-3).

표 2-3 염 좌

손상정도	원인	증상	치료
제1도 (경증염좌)	소수의 인대섬유 파열 혹은 늘어남	• 종창, 출혈, 국소적 압통 • 비정상적인 관절운동은 없음	• 냉요법(ice) • 12시간 거상 • 압박 드레싱 적용
제2도 (중등도)	부분적으로 인대가 늘어나거나 파열됨	• 압통, 부종, 출혈, 움직이거나 체중부하 시 통증 • 비정상적인 관절운동	• 24시간 냉요법 • 48~72시간 관절고정 • 압박붕대 적용, 목발 사용으로 부분적 체중부하 • 진통제
제3도 (중증)	인대가 완전 파열됨	• 압통, 부종, 출혈, 움직이거나 체중부하 시 통증	• 48시간 냉요법 • 관절 거상, 압박 드레싱 혹은 석고붕대로 고정 • 외과적으로 복원수술 • 체중부하 제한

(나) 진 단

- 병력과 사정에 의해 내린다.
- 방사선 검사로 골절여부 확인

(4) 탈 구

탈구는 관절면으로부터 골단이 빠져나온 것으로 주로 어깨, 고관절에 잘 발생한다. 탈구는 골절과 동반되어 일어날 수 있으며 탈구가 생기면 혈관과 신경손상으로 위험하기 때문에 탈구, 아탈구 혹은 골절탈구가 의심되는 경우는 정형외과적 응급상태로 고려해야 한다.

(가) 증상 및 징후

- 관절낭이 늘어난 경우 환부관절의 심한 통증이 있다.
- 탈구된 관절의 변형
- 비정상적인 자세로 사지가 고정됨(locked).
- 관절운동범위 상실
- 골절에 의해 탈구가 동반된 경우 사지의 불안정성
- 무감각, 감각상실, 손상부위에서 원위부의 맥박소실(탈구는 동맥혈관과 신경기능의 장애를 가져올 수 있음).
- 혈관손상이 있는 경우 모세혈관 충혈 지연됨.
- 다리가 비정상적인 내회전 혹은 외회전되며, 고관절의 탈구 시 다리 길이가 동일하지 않음.

(나) 진 단

- 손상기전과 임상증상에 근거한다.
- 방사선 검사
- 혈관계 검사

(다) 치 료

- 사지를 움직인 후에는 신경혈관의 통합성을 재사정한다.
- 손상부 관절의 종창을 줄이기 위해 얼음 혹은 차가운 팩을 적용한다.
- 시간이 지나면 부종과 경련으로 재배치가 어렵기 때문에 진단 후에는 가능한 신속히 제위치에 복구시켜야 한다.
- 정복을 위해 적절한 진통제나 진정제를 사용한다.
- 사지를 높여준다.

- 탈구된 관절은 방사선 검사 후 강화시켜야 한다. 이는 강화로 인해 처음 손상을 더 악화시킬 수 있기 때문이다.

근골격계 손상환자 평가 시 중요한 원칙은 다음 표 2-4와 같이 요약할 수 있다.

표 2-4 근골격계 손상환자 평가원칙

근골격계 손상의 평가
1. 건강력 • 손상기전 : 어떤 힘이 어떤 방향으로 손상을 입혔는지? • 통증유무와 부위 • 환자가 부러지는 소리(snap, crackle, pop)를 느꼈는지? • 손상부위에 무감각이나 저릿함을 느끼는지? 2. 근골격계 증상 • 압통 • 변형이나 부자연스러운 움직임 • 짧아진 사지 • 부종, 발적, 반상출혈 • 통증을 동반하거나 움직이지 못함 • 뼈끝의 염발음 • 상처에서 뼈끝이 보임 3. 합병증의 증상 • 원위부 맥박이 사라짐 • 손상 원위부에 감각과 움직임이 사라짐 4. 짝을 이루는 부위는 양쪽을 비교하면서 주의깊게 관찰

5) 근골격계 외상치료의 일반원칙

골절, 탈구, 염좌의 치료는 이들에서 흔히 병발하는 다발성 장기손상이 더욱 중요한 문제이므로, 이에 대한 처치, 즉 기도확보, 호흡유지, 순환, 출혈과 상처를 치료한 후에 치료한다. 심각한 손상환자의 경우에는 환자를 병원으로 이송시키기 전에 수행하는 처치 중 가장 마지막에 골절고정을 한다.

(1) 부목고정

근골격계 손상치료의 기본원칙은 부목을 대는 것이다. 즉 그 부위의 움직임을 방지하기 위하여 손상부위를 안전하게 지지하는 것이다. 고정은 여러 가지 유용한 목적을 가진다.

부목의 목적

- 통증을 최소화한다.
- 근육, 신경, 혈관이 더 이상 손상되는 것을 예방한다.
- 출혈과 부종을 경감한다.

(2) 간호중재

① 위기중재

- 환자가 주요골절로 저혈량 쇼크로 이어지면 다음과 같은 중재가 제공되어야 한다.
  - 산소를 제공한다.
  - 외부출혈을 억제한다.
  - 링거주사제 또는 생리식염수를 정맥내 투입한다.
  - 항쇼크 방지를 고려한다.
  - 유치도뇨관을 삽입한다.
- 일단 환자를 안정시킨 후 사지를 고정시키기 전에 사지의 신경혈관상태를 꼭 사정해야 한다. 만일 말단의 맥박이 잡히지 않으면 말단부위 맥박이 촉지될 때까지 상처부위 사지의 장축을 따라 지속적이며 조심스러운 견인을 고려한다.

② 추가적 중재

- 다친 부분을 움직이지 않도록 고정시킨다.
  - 손상된 뼈의 위와 아래 관절도 동시에 고정되어 있는지 확인한다.
  - 고정시키기 전에 귀금속이나 단단히 죄는 옷을 제거한다.
  - 뼈를 고정시키는 동안 과도한 조작은 피한다. 왜냐하면, 조직공간 내에서 출혈이 증가할 수 있으며, 지방색전증후군 발생이나, 폐쇄골절에서 개방성 골절로 전환될 수 있기 때문이다.
  - 신경혈관상태를 고정시키기 전과 후에 사정한다.
- 부종과 통증감소를 위해 냉습포를 한다.
- 부종과 통증감소를 위해 심장부위보다 사지를 상승시킨다.
- 동반된 손상과 환자의 알레르기 유무를 알고 난 후 통증에 대한 약물을 주입한다.
- 합병증 예방에 대한 중재를 한다.
- 처방된 항생제를 주입한다.

- 골수염 예방 : 특히 개방성 골절이나 심한 골절
- 사지손상과 동반한 오염된 상처 : 상처배양은 항생제 투여 전에 이루어져야 한다.

- 지시에 따라 파상풍 예방주사를 한다.
- 뼈를 확실하게 고정시키기 위해 준비한다. 확실한 고정법은 지속적인 견인, 석고붕대의 적용, 내부 혹은 외부의 고정장치 등이 있다.

제 5 절 출혈과 쇼크

1. 출 혈

출혈(hemorrhage)은 혈액이 동맥, 모세혈관, 정맥으로부터 외부로 유출되는 것을 의미한다. 외출혈(external hemorrhage)은 눈에 보이기 때문에 알기 쉽지만 내출혈(internal hemorrhage)은 인지하기가 쉽지 않아 조기에 응급처치를 하지 않으면 무력감, 혈압저하, 의식장애 등이 나타나며 쇼크로 진행될 수 있다. 정상 성인의 경우 체중의 5~7%에 해당하는 혈액을 체내에 보유하고 있지만 이 중 10% 이상이 출혈로 소실되면 위험해지기 시작한다.

1) 출혈의 분류

(1) 혈관의 종류별 분류

출혈은 출혈된 혈관의 종류에 따라 동맥출혈, 정맥출혈, 모세혈관 출혈로 분류한다. 동맥출혈은 심각한 문제를 초래할 수 있으므로 우선적인 처치가 필요하다.

① 동맥출혈 : 동맥이 손상되어 혈액이 유출되는 것으로 심장박동에 따라 산소농도가 높은 선홍색 동맥성 혈액이 분출된다.

② 정맥출혈 : 정맥이 손상되어 혈액이 유출되는 것으로 산소함유량이 적은 암적색의 정맥혈이 유출된다.

③ 모세혈관 출혈 : 가장 흔한 출혈 형태로 작은 상처에서 혈액이 스며 나온다.

(2) 출혈 표면별 분류

① 외출혈(external hemorrhage) : 피부 밖으로 혈액이 유출된 출혈유형이다.

② 내출혈(internal hemorrhage) : 복강 등의 신체 내부에 출혈되어 출혈이 외부에 드러나지 않은 유형이다.

(3) 출혈량과 임상증상별 분류

출혈로 손실된 혈액량과 그에 따른 임상증별로 중증도를 구별하여 분류할 수 있다(표 2-5).

표 2-5 출혈량과 임상증상별 분류

	class I	class II	class III	class IV
혈액손실량	<750cc	750~1500cc	1500~2000cc	>2000cc
심박동수	<100	>100	>120	>140
혈 압	정상	정상	감소	감소
호흡수	14~20	20~30	30~35	>35
모세혈관 충만	정상	약간 지연	>2초	no
피 부	분홍, 약간 차가움	창백, 차가움	창백, 차가움, 습함	얼룩덜룩함
소변량	>30cc/hr	20~30cc/hr	5~15cc/hr	<5cc/hr
행 동	약간 불안함	상당히 불안함	불안고조, 혼돈상태	무기력, 혼돈상태
수 액	crystalloid	crystalloid	crystalloid, 혈액	crystalloid, 혈액

자료인용 : Advanced Trauma Life Support Course, Committee on Trauma, American College of Surgeons, Chicago, IL., 1984

2) 초기 사정과 중재

출혈 환자를 위한 응급관리의 초기 목표는 지혈과 조직에 산소를 공급하기 위해 순환량을 보충하여 쇼크를 예방하는 것이다. 출혈의 증상과 징후는 혈액의 손실량과 관련되어 나타나므로 초기 사정에서 증상과 징후를 잘 확인해야 한다.

(1) 주관적 사정

- 환자의 가족이나 목격자들로부터 병력을 수집한다.
- 출혈이 언제 시작되었는가? 얼마나 지속되었는가?
- 출혈부위가 어디인가?
  - 위장관, 질, 동정맥루(AV shunt), 하지절단 부분, 복부의 외과적 절개부위 등
- 출혈 원인이 있는가? 상해, 관장, 구토 등
- 과거 출혈 경험이 있는가?
- 빈혈이 있었는가?
- 복용중인 약물이 있는가?
- 한약, OTC 약물, 건강보조제 등을 복용했는가?
- 여자 환자인 경우 마지막 월경주기의 첫날이 언제인가?

(2) 객관적 사정

- 가능한 한 빨리 ABC를 사정한다.
  - 기도(Airway)의 개방성이 유지되었는가?
  - 호흡(Breathing)이 효율적인가?
  - 순환(Circulation)이 잘 유지되고 있는가?
- 피부색, 요골맥박, 모세혈관 재충혈시간(capillary refill time)이 정상범위인가?
- 활력징후를 측정하고 심장기능과 혈압을 지속적 모니터링한다.
- 정맥주입로를 확보하고 혈액검체를 얻는다.
- AVPU 방법을 사용하여 의식수준을 사정한다.
  - A(Alert) : 사람, 시간, 장소에 지남력이 있는가?
  - V(Verbal) : 언어 자극에 반응하는가?
  - P(Pain) : 통증자극에 반응하는가?
  - U(Unresponsive) : 통증자극에도 반응이 없는가?
- 신체 사정을 신속히 수행하여 출혈부위를 확인한다.
- 외출혈이 확인된 경우
  - 사지 출혈인 경우 사지를 심장수준으로 상승시키고 압박붕대를 이용하여 지혈한다.
  - 압박 붕대를 적용하고 출혈부위를 상승시키면 모세혈관과 정맥출혈은 지혈된다.
  - 상처부위나 동맥혈부위를 직접 압박한다.
- 정맥으로 혈액을 보충한다.
  - 대량으로 수혈할 경우 응고인자의 희석을 치료하기 위해 전혈 수혈 5units마다 1~2unit의 신선냉동혈장(Fresh Frozen Plasma; FFP)을 수혈한다.
- 대상자를 안정시키기 위해 진정제나 마약제를 투여한다.
- 여러 방법으로 지혈이 되지 않으면 지혈대를 적용한다.
- 구토와 흡인의 위험을 줄이기 위한 비위관, 소변배출량 확인을 위한 유치도뇨관과 같은 관의 유치를 고려한다.
  - 시간당 소변량의 감소는 쇼크의 임박을 가장 잘 알려주는 지표이다.
- 위장관계 출혈이 있는 환자의 경우
  - 복부 손상과 과거 수술 반흔을 살핀다.
  - Grey Turner' s sign을 조사한다.

- Cullen' s sign과 복부팽만을 조사한다.
- 장음을 청진한다.
- 복부를 타진한다.
- 복부에 민감부위를 촉진한다.

● 질출혈이 있는 환자의 경우
- 회음부를 시진하고 열상출혈을 조사한다.
- 질출혈량을 산출한다.

(3) 이차 사정과 질환별 관리

① 이차 사정

● 혈액손실량을 확인한다.
- 순환혈액량의 15% 이상의 손실은 직립성 저혈압을 유발한다.

● 체온, 맥박, 혈압, 호흡의 효율성을 모니터링한다.

● 의식수준을 모니터하고 AVPU을 이용해 변화를 확인한다.

● 치료적 반응을 확인한다.
- 약물투여 후 20~30분에 효과를 나타낸다.
- 치료가 비효과적이라면 의사에게 보고한다.

● 치료에 대한 부작용을 확인한다.

● 내출혈로 확인되면 다음의 단계를 따른다.
- 맥박증가, 혈압 하강, 갈증, 불안, 차고 축축한 피부 등의 증상과 징후를 확인한다.
- 혈액소실량에 따라 전혈이나 혈장을 공급한다.
- 혈류역동학적 상태를 관찰한다. 중심정맥압은 수액공급량을 결정하는 지침이 된다.
- 동맥혈을 채취한다.
- 순환량이 증가되고 혈류역동학적 상태가 정상화될 때까지 쇼크 자세를 유지한다.
- 필요 시 외과적 중재를 위해 수술 전 간호를 수행한다.

② 출혈유형별 관리

외상이 주요 원인인 외출혈은 일차 사정과 중재의 내용에서 포괄하여 다루었고 본 출혈유형별 관리부분에서는 신체 내부의 주요 장기와 내강에 발생한 내출혈에 대해 알아본다. 이 중 임상적으로 가장 흔한 유형인 위장관 출혈, 출혈성 소인에 의한 출혈을 다루겠다.

(가) 위장관 출혈

i) 정 의

위장관 출혈(gastrointestinal bleeding)은 위장관계에서 출혈이 발생한 상태를 의미한다. 이 경우는 매우 흔한 응급상태로 상부위장관 출혈과 하부장관 출혈로 분류할 수 있다. 상부위장관 출혈은 식도, 위, 간, 췌장 등에서 출혈한 경우를 의미하고, 하부위장관 출혈은 십이지장, 소장, 대장, 항문에서 출혈하는 경우를 의미한다. 위장관 출혈은 사망률이 높은 응급상황으로 응급치료와 진단을 동시에 신속히 진행하여야 한다.

ii) 원 인

가장 흔한 원인은 소화성궤양에 의한 출혈이고, 간경변증의 합병증으로 발생하는 위 · 식도정맥류 출혈, 과도한 음주 등에 의한 심한 구토로 위식도 접합부가 찢어져 발생하는 Mallory-Weiss 증후군, 식도염에 의한 출혈, 식도암과 위암에서 출혈하는 경우도 있다. 하부위장관 출혈의 가장 흔한 원인은 치질이다. 위장관계 부위별 출혈 원인은 표 2-6과 같다. 위장관계 출혈 고위험환자군은 고령자, 아스피린과 소염진통제 상시복용자, 간경변증 환자, 과도한 음주에 해당되는 대상자이다.

표 2-6 위장관출혈의 부위별 원인

부 위	원 인
식도	대동맥류, 식도염, 식도탈장(hiatal hernia), 식도암, 소화성 궤양, 간문맥고혈압에 의한 식도정맥류
위	종양, 암종, 게실, 미란이 있는 위염, 소화성 궤양, 정맥류
간	간경변증
췌장	암종, 췌장염
십이지장	소화성 궤양, 게실, 종양, 십이지장염
공장과 회장	장중첩증(intussusception), 암, 소화성 궤양, 대장염, 멕켈게실, 결핵
대장과 항문	악성 종양, 게실, 열공, 이물질, 치질, 용종, 궤양성 대장염

iii) 증 상

위장관계 출혈 시 나타나는 주요증상은 다음의 5대 주요 증상으로 나타나며, 출혈의 정도에 따라 출혈성 쇼크로 진행되는 증상을 보인다. 또한 주요 증상에 따른 상부 위장관계 출혈과 하부 위장관계 출혈을 표 2-7과 같이 감별할 수 있다.

- 토혈(hematemesis) : 적혈구 또는 커피 찌꺼기가 섞인 듯한 구토물

표 2-7 주요 증상에 따른 위장관상부 위장과 하부장관 출혈부위의 감별

부 위	상부 위장관	하부 장관
출혈 양상	토혈 및 흑변	혈 변
비위관 세척	혈 액	세척액
연동운동	항 진	정 상
BUN 수치	상 승	정 상

- 흑변(melena) : 검고, 타르성 대변으로 보통 100~200mL 이상(최소한 50mL)의 출혈과 장내에서 8시간 이상 머무른 후 출혈된 양상
- 혈변(hematochezia) : 선홍색 또는 적갈색 혈액성 대변
- 잠혈(occult GI bleeding) : 드러나는 출혈이 없는 대변 속에 혈액이 섞인 상태
- 혈액 소실 증상 : 두통, 숨참, 빈맥, 창백, 허약감, 어지러움, 빈혈

iv) 진단검사

- 혈액검사 : 전혈검사(CBC, Hb, Hct 필수), 전해질검사, 신기능검사, 간기능검사, coagulation studies(BT, PT, aPPT 등)
- 흉부 X-선 촬영, 심전도검사
- 내시경검사

v) 사정 및 중재

- 14~18G의 정맥주입로 2개 또는 중심정맥관을 확보한다.
- 혈압, 맥박, 산소포화도, 시간당 소변량을 지속적으로 모니터한다.
  - 1,000mL 이상의 대량 출혈 시 수축기 혈압이 100mmHg 이하, 맥박 120회/분 이상, 결막의 빈혈이 나타난다.
  - 2,000mL 이상 대량 출혈 시 쇼크에 빠지게 된다.
- 실혈로 인한 저혈량증을 교정한다.
  - 등장성 정맥주입액(생리식염수)을 정맥주입한다.
  - 필요 시 알부민(albumin), 신선냉동혈장(FFP)을 공급하며, hematocrit을 최소 25~30 수준으로 유지하기 위해 농축적혈구(Packed Red Blood Cell; PRBC)를 수혈한다.
- 원인에 따라 약물을 투여한다.
  - 식도정맥류의 경우 vasopressin 정맥주입

- 위산분비 억제를 위한 H_2 길항제(pepcid) 및 제산제 투여

- 출혈에 의한 혈괴를 제거하기 위해 냉각 생리식염수로 위세척을 한다.
- 토혈이 심한 경우 흡인되지 않도록 자세를 취해준다.
- 토혈로 인한 냄새가 구역질을 유발해 출혈을 더 일으킬 수 있으므로 토혈 후 입안을 함수한다.
- 하부장관 출혈로 혈변이 있는 경우 항문 및 직장의 치질, 치열에 의한 출혈인지 조사한다.
- 구토물 및 대변량을 확인한다.
- 조절되지 않거나 지연되는 출혈에 대해서는 응급수술을 준비한다.

(나) 출혈성 소인에 의한 출혈

ⅰ) 정 의

출혈성 소인에 의한 출혈(bleeding due to hemostatic abnormalities)은 여러 인자의 양적 · 질적 이상에 의한 출혈을 의미한다. 특별한 외상 없이도 피부, 점막, 관절 등에 자연출혈이 발생되며, 가벼운 외상에 쉽게 출혈하는 경향이 있다. 가장 흔한 출혈부위는 피부 및 점막으로 피하에 출혈하여 혈액이 고인상태인 자반(purpura)이며, 크기 및 정도에 따라 모세혈관에서 출혈은 점상출혈(petechiae), 세동맥 및 세정맥 출혈은 반상출혈(eccyhosis), 좀더 심부에서 출혈하여 촉진되는 경우에는 혈종(hematoma)으로 분류된다.

ⅱ) 원 인

혈관취약성 증가, 혈소판의 수적 감소 또는 기능이상, 응고기전 이상 등에 의한 복합적 기전에 의해 발생한다. 응고인자 결함에 의한 응고기전 장애에 의한 출혈을 유발하는 질병으로 혈우병(hemophilia), 파종성 혈관내 응고(disseminated intravascular coagulation; DIC) 등의 대표적 질병이 알려져 있다. 특히 거의 모든 응고인자를 합성하는 장기인 간에 중증 질병이 있을 경우 출혈성 소인이 동반된다.

iii) 증 상

- 혈관취약성 증가에 의한 출혈 증상은 점막, 관절, 근육내 출혈하고 점상출혈형태를 띠며 혈뇨 발생한다. 그러나 혈소판 수, 출혈시간 및 응고시간은 대부분 정상이다.
- 혈소판 수의 감소에 의한 출혈 증상은 혈소판 수가 10,000/mm^{3}으로 감소, 소혈관의 전신성 출혈 경향을 보여 피부, 위장관, 비뇨생식기관의 점막에서 점상출혈로 나타난다.
- 응고인자 결함에 의한 출혈 증상은 혈종, 혈관절증으로 나타나며 지속적 출혈을 특징으로 한다. 주로 관절강내, 소화기계, 비뇨기계에서 쉽게 출혈된다.

임상적 출혈의 양상으로 1차 혈액응고장애의 의한 출혈과 2차 혈액응고장애에 의한 출혈을 표 2-8과 같이 감별할 수 있다.

표 2-8 출혈양상에 따른 혈액응고장애 유형 감별

소 견	혈소판, 혈관취약성에 의한 출혈	응고인자 결함에 의한 출혈
외상 후 출혈시간	즉시	지연
출혈 부위	표피성(피부, 점막, 비위장관 등)	심부성(관절, 근육, 후복막강)
이학적 소견	점상출혈, 반상출혈	혈종, 혈관절증(hemarthrosis)
가족력	체세포 우성유전	체세포, 생식세포 열성유전
치료에 대한 반응	즉각, 국소지혈	지속적 치료 요함

iv) 진단검사

- 혈액검사 : 전혈검사(CBC, Hb, Hct 필수), 전해질검사, 신기능검사, 간기능검사, coagulation studies(BT, PT, aPPT 등)

v) 사정 및 중재

- 출혈의 양상을 확인한다.
- 출혈성 쇼크로 진행되는 것을 예방하기 위해 혈압, 맥박, 중심정맥압을 측정한다.
- 생리식염수, 혈장증량액(dextran), 알부민(albumin) 등을 정주하여 혈압을 유지시킨다.
- 실혈량이 혈액량의 20% 이상이 되면 수혈한다.
- 진정제를 투여한다.
- 원인질환을 치료한다.

- 혈소판을 보충한다.
- 응고인자 결함을 확인하여 이를 보충한다.

2. 쇼 크

쇼크는 갑자기 전신에 혈류를 공급하는 순환계의 기능부전에 의해 혈류가 저하되어, 세포들이 기능할 수 있기 위해 필요한 만큼의 산소와 영양분을 공급받지 못하는 상태라고 정의된다. 결과적으로 세포사를 초래하여 장기기능부전으로 진행되고 전신기능부전과 사망에 이르게 할 수 있다.

1) 초기 사정과 중재

쇼크는 세포수준의 대사장애, 즉 세포의 대상에 필요한 산소의 공급이 수요를 따라가지 못하는 조직관류의 장애라고 정의할 수 있다. 세포 손상을 직접적으로 확인하기 어렵기 때문에 쇼크의 증상을 통해 세포 기능을 간접적으로 확인할 수 있다. 쇼크는 모든 질병의 말기 단계이며 증상은 기저 질환에 따라 다를 수 있다는 것을 기억하면서 다음의 초기 사정을 수행해야 한다.

초기 사정과 중재의 가장 중요한 목적은 다음과 같다.

- 쇼크 상태에 대해 빠르게 진단한다.
- 기저 원인 제거를 위해 빠르게 중재한다. 원인에 따라 지혈, 심장박동 재개, 항생제 투여 등
- 쇼크의 결과를 빠르게 치료한다. 저산소증, 혈액내 산 축적, 응고기전 활성화 등
- 활력기능(혈압, 소변량, 심장기능 등)을 향상시킨다.

(1) 초기 사정

- 객관적 사정
  - 산소전달체계를 사정한다.

    원인 : 흡입한 공기 중 산소함유량 저하, 예) 고산지역 또는 일산화탄소 중독 등
  - 폐기능을 사정한다.

    폐가 손상되었거나 혈류로부터 산소를 전달받지 못하는지 사정한다.

원인 : 폐렴(pneumonia), 울혈성 심부전(congestive heart failure), 외상(trauma; 허탈(collapse), bruising(타박상) 등)

- 심장의 펌프기능을 사정한다.

  원인 : 심장발작(heart attack), 심장염, 박동능 저하 등

- 빈혈을 사정한다.

  원인 : 급 · 만성 출혈, 골수기능부전, 겸상적혈구증 등

- 유효순환량을 사정한다.

  원인 : 체액 손실, 탈수 등

- 혈관상태를 사정한다.

  자율신경계의 아드레날린(adrenalin)과 아세틸콜린(acetylcholine)에 의한 혈관 긴장도 조절

● 주요 증상을 확인한다.

혈압 저하, 소변량 감소, 혈액검사소견 등의 환자의 증상에 기초하여 진단한다. 다음으로 쇼크의 원인을 사정한다. 다른 증상은 기저 원인에 따라 다를 수 있다.

쇼크의 5대 초기 증상

* cold, clammy hands and feet
* pale or blue-tinged skin tone
* weak, fast pulse rate
* fast rate of breathing
* low blood pressure

● 활력징후를 측정한다.

쇼크의 진행단계에 따라 활력징후가 변한다. 초기 쇼크 단계에서 신체는 정상범위의 혈압을 유지하기 위해 체액을 세포에서 혈관으로 이동시키고 심장박동을 약간 상승시켜 보상을 시도한다. 이때 수혈을 생각해야 한다. 혈량의 10% 정도 손실된 경우 보상이 잘 이루어진다.

보상능력을 상실하면서, 적혈구 내의 산소를 세포에 전달하기 위해 호흡률이 빨라지고 빈맥이 나타난다. 보상기전이 완전히 실패하면 혈압이 떨어지기 시작한다.

● 신체기능을 사정한다.

- 장기를 구성하는 세포가 충분한 산소를 공급받지 못하면 모든 장기들이 영향을 받는다.

- 뇌가 영향을 받으면 혼돈 상태를 보이거나 무의식으로 진행된다.
- 심장 자신이 산소공급을 받지 못하여 흉통(chest pain)이 발생한다.
- 저혈압(hypotension)에 의해 대장이 자극받으면 설사(diarrhea)가 발생할 수 있다.
- 신장이 기능부전되면 소변생성이 중단된다.
- 피부는 차고 습해지며 창백해진다.

(2) 초기 중재

대부분의 응급실에서 다음과 같은 진단과 중재가 거의 동시에 이루어질 것이다.

- 대상자를 쇼크 자세(shock position)로 눕히고 보온한다. 뇌혈류를 유지하기 위해 다리를 올리고 머리를 낮춘 자세를 유지한다.
- 응급처치 ABC를 따른다.
  - 기도(Airway)를 확보한다.
  - 호흡(Breathing) 상태를 확인한다. 구강 대 구강호흡에 의한 호흡소생을 하거나, Ambu bagging을 시도하며 기관내 기도관을 삽관한다.
  - 순환(Circulation)을 사정한다. 혈압을 측정하고 정맥주입로를 확보하여 혈압유지를 위한 수액, 약물을 투여한다.
- 출혈이 있으면 직접 압박으로 지혈을 시도한다.
- 저혈당(hypoglycemia)을 확인하기 위해 혈당검사를 수행한다.
- 산소를 공급한다. 비강캐뉼라(nasal cannular), 안면 마스크(face mask), 또는 기관내관(endotracheal tube)을 통해 산소를 공급한다. 산소공급 방법과 산소량은 신체가 충분히 사용할 수 있을 만큼 조절되어야 한다. 산소공급의 궁극적 목적은 각 헤모글로빈 분자(hemoglobin molecule)가 충분히 산화되도록 하는 것이다.
- 쇼크의 원인이 출혈이라면 수혈을 한다. 출혈이 원인이 아닌 경우 수액 주입량이 혈관을 채우도록 정맥내로 수액을 공급한다.
- 혈압을 유지하기 위해 혈관수축제 등을 정맥내로 주입한다. 혈관수축제(vasopressor)는 심장박동을 더 강화시키고 혈류가 잘 흐르도록 혈관 긴장도를 유지시키는 기능을 한다.

2) 예 후

쇼크는 매우 중증상태이기 때문에 초기 사정과 중재가 끝나면 중환자실로 이송될 것이다. 기저 질병상태에 따라 다양한 분야의 의료진이 치료에 참여할 것이다. 신체가 스트레스 상태에 처하게 되면 감염에 보다 취약하게 되므로, 신체에 삽입된 모든 관의 장기화는 감염위험을 높인다. 병원감염(nosocomial infection)에 유의해야 한다.

신체가 쇼크상태에 머문 시간이 길면 장기 손상 정도가 심하고 완전한 회복이 어렵게 된다. 뇌손상은 뇌졸중과 장애를 유발할 수 있고 심장과 폐의 손상은 신체의 활동 내구성을 손상시켜 장애를 초래할 수 있으며 신장 손상은 투석을 해야 하는 상황을 초래할 수 있다.

3) 유형별 관리

(1) 저혈량성 쇼크

① 정 의

저혈량성 쇼크(hypovolemic shock)은 혈관내 혈량 부족으로 발생되는 질병상태이다. 저혈량성 쇼크는 순환혈액량이 적어도 15%가 손실될 때까지는 인체의 보상기전에 의해 증상 및 징후가 잘 나타나지 않는다. 일반적으로 순환혈액량의 15~25% 이상의 손실이 있게 되면 혈액과 혈장의 손실량에 비례하여 환자의 심혈관 상태와 신경학적 상태가 점점 악화되어 나타난다.

② 원 인

저혈량성 쇼크는 외상에 의한 출혈, 혈장의 손실, 또는 이 두 가지의 복합으로 혈량감소가 발생하게 된다.

- 출혈 : 외상에 의한 혈관파열, 위장관 출혈, 자궁외 임신의 파열에 의한 출혈 등
- 중증 화상
- 탈수 : 설사, 다뇨, 심한 발한, 과도한 위장관 흡인 등

③ 저혈량성 쇼크의 중증도

- 경도 : 10~20% 혈액 손실
- 중등도 : 20~40% 혈액 손실
- 중증 : 40% 이상 혈액 손실

예) 체중 70kg인 대상자의 순환혈량은 약 5,000mL(약 70mL/kg) 정도 된다. 이 중 1,500mL의 혈액손실이 있으면 중등도 이상의 저혈량성 쇼크로 본다.

④ 증상과 징후

- 혈압저하 및 맥박증가 : 최초의 증상은 빈맥이다. 혈량감소가 직접적 원인이 되어 혈량이 10~15%가 감소되면 직립 시 저혈압이 유발되고 맥박이 증가된다. 혈량이 30% 이상 감소되면 앙와위(supine position)에서 저혈압이 유발되고 맥박의 급격한 증가를 보인다.
- 불안, 초조, 혼수 : 대뇌에서 카테콜라민(cathecholamine)이 자극되어 저산소증이 유발되어 발생된다.
- 빠르고 얕은 호흡 : 이산화탄소를 배출함으로써 저산소증이 개선되고 산독증이 완화된다.
- 창백, 차고 끈적끈적한 피부 : 혈관수축에 의한다.
- 모세혈관 재충만시간 저하 : 혈량감소에 의한다.
- 갈증 : 체액과 단백질 및 혈액의 세포성분이 조직외나 혈관외로 빠져나가서 발생된다.
- 핍뇨 : 신장을 통과하는 혈류 감소에 의한다.
- 헤마토크리트(hematocrit) 저하 : 초기에는 정상처럼 보이지만 보상기전에 의해 혈관내로 체액이 이동되므로 희석되어 저하된다.
- 중심정맥압(central venous pressure) 저하 : 혈량 감소에 의한다.

⑤ 진단검사

- 급 · 만성 병색 또는 의식수준의 변화
- 심박동수 > 100회/분
- 호흡수 > 22회/분
- $PaCO_2$ < 32mmHg, 동맥혈 염기결핍 < −5mEq/L
- 소변량 < 0.5mL/kg/hr
- 동맥저혈압 20분 이상 지속

⑥ 저혈량성 쇼크에서 보상기전

- 반사성 교감신경이 자극으로 10~25%의 혈량 손실이 발생한 경우 세정맥 수축, 심박동과 호흡 회수 증가되어 혈량이 보상적으로 회복된다.

- 레닌-안지오텐신 기전이 활성화되어 신장 유입혈류가 감소되면 안지오텐신 I, II가 활성화되어 신장에서 레닌을 방출한다. 레닌은 알도스테론을 활성화시켜 신세뇨관으로부터 sodium의 재흡수가 증가되어 혈관내 혈류를 증가시킨다.
- 항이뇨호르몬(ADH) 분비 : 뇌하수체 전엽에서 항이뇨호르몬을 분비하여 신세뇨관에서 수분의 재흡수를 증가시킨다. 결과적으로 혈관내 혈류량이 증가되어 평균수축기압, 심박출량, 정맥환류량을 증가시킨다.
- 수분이 재이동 : 조직내 세포성분이 혈관으로 재유입된다.

⑦ 치료 및 간호

- 적절한 환기 및 산소화 유지 : 쇼크 환자에게 산소의 공급이 절대적으로 필요하다.
- 지혈 : 교정 가능한 출혈 요인의 교정
- 순환혈액량 보충
- 링거액의 주입(10~20mL/kg) 또는 5% hydroxyethyl starch 주입(5mL/kg)
- 장기 관류저하의 소견과 30분 이상 출혈교정 지연시 농출적혈구 주입(5~10mL/kg)
- 중추신경계 손상이 의심되거나 GCS < 9인 경우 최초 소생술 시작으로 농출적혈구 수혈
- 산독증(pH < 6.8) 교정
- 동반되는 심부정맥 교정
- 외상에 대한 응급처치
- 필요 시 외과적 치료

⑧ 예후 및 주요 합병증

- 조직 저산소증
- 대사성 산독증
- 호흡성 산독증
- 심근경색증
- 신부전
- 뇌부종
- 패혈증
- 성인호흡곤란증후군(ARDS)
- 범발성혈관내응고증(DIC)

(2) 심인성 쇼크

① 정 의

심인성 쇼크(cariogenic shock)는 심장이 신체의 요구를 충족시킬 만큼 충분한 혈액을 공급하지 못할 정도로 손상받아 나타나는 질병상태이다. 적혈구와 산소가 충분하더라도 혈압이 떨어져 신체 말단부까지 혈액을 통해 산소와 영양분을 공급하지 못하게 된다.

② 원 인

- 심장근육, 심장판막, 심장전도계의 손상
- 관련 질병 : 심장심근경색, 심부전(heart failure), 심장압전(cardiac tamponade), 심근병증(cardiomyopathy), 심장파열(rupture of heart), 부정맥, 판막질환 등

심인성 쇼크의 가장 흔한 원인은 중증 심장발작에 의한 심근의 손상이다. 심장발작이 발생한 대상자의 10% 이하에서 심인성 쇼크가 발생하지만 일단 심인성 쇼크가 발생하면 매우 위험한 상태가 된다. 심장발작으로 사망한 경우 심인성 쇼크가 가장 흔한 원인이다.

③ 증상과 징후

흉통, 부정맥, 중심정맥압 상승 등이 주요 증상으로 나타나며 그 외는 저혈량성 쇼크와 비슷하다.

- 의식저하(명료성 저하, 집중력 저하)
- 무의식
- 약하고 빠른 맥박
- 발한
- 차고 축축한 피부
- 빈호흡
- 소변량의 현저한 감소
- 불안, 예민, 허약, 무기력, 피로, 불안, 초조
- 창백하고 얼룩덜룩한 피부
- 수축기 혈압 $<$ 90mmHg, 직립성 저혈압(orthostatic hypotension)

④ 진단검사

응급치료를 먼저 시작하면서 심인성 쇼크를 진단하기 위한 절차를 수행한다.

- 혈압(blood pressure)
- EKG 검사
- chest X-ray
- 심초음파검사
- 관상동맥조영술
- 혈액검사
- CBC
- 동맥혈 가스분석
- 심장효소검사
- 혈액화학검사, 혈액형 검사(수혈 대비)

⑤ 치료 및 간호

심인성 쇼크의 응급치료 목적은 첫째는 쇼크를 치료하는 것이고 다음에 심인성 쇼크의 원인을 치료하는 것이다. 이때 저혈량성 쇼크의 치료와 구별되는 것은 심근수축력 향상, 순환혈액량 분배로 심장의 부담 감소, 혈압상승제와 혈관확장제로 조직의 관류유지에 중점을 둔다.

- 혈압과 심장기능을 향상시키기 위해 dopamine, dobutamine, epinephrine, norepinephrine, amrinone 등을 투여한다.
- 필요 시 진통제를 투여한다.
- 심장에 대한 산소요구도를 감소시키기 위해 침상 안정하도록 한다.
- 산소요구도를 감소시키기 위해 산소를 공급한다.
- 필요한 경우 수혈하거나 정맥내 수액을 주입한다.
- 치료의 경과를 확인하기 위해 혈류역동학적 모니터링 한다.
- 필요한 경우 인공심박동기를 적용한다.
- 필요한 경우 심장과 혈관계의 기능을 향상시키기 위해 IABP(intra-aortic balloon pump; counterpulsation)를 적용한다.
- 필요한 경우 원인별 외과적 치료를 시도한다.

⑥ 예후 및 주요 합병증

과거, 심인성 쇼크 대상자는 거의 사망했다. 현재는 향상된 의료기술에 힘입어 약 50%가 생존한다.

- 치료에도 불구하고 심인성 쇼크의 80%는 치명적 합병증을 수반한다.
- 콩팥손상(kidney damage)
- 뇌손상(brain damage)
- 간손상(liver damage)

(3) 분배성 쇼크

혈관의 저항이나 투과성의 변화로 혈량 분포에 이상이 발생하여 나타나는 쇼크로 패혈성, 신경성, 과민성 쇼크 등이 해당된다. 본 장에서는 심한 알레르기 반응에 의한 히스타민 유리로 모세혈관 투과성 증가되고 혈관이 확장되어 나타나는 과민성 쇼크는 특수한 상황에서 발생하는 것으로 보고 여기에서는 다루지 않겠다.

① 패혈성 쇼크

(가) 정 의

패혈성 쇼크(septic shock)는 감염, 면역계 억제, 독성물질 침범 등에 의해 혈관이 확장되어 조직관류가 부족하게 된 질병상태이다. 초기에는 혈관확장, 심박출량 증가, 혈관저항 감소 등에 의한 'warm shock' 이며, 후기에는 심박출량 감소, 혈관수축, 혈관저항이 증가된다.

(나) 원인 및 기전

- 감 염
  - 비뇨기계 카테터, 중증화상, 출산 등
  - 주로 그람음성균 : escherichia coli, psudomonas, proteus, salmonella
  - 그람양성균 : staphylococcus
  - 드물게 진균, 바이러스, 효모균 등
  - 세균, 내독소, 외독소 등이 순환계로 유입되어 모세혈관 투과성이 증가되어 혈장단백질이 누출되어 혈관확장과 저혈압이 유발된다. 이때 대개 혈량은 정상범위를 보인다.
- 면역계 억압
- 독성물질 중독

(다) 증상과 징후

- 저혈압, 맥압증가
- 고 열
- 맥박증가

- 오 한
- 진 전
- 따뜻하고 건조하며 붉어진 피부
- 오심, 구토
- 의식장애
- 설 사
- 심박출량 증가

(라) 치료 및 간호

- 적절한 산소화로 호흡 부하 감소
- 정질액(crystalloid) 20mL/kg, 교질액(colloid) 5mL/kg 정주
- 항생제 투여, 필요시 외과적 배액술
- 수액공급만으로 조직관류가 회복되지 못할 때 혈관수축제 사용 : dopamine 5~15㎍/kg/min 또는 norepinephrine 0.1~1㎍/kg/min

(마) 예후 및 주요 합병증

사망률 30~50%로 매우 높은 편이고 노인층과 영아에서 가장 많다.

② 신경인성 쇼크

(가) 정 의

신경인성 쇼크(neurogenic shock)는 뇌간이나 상부경추 손상 환자는 혈관운동센터나 교감신경유출로가 파괴되어 발생된다. 즉 뇌간의 혈관운동센터나 교감신경계에서 말초혈관의 평활근으로 가는 원심성 자극이 감소되어 혈관의 수축능력이 상실되어 세동맥과 세정맥이 확장되고 순환혈액량이 말초에 정체되어 정맥귀환량이 감소되어 일회 박출량과 심박출량이 감소되어 저혈압이 나타난다.

(나) 원 인

- 마취, 척추 외상, 연수 손상 등

(다) 증상과 징후

- 교감신경 자극의 부재로 인한 증상이 나타나므로 저혈량성 쇼크와 크게 비교되는 증상을 볼 수 있다.
- 먼저 피부가 따뜻하고 건조하거나 때로 붉은 상태를 보인다.
- 두 번째 저혈압이 서맥을 동반한다.

- 그 외 뇌혈류 감소에 의한 의식수준이 저하된다.
- 소변배출량이 감소된다.
- 쇼크가 장기화되면 대사성 산독증이 발생된다.

(라) 치료 및 간호

- 저혈압 교정 : atropine 정주, 혈압상승제의 정맥주사로 혈관운동기능을 보조한다.
- 수액공급
- 척추 보호

제6절 화상

화상(burn)으로 입원하는 환자의 대부분이 가정에서 일어나는 사고에 의한 것이며 이 중 약 절반 정도는 사전에 예방이 가능하였던 경우라고 한다. 화상의 원인은 연령적으로 사회활동이 다른 관계로 대개 3세 이하의 소아에서는 가정에서 끓는 물에 의하여 발생되며, 3~14세에서는 불장난 등으로 인한 화염 또는 그을림에 의한 화상이 가장 많고, 15세 이상에서는 직업상의 사고로 화상을 당하는 경우가 대부분이라 할 수 있겠다. 본 장에서는 화상에 대한 전반적인 이해와 아울러 응급실에 내원하는 화상환자 관리를 중심으로 제시하였다.

1. 화상의 종류

화상은 원인에 따라 다음과 같이 분류한다.

(1) 화염 화상

화재사고나 프로판, LPG 가스의 폭발로 인하여 불이나 강한 열에 의해 화상을 입는 경우를 말하며 대개 상처가 깊고, 흡입화상으로 인해 호흡기의 손상을 동반할 수 있는데, 화상환자 50%의 사망원인이다.

(2) 열탕 화상

뜨거운 물이나 식용유, 수증기 등에 의하여 화상을 입는 경우로 주로 2도 화상이 많으며, 어린이가 많이 입게 되는 화상이다.

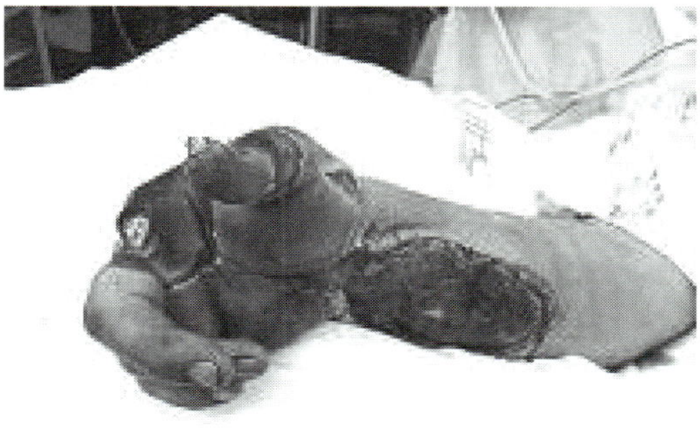

그림 2-18 전기가 나온 출구

(3) 전기 화상

전류가 몸에 감전되면서 발생하는 화상으로, 일반가정에서 사용하는 낮은 전압에서도 화상을 입을 수 있으며, 종종 심각한 후유증을 입게 된다(그림 2-18). 이 중 가장 위험한 요소는 부정맥 또는 호흡마비이다.

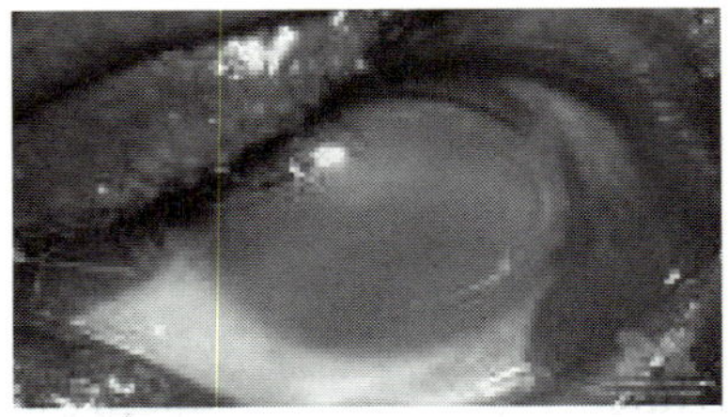

그림 2-19 화학 화상의 예

(4) 화학 화상

산, 알칼리(양잿물 등)나 일반 유기 용매제의 접촉에 의하여 일어나는 화상으로, 경우에 따라 심각한 장애를 유발할 수 있다.

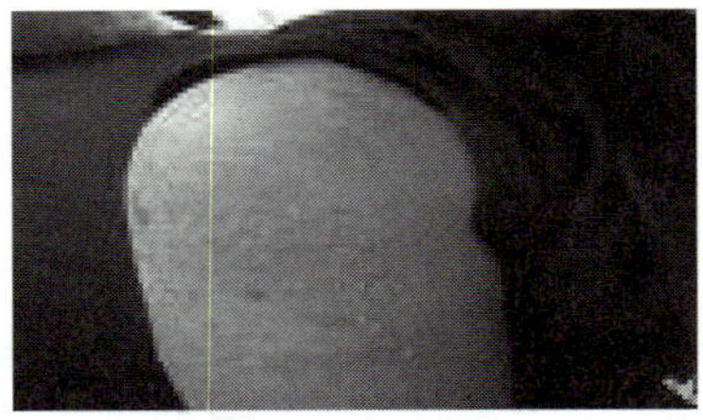

그림 2-20 방사선 화상의 예

(5) 접촉 화상

뜨거운 철판, 다리미, 전기장판 등에 피부가 장시간 노출되면서 발생하는 화상으로, 대부분의 경우 3도 화상으로 진행하게 된다.

(6) 방사선 화상

태양, X선, 핵에너지에 의한 화상이다.

2. 화상이 신체에 미치는 영향

적은 부위의 화상일 때는 반응이 화상부위에 국한되지만 전체 체표면의 25% 이상일 때는 전신적으로 영향을 미치게 된다.

(1) 심맥관계

신체는 화상을 입은 즉시 모세혈관의 투과성을 증가시키는 세로토닌과 히스타민을 다량 방출하게 되며, 이로 인해 손상된 조직과 정상조직으로부터 혈장, 단백질 및 전해질 등이 유출된다. 혈장의 손실은 저혈량을 초래하고 손상이 심한 경우 쇼크 상태에 이르게 된다.

(2) 호흡기계

불에 의한 화상의 경우 연기, 일산화탄소 중독으로 인한 폐의 손상은 주된 사망원인이 된다. 화학물질에 의한 화상은 염산시안산, 암모니아의 흡입에 의해 나타나는데, 이들 물질은 조직으로부터 다량의 액체를 이동시켜 기도를 포함한 광범위한 부종을 일으킨다. 조직으로부터의 액체의 이동 및 저혈량의 결과 대사성 산증이 나타나고, 대사성 산증에 의한 보상작용으로 호흡수가 증가한다.

(3) 내분비계

화상으로 인한 카테콜라민 생성의 증가 및 신체대사의 내인성 요인들에 의해 과잉대사의 현상이 나타나고 기초대사율이 증가한다. 과도한 대사에 의해 중심체온 및 피부체온이 상승된다.

(4) 근골격계

장기간의 신체부동의 결과 근위축과 관절경축이 오고, 뼈로부터 칼슘이 소실된다. 또한 화상환자는 골절과 관련된 손상을 입어 특수치료가 요구된다.

(5) 비뇨기계

급성기에 신장혈류의 감소로 소변 배출량이 감소하게 되는데, 이때 즉각적이고 적절한 수액공급이 이루어지지 않는 경우 신부전으로 발전하기도 한다. 체액의 상태를 반영하는 지표로서 소변 배출량, 구강점막의 상태, 피부의 긴장도, 체중, 혈색소, 헤마토크리트 수치 등이 있다.

(6) 위장관계와 담도계

초기 상해시의 충격으로 위장관에 혈액공급이 부적절하여 장폐색증이 일어나며, 신진대사가 증가하고, 교감신경계가 흥분하여 스테로이드를 활성화된다. 이화작용으로 인해 체중감소가 현저하다.

(7) 피부계

피부는 전층화상으로 인해 탄력성을 상실하게 된다. 가슴에 화상을 입은 경우 건조가피의 형성으로 인해 흉곽의 팽창은 억제되고, 팔다리에 화상을 입은 경우 사지의 말초혈액 순환의 장애를 일으키기도 한다. 치유가 진전되어감에 따라 경축, 켈로이드, 반흔의 비후, 색의 변화 및 감염 등이 나타날 수 있다.

3. 화상의 깊이와 범위

화상의 중증도를 판정하는 요소는 화상정도, 화상면적, 화상부위, 연령이나 기왕증이고 화상의 원인은 아니다.

(1) 화상의 깊이

깊이가 각기 다른 화상이 섞여서 생기므로 화상의 깊이는 즉시 결정하는 것이 어렵다. 주로 깊이에 따라 1°, 2°, 3°로 나뉜다(표 2-9, 그림 2-21).

표 2-9

깊이	손상 조직	양상	민감성	치유기간
표피성 (1°)	표피	발적, 건조 수포(−), 압박시 창백함	통증성	3~5일 자연치유
표재성 (1~2°)	표피-상부 진피	밝은 적색 및 엷은 흰색 수포, 압박시 창백, 축축함	통증, 압박, 온도에 민감	14~21일 자연치유
심부성 (2°)	표피-심부 진피	흰 밀납 모양의 수포, 대개 전층 화상과 혼합되어 있다.	통증, 압박, 온도에 둔감. 심부 압박감은 정상	수주~수개월 반흔 남음
전층 (3°)	표피 진피 피하	건조, 흰색-검정색 환부 압박시 창백해지지 않음 견고하고 질기며, 탄력이 없음	통증, 압박, 온도에 감각이 없거나 약간 있음	자연치유 안됨. 육아조직, 피부이식 필요

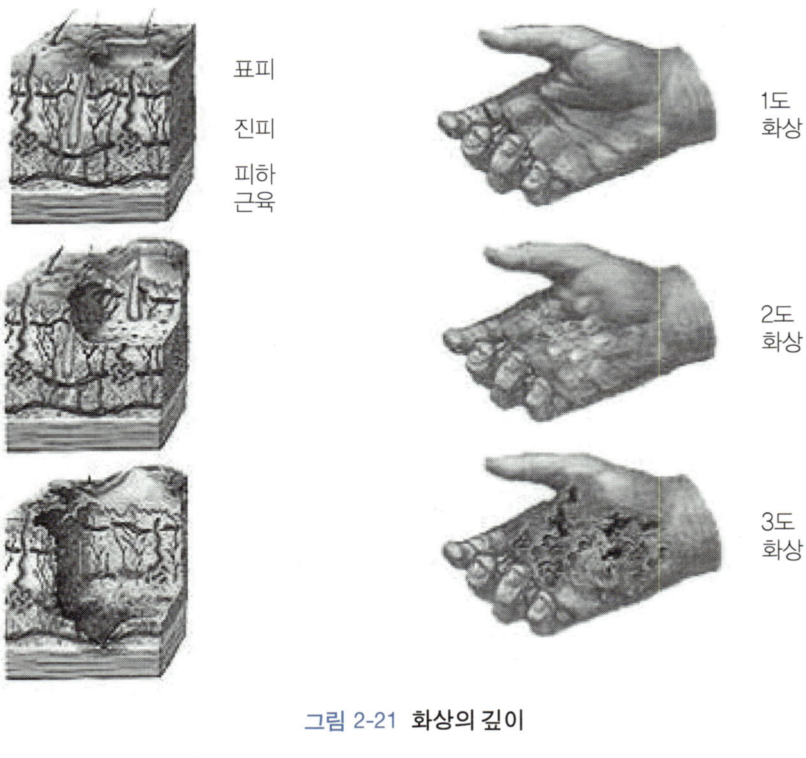

그림 2-21 화상의 깊이

(2) 화상의 범위

① 9의 법칙(Rule of nine)

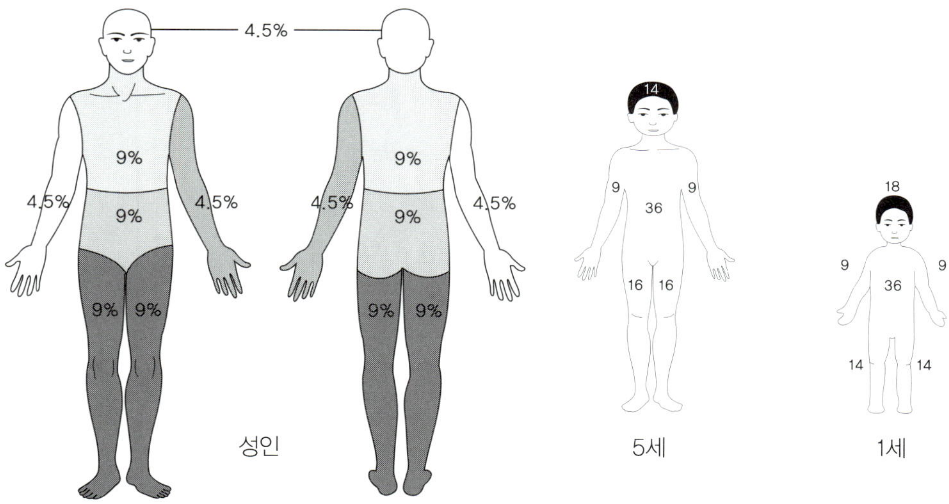

그림 2-22 **9의 법칙**

총 체면적을 100%로 하고 신체를 9등분 하여 머리와 목을 9%, 앞뒤 몸통 각각을 18%, 상지 각각을 9%, 하지 각각을 18%, 회음부를 1%로 정하여 화상입은 피부표면의 면적을 예상한다.

② 연령과 화상의 범위에 따른 화상 환자의 생존표

5세부터 40세 이전까지가 50%의 화상에 생존율이 가장 높고, 60세 이상은 사망률이 가장 높다.

연 령	화상범위	생존률	사망률
5세 이하	50%	66%	34%
5~40세	50%	80%	20%
40~60세	50%	51%	49%
60세 이상	50%	9%	91%

4. 화상 종류별 대상자의 치료와 간호

화상을 입었을 때 1차로 의식여부와 기도상태, 호흡상태, 맥박을 사정하며, 2차 사정에는 화상의 원인, 정도, 범위, 발생시간과 경과한 시간, 나이, 부위, 동반된 의학적 손상, 응급처치 여부, 기존 질환 등이 포함된다.

(1) 열화상

① 불을 끈 후 안전한 곳으로 옮기고 의식, 기도의 개방, 호흡상태 및 순환상태를 사정한다.

② 화상부위가 체표면적의 20% 이하인 경우 동통 완화, 치유 촉진, 부종 완화를 위해 화상 즉시 시원한 물에 담가서 식힌다. 얼음을 화상부위에 직접 대는 것은 병변을 악화시킬 우려가 있으므로 금기사항이다.

③ 뜨거운 물에 젖은 의복은 의복이 식기 시작하면 주의깊게 벗긴다.

④ 상처부위가 부어오르기 전에 시계, 반지 등의 부착물을 제거한다.

⑤ 수포는 절대 터뜨리지 말고, 벗겨진 피부를 제거하지 말고 상처부위는 절대 손대지 않는다.

⑥ 환자를 병원으로 보내는 경우 화상부위에는 아무것도 바르지 않는다.

⑦ 의식이 있으면 차가운 소금물(0.1% 정도의 생리식염수 농도)을 조금씩 먹인다.

(2) 화학물질에 의한 화상

① 흐르는 물로 10분 이상 세척하여 화학물질을 제거한다.

② 페놀에 의한 화상인 경우 물에 희석되어 피부의 깊은 층까지 손상을 주므로 알코올로 세척하고, 석회나 인 같은 분말에 의한 경우 먼저 솔로 털어낸다.

③ 화학물질에 의한 작열감이 감소하면 화학물이 묻어 있는 옷을 조심스럽게 제거한다.

④ 젖은 시트로 감싸고 병원으로 후송한다.

(3) 전기에 의한 화상

① 전원을 내리고 조심스럽게 대상자를 전원으로부터 분리시킨다.

② 기도, 호흡 및 순환을 사정하고 필요 시 심폐소생술을 실시한다.

③ 화상을 입은 위치를 사정한다. 전기가 들어온 부위와 나간 부위에서 화상이 발견된다. 겉으로 나타나는 화상부위는 적더라도 내부 조직의 손상은 심할 수 있다.

④ 전기는 근육을 심하게 수축시켜 골절을 일으키기도 하므로, 사지골절 및 기타 손상에 대해 사정한다.

⑤ 일반적인 화상에 대한 응급처치를 하고 심장기능과 호흡기능 이상에 대비한다.

5. 화상을 입은 후 병원으로 즉시 후송해야 하는 경우

① 체표면적의 30% 이상을 초과한 화상

② 체표면적의 10%를 초과한 3도 화상

③ 2세 이하나 60세 이상

④ 기존 질환을 갖고 있는 환자

⑤ 안면, 가슴, 목, 회음부, 손발, 관절면에 화상을 입었을 때

⑥ 전기, 화학물질에 의한 화상

⑦ 골절이나 주요 연조직의 손상을 동반한 화상

⑧ 호흡기계 손상을 동반한 화상

⑨ 의식이나 호흡, 맥박이 약하거나 없는 경우 심폐소생술 적용 후 병원으로 후송

6. 경과에 따른 치료

(1) 급성기의 전신적 치료

① 일반적 사정과 기도유지

활력증상 측정 등으로 쇼크의 증상을 관찰한다. 흡인 화상의 유무를 확인하는 방법은 눈썹이나 코털이 탔는지를 보면 쉽게 확인이 되고, 폐쇄된 공간에서 화재를 당한 경우나 목소리가 변한 경우, 구강내 그을음 혹은 급성 염증반응이 있는 경우도 의심할 수 있다. 이때, 환자가 호흡곤란을 호소할 경우에 기관내 삽관을 할 수 있다.

② 정맥으로 진정제, 진통제 투여

화상환자에서 통증을 느끼지 못하는 경우는 드물다. 이는 전층 화상이 대개 심부성 부분성 화상과 서로 섞여 있기 때문이다. valium이나 Demerol, Morphine과 같은 진통제를 투여한다.

③ 수분과 전해질 공급

화상입은 조직의 혈관이완과 모세혈관의 투과성 증가로 전해질과 혈장이 혈관 밖으로 이동하여 저혈량성 쇼크가 나타난다. 처음 24시간 안에 6,000~7,000cc 수분을 투여한다(처음 8시간 안에 전체 투여할 용액의 1/2, 그 다음 8시간 안에 1/4, 그 다음 8시간 안에 1/4씩 투여).

④ 인공 도뇨관 삽입

화상이 심한 경우 섭취량과 배설량을 측정하기 위해서 인공 도뇨관을 삽입한다. 적절한 소변량은 시간당 성인의 경우 30~50mL(0.5~1mL/kg) 이상, 소아의 경우 1mL/kg(최소)을 유지해야 한다. 매 30분~1시간 단위로 소변량을 측정해서 수액을 적절히 공급해주어야 한다.

⑤ 항균 드레싱

일반적으로 진피나 그 이상 침범한 화상은 항균제 적용이 정당화된다. 가장 많이 사용되는 항균제는 silver sulfadiazine으로 광범위한 효과와 최소한의 흡수, 전신효과가 드물고 도포시 통증이 적다는 이점이 있다. 화상환자의 경우에는 더 효과적으로 가피를 투과하여 심부화상에 사용하는 mafenide acetate가 사용된다. 화상부위 드레싱은 초기에는 12~24시간에 한 번 교체해주고, 화상부위에서의 분비물이 감소되면 24~36시간에 한 번 교체해 줄 수 있다.

⑥ 파상풍 예방

화상으로 인한 창상은 파상풍에 걸리기 쉽기 때문에 최근에 파상풍 면역을 받은 병력이 없는 대상자에게 파상풍 디프테리아 독소(Td)를 주사하되, 단, 7세 미만의 소아는 DPT를 주사한다.

⑦ 체온유지

냉각 드레싱과 창상부위로부터 체온손실 등의 이유로 기초체온이 유지되지 않을 수 있다. 이때 환자는 멸균 이불로 덮어 주어야 하며, 램프를 이용해서 중심체온을 정상범위로 상승시켜야 한다. 따뜻한 정주 수액과 흡입산소를 주는 다른 방법들이 중요한 화상환자에서 저체온증을 치료하는 데 도움이 될 수 있다.

⑧ 체위변경, 개인위생

대상자가 움직이기 어려울 때 체위변경, 개인위생을 도와준다.

⑨ 불안관리

중증 화상 대상자는 체형 변화와 사망에 대한 공포, 극심한 통증, 격리와 무력 감등과 같은 다양한 육체적, 정신적 손상을 겪는다. 초기에는 우선 대상자의 안정과 정서적인 도움에 초점을 맞추는 간호중재를 한다. 환자의 이야기를 들어주고, 치료에 대한 설명을 해준다. 가족 또한 치료와 간호에 동참시켜서 정서적인 지지를 해주어야 한다.

⑩ 부종 경감

국소 화상은 국한된 부위에 붓기가 발생하고 체표면적의 20%가 넘는 화상은 전신적 부종이 유발된다. 화상부위는 심장 높이보다 높게 유지하는 것이 부종을 경감시키는 방법이며, 붕대 감은 손이나 다리는 베개를 사용하여 상승시킨다.

(2) 급성기의 국소적 치료

화상의 깊이에 따른 국소치료는 다음과 같다.

① 1도 화상

흐르는 찬물에 20~30분간 냉각하거나 담근다. 윤활유를 바른다.

② 2도 화상

냉각하고 수포는 터뜨리지 않는다. 윤활유와 의사의 처방에 따른 항생제를 바른다.

③ 3도 화상

냉각하고 윤활유는 바르지 않는다. 의사의 처방을 받아 항생제 연고를 도포한다.

(3) 아급성기의 국소적 치료

가피적출술, 통목욕(매일 30분간), 외과적 변연절제술, 피부이식, 물리치료가 포함된다.

7. 화상의 합병증

화상을 입은 후 생기는 후유증은 매우 심각하며 기능적인 면과 외모, 정신적 고통을 야기시킨다. 합병증의 종류는 관절구축에 의한 운동범위 제한이 흔하고, 비후성 반흔과 같은 피부병변, 신경손상, 절단장애, 척수손상, 위장장애 등 다양하다. 이 중에서도 화상 환자의 가장 큰 사망 및 병인적 요인은 감염과 호흡기 합병증이다.

여기에서는 응급간호와 관계된 증상만을 설명하였다.

(1) 패혈증

패혈증(sepsis)은 화상의 주요 사망원인으로, 화상부위 자체의 세균감염과 그 외 정체도뇨관, 호흡기계, 흉부배액관 등의 세균침입으로 인한 감염이 패혈증의 원인이다. 증상은 체온의 상승, 호흡의 횟수와 깊이의 증가, 혈압의 하강, 소변배설량의 감소, 지남력의 변화, 오한, 혈소판의 감소 및 당의 불내성 등이다. 치료방법은 항생제의 투여와 수분의 보충, 스테로이드 제제의 투여 및 혈관확장제를 공급하고 대상자 상태를 주의깊게 관찰한다.

(2) 관절구축

화상 초기의 환자는 통증으로 인해 몸을 구부리는 등 편안한 자세를 유지하려는 경향이 있는데, 이는 장애로 연결될 수 있다. 화상치료 초기는 환자의 자세교정 등의 적극적인 재활치료가 필요한 시기이다. 관절운동 장애 중 손가락 관절운동 장애가 가장 흔하다. 손가락 관절은 4주 이상 움직이지 않으면 불가역적 변형을 초래하므로 입원 당일부터 조기 재활치료가 시작되어야 한다. 대상자의 체위와 조기 피부 이식, 관절운동이 영향을 준다.

체위는 밤낮으로 규칙적으로 변경한다. 장기간 머리를 높여 주는 체위는 피하고 화상이 얼굴이나 목과 턱에 있다면 머리를 뒤로 신전시켜 눕혀주고 안면운동을 권장한다. 팔에 화상을 입은 경우 환부를 펴고 계속적으로 운동을 해야 한다.

(3) Curling' s 궤양

스트레스 궤양이라고도 하며 50%의 심한 화상 대상자에서 나타난다. 화상을 입은 지 수시간 이내에 나타나며 위벽의 충혈과 창백한 상태를 나타내고 24시간 이내에 표면 점막의 괴사가 시작된다. 증상은 위의 팽만과 위출혈, 안색의 변화로 창백, 발한 등이 있다. 예방적인 제산제 투여가 필요하다.

제 3 장

응급증상 관리

제1절 두 통

두통은 응급센터를 방문하는 환자들이 호소하는 가장 흔한 증상 중 하나이다.

일상적으로 두통은 편두통과 긴장형 두통에 기인하는 것으로, 응급센터를 내원하는 두통 환자의 경우 급성 발현과 중증도 이상의 통증을 호소하는 경우가 많아, 자세한 문진과 신경계 신체검진을 통해 1차성 두통(편두통, 긴장형 두통, 군집성 두통)을 감별하고, 지주막하 출혈과 같이 치명적 결과를 초래할 수 있는 원인을 찾아내는 것이 중요하다. 이를 위해 전산화 단층촬영 등의 진단방법을 적절히 이용해야 하겠다. 이 장에서는 응급센터에서 응급(emergent), 또는 긴급(urgent)으로 검사와 처치가 필요한 두통의 흔한 원인과 이에 대한 치료 및 간호를 중심으로 살펴보고자 한다.

1. 두통과 관련된 용어

- 성교성 두통
- 의식수준의 저하
- 지쳐서 발생하는 두통(exertion headache)
- 고혈압성 두통
- 두개강 내압상승을 동반한 두통
- 중추신경계의 감염
- 편두통
- 요추천자 후 두통
- 자주막하 출혈
- 일시적 동맥염
- 긴장형 두통
- 편두통을 동반한 두통

2. 신속한 ABC 사정

① 환자의 기도유지는 개방되어 있는가?

- 말을 분명히 하고 호흡과 관련하여 잡음이 없을 때 기도가 개방되었다고 한다.
- 만약 기도가 개방되어 있지 않다면 입안의 이물질을 제거한 후 보조적인 기도유지를 실시한다.

② 환자의 호흡은 효율적인가?

- 호흡은 피부색이 정상범위에 있고 모세혈관의 재충전 시간이 2초 미만일 경우 효율적이라고 할 수 있다.
- 호흡이 효율적이지 않다면 산소를 투여하도록 한다.

③ 환자의 순환은 효율적인가?

- 순환은 요골동맥이 촉지되고 피부가 따뜻하고 건조하면 효율적이라고 할 수 있다.
- 만약 순환이 효율적이지 않을 시 가능하다면 다리를 올려서 눕히고 정맥을 확보한 뒤 200mL의 수액을 공급해준다.

④ 통용되는 AVPU를 사용하여 무능력을 평가한다.

A : 환자가 의식이 뚜렷하고 깨어 있으며 목소리에 반응하고 사람, 시간, 장소에 올바르게 반응하는 것을 명료함(Alert)이라 한다.

V : 환자가 목소리에 반응하지만 사람, 시간, 장소에 완전히 올바르게 반응하지 않는 것을 언어적(Verbal)이라 한다.

P : 환자가 목소리에 반응하지 않지만 통증자극에 반응을 보이는 것을 통증(Pain)이라 한다.

U : 환자가 통증자극에 반응을 보이지 않는 것을 무반응적(Unresponsive)이라 한다.

환자의 신원, 주호소, 현재 가지고 있는 질환의 과거력은 상담을 통해 발견된다. 일반적인 질문은 누가, 무엇을, 언제, 어디서, 왜, 어떻게, 얼마 동안 했는가를 질문하는 것이다.

- **누가** – 환자의 연령, 성별, 생활 형태에 의한 신원을 파악한다.
- **무엇을** – 의학적 조언을 구하기 위한 신속한 환자의 주호소를 파악한다.
- **언제** – 증상이 발현하기 시작한 시점을 확인한다.
- **어디서** – 전체적인 신체나 또는 발견되어지거나 일부 사정되어진 증상을 파악한다.
- **왜** – 촉진시키는 요인이나 사건을 정의한다.
- **어떻게** – 증상이 정상적인 기능에 어떻게 영향을 미치는지 기록한다.
- **얼마 동안** – 영향을 주는 중증도를 서술한다.

3. 환자 확인

어떤 환자인가?

- 환자의 이름은 무엇인가?
- 환자의 나이와 성별은?
- 환자의 현재 주치의는 누구인가?
- 환자의 가족상황과 동거 여부는 어떤가?

4. 주호소

주호소는 환자나 다른 사람들로부터 의학적 조언을 구하기 위해 환자에게 나타난 주증상을 직설적으로 표현해야 한다. 증상은 정상적인 신체기능, 감각, 외관상의 변화이다. 주호소는 일반적으로 3단어 또는 그 이하로 사용한다. 환자가 응급실에 내원하게 된 이유와 관련하여 발현된 증상에 대한 자세한 사정이 필요하다.

유발될 수 있는 주요한 증상은 무엇인가?

- 주호소란에 직접적인 인용을 사용한다.
- 인용의 정보를 인정한다.
  예) 여말순의 어머니, 홍길동의 손녀

5. 과거력

① 두통의 시작은 언제였는가?

② 현재 두통은 있는가?

- 두통이 더 이상 없다면 최근 두통은 얼마 동안이었는가?
- 증상이 간헐적이라면 최근 증상발현 시 얼마나 오랫동안 있었었고 증상은 언제 발현되는가?

③ 두통이 어디에서 일어나고 현재의 증상과 어떤 관련이 있는가?

- 두통이 오심, 구토 또는 어지러움증과 관련이 있는가?
- 두통과 관련하여 어떤 시각적 변화, 예를 들면 시력상실, 약간의 인지능력 상실, 흐린 시야, 약간의 주변 혼동

④ 환자는 현재의 두통이 왜 일어난다고 알고 있는가?

- 두통이 있기 전에 사고의 경험이 있었는지 또는 감정적 스트레스가 있는가?
- 최근 교통사고나 두부사고와 같은 외상적 사고가 있었는가?

⑤ 두통이 현재의 기능에 어떤 효과를 주고 있으며 두통이 어느 정도인가?

- 수면중이거나 휴식하는 동안도 두통이 있는가?
- 환자가 어느 정도 통증에 대해 표현하는가?
  예) 경증, 중증, 심한 통증

⑥ 환자의 두통이 처음이었는지 또는 환자가 과거에 두통을 경험한 적이 있는가?

- 환자가 두통의 과거력이 있다면, 현재의 두통과 유사하였는가?
- 환자가 과거의 두통과 유사하다면 그 진단에 따른 치료는 무엇이었는가?

⑦ 어떤 치료가 초기에 이루어졌고 그것은 도움이 되었는가?

⑧ 환자가 어떤 과거력을 가지고 있는가?

⑨ 환자가 어떤 약물을 복용하고 있는가?

- 약물의 이름, 용량, 투여경로, 약물의 복용횟수
- 최근 복용한 약물의 시기는 언제인가?

⑩ 환자가 어떤 보조적 방법과 대체요법, 한약복용, 처방전 없는 약물복용 여부, 보조제 또는 자연요법을 하고 있는가?

- 약물의 이름, 용량, 투여경로, 약물의 복용횟수
- 최근 복용한 약물과 치료시기는 언제인가?

⑪ 환자가 약물과 음식에 알레르기가 있는가?

- 알레르기과 관련된 약물과 음식은 무엇인가?
- 어떤 상호작용을 하는가?

⑫ 환자가 12~50세의 여자라면 첫 월경은 언제 하였는가?

6. 간호진단

- 통증
- 불안감
- 지식부족
- 분노
- 시각적 변화

7. 선행적 처치

신체사정	전신
소변검사	두통을 가진 과거력이 있는 환자나 두통과 같은 유사한 증상을 가지고 있는 환자는 소변검사가 필요하지 않다.
혈액검사	혈액검사, 전해질, 신장기능검사 등(두통을 가진 과거력이 있는 환자나 두통과 같은 유사한 증상을 가지고 있는 환자는 혈액검사가 필요하지 않다.)
심전도	실시하지 않는다.
방사선 검사	요추천자 전에 뇌 컴퓨터단층촬영 실시 (단, CT는 종양이나 요추천자 시 뇌 헤르니아가 유발되는 위험이 있는 경우 보류한다.)
식 이	금식 정맥주사 환자가 구토로 탈수 증상이 있다면 생리식염수나 링거액을 주입한다. 해열제, 진통제, 항진경제 응급실에서 세균성 뇌수막염을 위한 항생제를 정맥주사한다.
성 향	두통의 경우 중대한 문제가 발견된다면 입원치료가 요구된다.
오 진	오진으로 말미암아 뇌간부분에 뇌경색이 있는 경우 발견되지 않아 외과적으로 교정할 수 있는 병변이 진행하고 있는 경우로 심한 경우 죽음이나 또는 신경적 결손을 야기한다.

8. 초기 사정과 중재

① 신체사정에 방해가 되는 모든 장신구를 제거하고 환의로 갈아입도록 한다.

② 산소포화도 또는 모세혈관 재충전을 포함한 활력증후를 실시한다.

③ 환자에게 통증조절약물 투여는 중요한 증상과 증후를 감출 수 있으므로 의사의 결정이 있을 때까지 투여하지 않는다. 대개 항진경제와 항생제를 주는 것으로 충당한다.

④ 환자가 열이 있고 안정되지 않는다면 정맥을 사정하고 혈액검체를 뽑는다.

⑤ 병변부위의 신체검진

- AVPU 평가

A : 환자가 의식이 뚜렷하고 깨어있으며, 목소리에 반응하고 사람, 시간, 장소에 올바르게 반응한다.

V : 환자가 목소리에 반응하지만 사람, 시간, 장소에 완전히 올바르게 반응하지 않는다.

P : 환자가 목소리에 반응하지 않지만 통증자극에 반응을 보인다.

U : 환자가 통증자극에 반응을 보이지 않는다.

● 동공 크기와 각 동공반사 사정

모 양	동공은 대개 둥글다. 오래된 사고로 오는 불규칙한 모양은 응급상황이거나 안과적 수술에서의 두 번째 응급상황이다. 찢어진 모양의 동공은 파열부위 쪽으로 눈물이 떨어지는 눈동자의 파열과 관련되고 있다.
크 기	직접반사와 대광반사의 반응에 동공의 크기가 변화한다(한 동공에 빛을 비추면 다른 쪽도 동시에 수축한다).
빛반사	빛에 수축하는 동공이 나타나면 빛과 상호작용한다.
원근조절	다양한 거리에서 물체의 영상에 초점을 나타내기 위해 눈 렌즈에서 초점길이를 자동적으로 조절하여 나타낸다.
OD	오른쪽 눈
OS	왼쪽 눈
OU	양쪽 눈
증 거	양쪽 눈은 동일하고 둥글며, 규칙적이고, 빛과 원근조절에 반응한다.

⑥ 뇌졸중 검진을 위한 빠른 사정

- 환자에게 웃어보라고 요청한 뒤 얼굴을 떨어뜨리는 것을 평가한다.
  정상적으로 양면은 동일하게 잘 움직인다. 한쪽 면이 다른 면과 같이 동일하게 움직이지 않는다면 비정상이다.
- 눈을 감고 팔을 내밀어 잡아보라는 요청에 팔에 힘이 없는지를 평가한다.
  정상적으로 두 팔을 평행하게 잘 내민다. 다른 팔 또는 하나의 팔을 밑으로 밀어내렸을 때 다른 팔과 비교하여 한 팔을 움직이지 못하면 비정상적으로 간주한다.
- 환자에게 말을 시켜봄으로써 언어에 대한 평가를 할 수 있다. 정상이라면 환자가 어눌한 말을 사용하지 않고 정확하게 대답할 것이다. 환자가 말을 어눌하게 하거나 부정확한 단어들을 사용하거나 말을 할 수 없다면 비정상적이다.

⑦ 환자의 보온을 유지한다.

⑧ 병원의 지침에 따라 해열제(예 : 아세트아미노펜)와 같은 초기 약물을 투여한다.

⑨ 환자가 금식상태를 유지하도록 설명한다.

⑩ 침상난간과 낮은 위치의 침대가 제공되어 있는지 평가한다.

⑪ 응급실 어느 곳에서나 적용되어질 수 있는 간호사들은 간호에 대한 일반적인 계획에 대해 환자와 가족에게 정보를 제공한다.

⑫ 환자가 장치물을 부착한 환자의 경우 누군가에게 도움을 요청하거나 그것을 사용할 수

있는 방법을 설명하도록 한다. 환자에게 stretcher에서 내려오기 전에 도움을 요청하도록 알린다.

9. 계속적인 평가와 중재

① 체온과 심박동수와 리듬, 혈압, 효율적인 호흡을 모니터한다.

② 의식수준의 사정과 AVPU을 비교하여 모니터한다.

③ 기준선과 비교하여 동공의 크기와 반응을 모니터한다.

④ 성립된 기준선과 비교하여 웃음, 팔의 움직임, 언어능력을 모니터한다.

⑤ 눈여겨볼 만한 운동, 행동, 언어, 또는 감각의 변화를 의료진에게 알려줄 수 있도록 환자와 보호자에게 정보를 제공한다.

⑥ 약물에 대한 환자의 치료적 반응을 위한 최근의 치료를 모니터한다.

- 약물을 주고 난 뒤 20~30분 동안 약물의 효과를 파악한다.
- 만약 치료가 효율적이지 못하다면 주치의에게 약물의 용량이나 다른 약으로 대처하도록 요청한다.

⑦ 치료적 반응이 역행의 효과를 나타내는지 주의깊게 모니터한다.

- 역행 효과를 감소하기 위한 중재를 실행한다.
- 의사에게 치료약을 요청한다.

⑧ 만약 금식이 아니라면 병원식을 제공하고 수액을 공급한다.

10. 퇴원계획

① 환자에게 진단결과를 알리고 문제가 무엇인지를 설명한다.

② 환자에게 시원하고 조용한 방을 제공함으로써 두통을 감소시킬 수 있다.

③ 환자에게 일반적으로 약의 복용방법을 설명하고 처방된 일반적인 약물의 부작용을 교육한다. 진정제를 복용하고 있는 동안 운전을 한다든가 위험한 일을 하지 않도록 교육한다.

④ 환자에게 MSG(Monosodium L-Glutamate)와 질산염 같은 것을 피하도록 한다. 예를 들면 소시지, 초콜릿, 카페인, 치즈, 발효 음식과 술 등이다. 이러한 음식들은 혈관성 두통이나 편두통을 지속시킨다.

⑤ 치료를 지속하기 위해 주치의에게 권고한다. 치료 스케줄 때 취할 수 있는 이름과 주소, 연락처를 제공한다.

⑥ 악화되거나 어떤 증상이 나타나 8시간 이상 지속된다면 알리도록 한다.

11. 일반적으로 처방되는 약물

(1) 진통제

진통제(hydromorphone)	
적응증	심한 통증에 적합하다.
용 량	1~5mg IV. 반응에 적당, 최대용량은 없다.
주입 시작시간	최고 15~30분, 3~4동안 빠르게 IV부작용 혼미함, 어지러움, 혼란, 진정, 뇌내압의 증가, 오심, 구토, 요정체, 호흡저하
모니터	CNS 변화, 효율적 호흡양상, 알레르기성 발진 morphine 10mg IM과 동등한 효과 식염수 또는 증류수 4~5mL로 희석하여 사용 2~3분 동안 천천히 주입 해독제 : naloxone

(2) Phenergan

Phenergan(promethazine)	
적응증	오심, 구토
용 량	12.5~25mg IV, IM 반복해서 12.5~25mg IV, IM 매 4~6시간 정맥주사할 때 promethazine 주사는 25mg/min을 초과하지 않아야 하고 25mg/mL 초과하지 않는 농도로 주어야 한다.
소아용량	2세 이상 매 4~6시간 동안 0.25~0.5mgIM, IV
주입시작시간	4~6시간 동안 20분 IM 4~6시간 동안 3~5분 IV
부작용	혼미함, 진정, 저혈압, 심장이 두근거림, 빈맥
모니터	활력증후, 진정, 효율적인 호흡 정맥혈관의 화학적 화상을 예방하기 위해 IV로 사용시 희석하여 사용하여야 한다. 약을 주입할 때 통증이 있을 수 있다는 것을 알려준다.

12. 관련 정보

(1) 두 통

coital 두통	coital 두통은 양성이나 지주막하출혈과 구별되어야 한다.
exertion 두통	exertion 두통은 스트레스적 신체적 활동 후 동안 급성적으로 나타난다. 일반적으로 양성이고 쇼핑활동 후 순식간에 불수의적으로 나타난다.
고혈압성 두통	고혈압성 두통은 거의 드물다.
두개강 내압의 증가	두개강 내압의 증가는 오심과 구토를 동반한 심한 두통을 유발한다. 치료는 두개강내압을 줄이는 것이다.
중추신경계의 감염과 관련된 두통	중추신경계의 감염과 관련된 두통은 일반적으로 열과 경부강직을 동반한다. 진단을 위해 CT 촬영을 하고 요추천자를 통해 세균염색과 배양에 대한 민감도를 확인한다. 정맥을 통한 항생제 치료와 입원치료를 권유한다.
요추천자 후 두통	요추천자 후 두통은 두개강내압의 감소가 원인이다. 요추천자 후 똑바로 누워 있음으로 완화시킬 수 있다. 경막에서 천자부위의 바늘을 통한 척수액의 부족으로 두통이 생기며 요추천자를 한 환자의 10~40%에서 발생한다. 치료로는 요추천자부위에서 경막부위에 환자의 혈액을 10mL 정도 주사하는 것도 포함한다. 혈액은 경막의 틈에 패치적 역할을 할 것이다. 마취제는 일반적으로 요추과정 동안 줄 것이다. 치료하지 않는 두통의 경우 일반적으로 5~7일 동안 사라진다.
지주막하출혈	지주막하출혈은 45%의 경우에서 의식변화가 빠르게 나타난다. 다른 45%의 초기 증상은 두통을 포함한다. 종종 "두통은 내 인생에서 잘못된 것이다."라고 표현하기도 한다. 지주막하출혈의 경우 심한 두통을 동반하고 구토를 한다. 치료로는 수술적 치료를 포함한다. 수술적 치료는 48시간 안에 이루어질 것이지만 환자가 안정적이고 수술 후 혈관경련을 최소화하기 위해 지주막하출혈발생 후 10~14일 후로 연기할 수 있다.
측두동맥염	측두동맥염은 시력감소, 측두동맥부위가 붓는 경향을 보이고 ESR 상승을 포함한 일측성, 양측성 두통이다. 일반적으로 나이 든 사람의 경우에 보인다. 초기 진단과 치료는 시야를 보전하는 것이고 시신경의 허혈을 포함한다. 스테로이드로 통증을 조절한다.
긴장성 두통	긴장형 두통은 두피근육의 만성적 수축과 관련되고 종종 만성적 감성적 스트레스와 관련된다. 응급실에서의 치료는 통증 조절이다.

(2) 편두통

전형적인 편두통	전형적인 편두통은 감각적 자극과 심한 통증을 유발한다. 일반적으로 일측성이고 적어도 수분에서 24시간 동안 지속된다. 일반적인 증상은 오심과 구토, 광선공포증을 포함한다. 똑바로 걷거나 갑작스럽게 자세를 변경할 때 통증이 있고 스트레스를 악화시킨다. 치료로는 시신경마취제, ergotamine, Imitrex를 포함한다. 새로운 약물들은 종종 편두통을 위해 사용된다.
군락성 편두통	군락성 편두통은 수주 동안 발생 후 수개월 또는 수년 동안 소실된다. 일반적으로 남자에게 많다. 증상은 양측성 통증을 포함하고 환자는 잠을 잘 수 없다. 응급실에서의 치료는 산소를 공급하고 ergotamine, Imitrex, 그리고 스테로이드를 포함한다.
일반적 편두통	편두통의 일반적 증상은 불안하고 우울감을 동반한다. 피로한 기색을 보이고 전신적 부종을 보인다. 응급실 치료는 ergotamine, Imitrex 치료이다.
편마비적 편두통	편마비적 편두통은 입술과 사지의 감각이 떨어지고 때때로 양측 사지의 허약함과 마비가 있다.
편두통에 상당한 두통	편두통에 상당한 두통은 모든 머리에 통증을 가지지 않는 편두통의 형태를 포함한다.
안과적 편두통	안과적 편두통의 증상은 두통과 3차 신경의 마비를 일으킨다. 영아나 초기 아동기에 나타난다. 만약 치료하지 않으면 청력과 시력을 상실하게 된다.

제 2 절 호흡곤란

호흡곤란이란 스스로 호흡하기 어려워 불편하고, 노력성 호흡을 지각하는 환자의 반응이다. 성인의 분당 호흡수는 약 12회 정도이고 빈호흡은 분당 20회 이상이며, 이것은 보통 호흡곤란의 첫 징후이다. 기좌호흡은 호흡곤란의 다양한 형태 중 천식, 폐부종, 폐기종 환자에서 나타나는데 서거나 똑바로 앉은 자세를 취해야 편안하게 호흡할 수 있는 것이고, 좌심실 부전과 뇌손상 및 생명이 끊어질 때 보이는 체인스톡(Cheyne-Stokes) 호흡상태는 무호흡과 과호흡이 교대로 나타나는 것이다. 한편 Kussmaul 호흡은 깊고 빠른 호흡으로 대사성 산독증이나 신부전으로 야기되는 뇌의 호흡중추 자극으로 생기는 것이다.

1. 초기 사정과 중재

호흡곤란 환자는 초기에 빈맥을 나타내고 심각한 저산소증일 경우에 서맥이 나타난다. 저산소증 환자의 피부는 창백한데, 일반적으로 청색증은 저산소증 후기에 나타나지만 만성 폐쇄성 폐질환을 갖고 있는 환자는 지속적으로 중심성 청색증이 나타난다. 그러므로 호흡곤란 환자들은 초기에 청색증이 나타나지 않는다는 것을 알 수 있다.

간호사는 호흡곤란 환자의 사정과 동시에 증상을 완화시키기 위한 즉각적인 응급관리를 수행해야 하고 이후에 호흡곤란을 일으킨 원인을 조사해야 한다. 호흡곤란은 휴식이나 운동할 때, 누울 때, 알레르기와 같은 물질에 노출될 때 발생할 수 있고 흉통이나 흉부 불편감 및 팔이나 목과 턱으로 방사되는 통증을 동반할 수 있으며 호흡곤란과 함께 발목이나 발에 부종, 비의도적 체중감소와 식욕상실, 비일상적인 피로 및 발한, 누런색, 녹슨 색의 객담이나 점액 또는 혈담, 발열, 천명음이나 휘파람 소리 같은 호흡, 지속적이고 만성적 기침, 푸르스름한 입술 색깔이나 손가락, 어지럼증, 곤봉 모양의 손가락도 호흡곤란과 동반되어 나타난다.

호흡곤란 환자의 중재로 가장 중요한 우선순위는 산소공급이다. 비강 캐뉼라로 산소를 전달하면 산소마스크보다 덜 자극적이므로 환자가 잘 견디며, 분당 1~6L의 속도로 24~44%의 산소공급이 가능하다. 그러나 산소 유량이 분당 4L 이상일 경우에는 환자의 불편감과 두통이나 점막의 건조 등이 야기된다. 벤츄리 산소마스크는 산소농도 24~60%로 호흡곤란 환자에게 정확한 산소의 양을 전달할 수 있다. 비재호흡 마스크는 약 95% 산소농도로 분당 12L의 산소를 공급하고, 저장백은 일방식 밸브로 내쉰 공기가 산소 저장백으로 들어가는 것을 막는다. 간호사는 산소공급 시 환자가 산소치료를 시작한 날짜와 시간, 공급물품의 종류, 산소유량, 호흡노력 양상, 호흡음, 피부색, 환자의 의식상태 등의 변화를 정확하게 기록하여야 한다. 또한 모든 기록과 서명이 정확한지 확인해야 하며 환자의 상태 변화에 따라 산소필요량이 변하기 때문에 환자가 공급받고 있는 산소의 양과 산소공급의 효과를 규칙적으로 모니터링해야 한다.

맥박산소계측기는 맥박과 헤모글로빈의 포화도를 측정하는 것으로 건강한 성인의 말초산소포화도 수준은 95~98%이고, 호흡부전 환자는 85~90%이다. 만성호흡기 질환을 가진 사람들은 85~90%의 낮은 산소포화도를 견딜 수 있지만 일반적으로 산소포화도가 90% 이하로 떨어지면 호흡부전을 나타낸다. 97% 이상의 산소포화도를 갖고 있는 환자는 산소공급이 더 이상 유용하지 못하며 산소포화도가 거의 100%로 유지되면 의사는 산소 사용 여부를 재평가해야 한다.

호흡곤란 환자에 대한 간호교육은 금연, 알레르기, 먼지 및 독성물질의 노출과 체중증가를 피하고 규칙적인 운동을 하도록 하는 것이다. 심인성 호흡곤란 환자는 약물복용과 소금섭취를 피하게 하고, 체액상태를 매일 모니터링하고 증상을 완화시키는 활동계획을 세우도록 격려해 주어야 한다.

호흡곤란을 감소시키는 입술을 오므린 호흡법은 환자의 호흡양상을 향상시키고, 횡격막의 움직임을 지지하며, 분당 호흡수를 감소시킨다. 입술을 오므린 호흡법은 만성 폐쇄성 폐질환 환자의 중요한 생존기술로 입원율을 감소시키며, 부작용 없이 필요할 때마다 환자가 스스로 적용할 수 있다. 따라서 이러한 환자에게 입술을 오므린 호흡법은 가장 우선적인 간호중재이다. 효과적인 입술을 오므린 호흡법의 결과는 환자의 분당 호흡수가 8~16회 이내이며, 흡기동안 부속근의 사용이 감소된 것으로 알 수 있다. 입술을 오므린 호흡법을 통한 환자의 호기가 연장은 환자의 호기가 흡기의 2배가 되며, 호기 동안 지속적인 공기 흐름이 유지되고, 호흡곤란의 감소로 확인할 수 있다.

(1) 초기 사정

- 주관적 사정
  - 환자가 호소하는 호흡곤란 증상을 적는다.

- 객관적 사정
  - 의식상태를 확인한다(기민, 기면, 혼미, 반혼수, 혼수).
  - 기도개방성을 확인한다.
  - 호흡상태를 사정한다(정상, 얇고 빠른 호흡, 호흡부속근 사용).
  - 호흡음을 청진한다(정상, 악설음, 수포음, 천명음 등).
  - 피부색을 확인한다(정상, 창백, 청색, 회색, 황달).
  - 활력징후를 확인한다.
  - 맥박산소계측기로 산소포화도를 측정한다.

(2) 초기 중재

- 분당 2~3L 산소를 비강 캐뉼라로 투여한다.
- 동맥혈 가스와 응급검사를 체크하고 결과를 확인한다.
- 반좌위를 취해준다.
- 정맥혈관을 확보하고 수액을 공급한다.
- 처방된 약물요법을 실시한다(기관지확장제, 항불안제 등).
- 심전도와 흉부 엑스레이를 체크하고 결과를 확인한다.
- 필요 시 소변량을 체크하기 위해 유치도뇨관을 삽입한다.
- 심전도, I/O, 활력징후, 의식상태, 산소포화도, 동맥혈 가스분석, 정맥주입속도 등을 확인한다.
- 도착 시 기관내 삽관된 환자를 세심하게 모니터한다(흡인과 소생백 사용 필요성, 산소포화도, 동맥혈 가스분석 등).

(3) 진단검사

신체검진과 산소포화도, 동맥혈 가스, 흉부 단순 촬영, 12 유도 심전도 및 기타 혈액학적 검사를 포함한다. 동맥혈 가스는 폐의 환기 능력과 이산화탄소를 적절히 제거하는지를 반영하는 것으로 맥박산소계측기를 사용하여 산소포화도를 측정하면 여러 번의 동맥천자를 줄일 수 있다.

심인성 호흡곤란의 경우에는 12 유도 심전도, 심장초음파, 심장의 펌프기능을 측정하는 핵의학검사, 심장의 혈관 폐쇄를 평가하기 위한 스트레스 검사 등이 포함된다. 12 유도 심전도 결과로 심근의 허혈, 경색, 부정맥을 평가하며 초음파검사로 심장벽 운동, 박출계수, 판막

기능을 사정할 수 있다.

폐인성 호흡곤란은 폐기능 검사, 폐활량계 등이 적용되는데 노인환자를 위한 침상 폐활량계는 기도상태의 정보를 제공하고, 폐질환의 심각성을 수량화시키며, 비침습적이고 비용 효과적이다.

2. 이차 사정과 질환별 관리

응급실에 내원하는 호흡곤란 환자들은 심인성과 폐인성으로 나눌 수 있다. 폐인성 호흡곤란의 원인 질환은 천식, 만성 폐쇄성 폐질환, 폐렴, 기흉, 폐암, 폐색전증 등이고, 심인성 호흡곤란의 원인은 좌심실 부전, 폐부종, 울혈성 심부전 등이다. 만성 폐쇄성 폐질환을 이루는 폐기종과 만성 기관지염은 신체검진 시 호흡음이 감소하고 호기가 지연되며 호기 시 천명음이 잘 들린다. 천식환자는 주로 흡기와 호기 시에 천명음이 나타나고, 부속근의 사용과 역리호흡(paradoxical breathing) 양상으로 긴박한 호흡부전을 알 수 있다. 또한 폐렴은 급성 호흡곤란을 초래하고, 발열, 농성 객담을 생성하는 기침과 흉통을 동반하며 청진상 둔한 소리가 들리고 호흡음이 감소한다.

폐인성 호흡곤란 환자 중 만성 폐쇄성 폐질환 환자의 첫 번째 관리는 산소공급으로 산소포화도의 농도를 90% 이상 유지하는 것이다. 산소는 비강 캐뉼라나 벤츄리 마스크를 통해 투여하고 환자의 동맥혈 이산화탄소 분압이 50mmHg 이상이면 산소포화도 모니터링은 동맥혈 가스를 통해 분석되어야 한다. 이산화탄소의 저류로 호흡부전이 악화되면 기계적 환기가 필요하다. 기계적 환기를 고려하는 호흡부전 환자는 산소공급에도 불구하고 지속적인 저산소혈증, 의식상태의 저하 등을 나타낸 환자이다. 기관내 삽관을 돕는 약물로 항불안제, 진정제, 신경근육차단제 등이 쓰인다.

만성 폐쇄성 폐질환 환자에게 권고사항으로는 금연과 약물치료로 장 · 단기 작용 기관지확장제 및 항생제 투여, 흡인용 코르티코스테로이드를 사용하여 악화 방지와 좋은 건강상태를 유지시키는 것이다. 약물요법으로 스테로이드, 기관지확장제 및 점막용해제는 네블라이저로 사용될 수 있는데, 네블라이저 사용 시 마우스피스를 똑바로 물고 사용하여 피로와 과환기가 초래되지 않도록 주의시켜야 한다. 또한 비약물적 중재로는 입술을 오므린 호흡법과 복식호흡 및 이완요법 등이 사용된다.

천식 환자에 있어 우선적인 관리는 산소의 공급과 기관지확장제의 투여이다. 맥박산소계측기로 측정한 환자의 산소포화도가 90% 이하거나 동맥혈의 산소분압이 60mmHg 이하이면 충분한 산소를 공급해야 한다. 약물요법으로는 항콜린성 제제, 베타항진제 등을 네블라이저로 수행하고 아미노필린 제제, 항생제 등을 투여한다. 간호사는 환자에게 처방된 베타 항진제나 항콜린성 제제를 첫 1시간 동안은 매 20분마다 4번씩 네블라이저로 투여한다. 네블라이저 수행 후에 폐활량계로 측정한 환자의 최대 호기량 속도나 1초 노력 호기량이 70% 이상인 경우는 호전된 증상으로 간주한다.

한편, 심인성 호흡곤란 중 폐부종은 심한 호흡곤란이 나타나고 수포음이 전 흉부에서 들리거나, 천명음, 분홍색의 거품나는 객담 등이 나타난다. 울혈성 심부전 환자들은 밤에 급성 호흡곤란으로 자다가 깨는 발작성 야간 호흡곤란, 기침이나 누울 때의 호흡곤란, 경정맥의 확장, 발목이나 발의 부종, 활동으로 인한 비일상적인 피로와 호흡곤란, 체액으로 인한 몸무게 증가 등을 나타낸다.

폐부종 환자의 첫 번째 관리는 가스교환을 증진시키기 위해 산소 마스크를 사용하여 5~10L의 산소를 공급해주고 폐의 수분 정체를 감소시키기 위해 좌위를 취해주거나 하지를 하강시킨다. 약물요법은 이뇨제, 혈관이완제, 강심제, 항불안제제 등이 처방된다. 간호사는 환자에게 투여된 약물의 부작용을 관찰하여야 한다. 즉, 환자에게 이뇨제를 투여한 경우, 소변량을 주의깊게 체크하고 혈관이완제인 니트로글리세린(nitroglycerin)을 투여한 경우, 혈압하강이 위험한 수준인 지를 모니터해야 하며, 강심제인 디곡신(digoxin)을 투여한 경우는 서맥을 관찰한다.

울혈성 심부전증 환자의 응급관리는 산소의 공급과 침상안정을 제공하고, 누울 때 호흡이 곤란한 환자는 베개를 사용하여 침대머리를 상승시킬 필요가 있다. 약물요법으로는 니트로글리세린와 같은 혈관이완제, 이뇨제 등을 투여하고, 베타 항진제 등은 네블라이저로 투여한다. 간호사는 약물투여 후 부작용을 관찰하고 환자의 심전도, 맥박산소계측기, 활력징후 등의 심맥관계 상태를 모니터해야 한다. 또한 이뇨제 투여 시 필요하면 유치도뇨관을 삽입하여 소변량을 체크해야 한다.

(1) 이차 사정

- 호흡곤란과 동반된 증상을 사정한다.
  - 기침(마른, 밤에 심해지는, 운동과 추운날씨로 인해 야기되는, 천명음 동반되는)
  - 천명음
  - 객담(농성, 진한, 양이 많고 거품이 나는)

- 호흡곤란 증상을 악화시키는 요인을 사정한다.
- 호흡곤란 증상을 완화시키는 요인을 사정한다.
- 위협적 환경의 경험을 사정한다(화학물질 폭발사고, 알레르기에 노출 등).
- 사회력과 생활방식을 사정한다(흡연, 알코올섭취, 약물남용, 수면상태).
- 영양상태를 사정한다(정상, 악액질, 탈수, 비만).
- 산소요법의 치료 경력 유 · 무를 사정한다.

(2) 호흡곤란 관련 질환별 관리

① 만성 폐쇄성 폐질환(chronic obstructive pulmonary disease; COPD)

주로 만성 기관지염과 폐기종에 의해 유발되는 만성 호기성 폐쇄상태를 말하며 기도내 염증과 기관지 경련에 의해 악화된다. 기관지확장증이 없으면 객담배출의 양은 기능적 장애와 관련없고 폐쇄의 정도는 호기성 노력성 폐활량으로 측정한다. 폐쇄 정도는 만성 폐쇄성 폐질환에서 다양하나 항상 어느 정도의 폐쇄가 존재한다.

만성 기관지염(chronic bronchitis)은 2년 연속하여 적어도 3개월 이상 객담을 동반한 기침을 유발하는 기관지의 과도한 점액생성 상태를 나타내는 질환이고, 폐기종은 폐포 중격의 파괴에 의한 종말 세기관지 원위부 확장을 의미한다. 따라서 2가지 형태의 임상양상인 pink puffer와 blue bloater 형태로 나뉜다.

■ 폐기종(emphysema)

(가) 증상과 징후

객담 양이 적으나 비교적 점액성, 호흡곤란 후 기침 발생, 흉곽 전후경 증가로 술통형 가슴, 체중감소, 호흡곤란으로 부속근육 사용, 병이 진행되면 과탄산증 말기에 호흡부전 발생, 공기부족(air hunger) 경험

(나) 진단검사

- 동맥혈 가스분석 : Pa_{O_2} 말기 감소, Pa_{CO_2} 말기 증가
- 산소포화도 : 감소
- 폐기능검사 : 전폐용량(TLC) 증가, 잔기량(RV) 증가, 폐활량 감소, FEV1/FVC 감소
- 흉부 사진 : 과팽창, 편평한 횡격막, 횡격막 운동 제한(그림 3-1)

■ 만성 기관지염(chronic bronchitis)

(가) 증상과 징후

만성 기침과 객담 배출, 경도의 호흡곤란, 청색증, 체중증가, 청진상 거친 수포음과 천명음

(나) 진단검사

- 동맥혈 가스분석 : 50~60mmHg로 높은 이산화탄소분압, 45~60mmHg로 낮은 동맥내 산소분압
- 폐기능검사 : 최대 호기유량 감소, 잔기량은 중등도로 증가, 확산능력은 정상이거나 약간 감소
- 흉부사진 : 심비대, 만성염증, 울혈성 폐병변(그림 3-2)

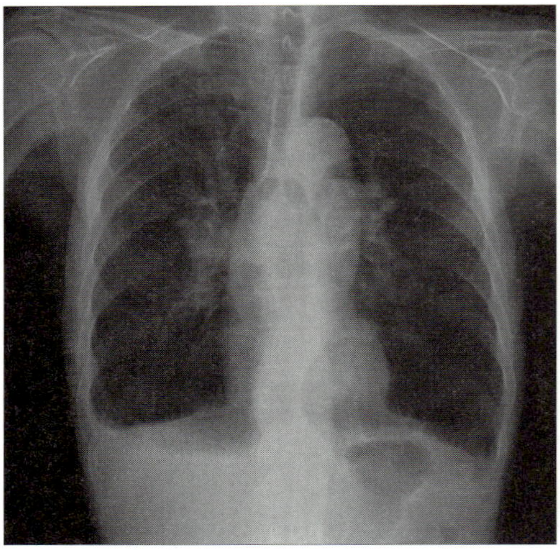

그림 3-1 오른쪽 하부 폐와 왼쪽 중간에서 하부 폐에서 보이는 폐기종 소견

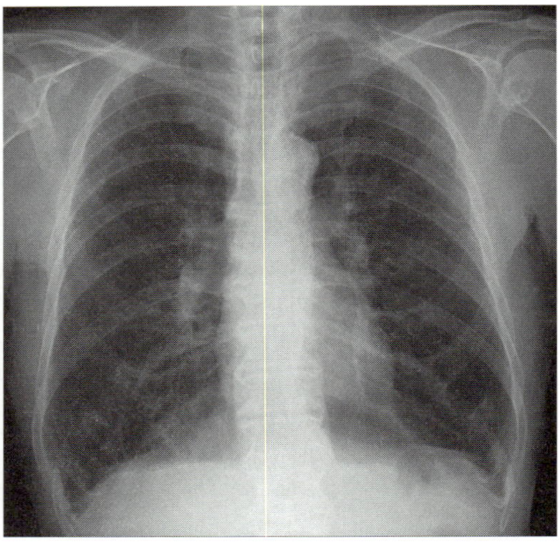

그림 3-2 양쪽 폐 하부에 폐기종과 만성 기관지염이 혼합된 COPD

(다) 치료 및 간호

- 화농성 객담양의 증가나 점도 증가 시 감염의 신호로 항생제를 투여한다.
- 교감신경흥분제, 항콜린제는 기관지 근육의 장력을 감소시켜 증상완화를 일으킨다. 항콜린성 제제인 ipratropium은 6~8시간마다 2 puff MDI 형태로 사용한다(그림 3-3, box 3-1).
- 전신성 glucocorticoid 투여는 다른 치료가 효과가 없고 단지 객관적인 호전만을 보일 때 고려할 수 있다.
- Prednisone은 하루에 30mg으로 시작하여 연속적으로 폐기능검사를 시행하여 반응

Box 3-1

MDI 사용을 위한 지침

1. 뚜껑을 제거하고 흡입기를 30초간 흔든다.
2. 검지를 용기 꼭대기에 얹고 흡입기를 똑바로 잡으며 엄지손가락은 용기의 밑에 놓는다.
3. 코를 통해 숨을 들이마시고 천천히 입을 오므리고 숨을 내뱉는다.
4. 입을 넓게 벌리고 입에 $1\frac{1}{2}$ inch 정도 안쪽으로 흡입기를 잡는다. 머리를 약간 뒤로 젖히고 흡입기를 목 뒤쪽을 향하여 넣는다. 만약 이것이 너무 어렵다면 혀와 치아를 입구로부터 멀리 떨어뜨려 놓고 입술을 마우스피스 주위로 오므린다.
5. 검지손가락으로 통의 윗부분을 아래로 누르면서 입을 통하여 천천히 심호흡을 한다. 누름과 동시에 들이마셔야 한다.
6. 약이 폐까지 퍼질 동안 10초간 입을 다물고 숨을 멈춘다.
7. 입을 오므리고 천천히 숨을 내쉰다.
8. 만약 다시 반복하려면 최소한 1분간 기다려야 한다.
9. 플라스틱 손잡이를 최소한 하루에 한 번 따뜻한 물로 씻고 공기 중에 말리면 마우스피스 내로 박테리아 번식은 없을 것이다.
10. 만약, 스테로이드 흡입기를 사용한다면 입이나 목의 진균감염을 예방하기 위해 사용 후 물이나 양치약으로 입을 헹구어야 한다.

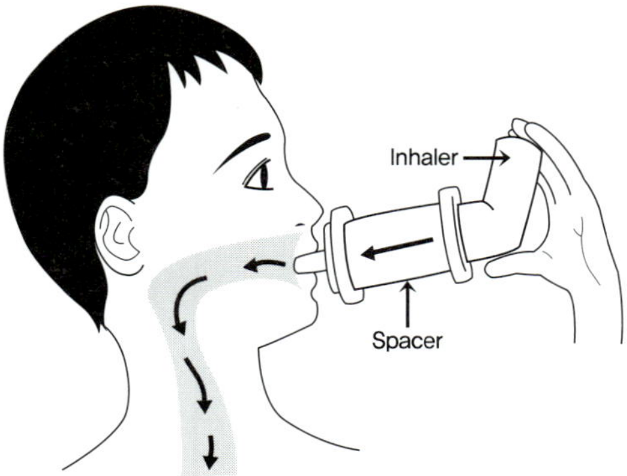

그림 3-3 MDI

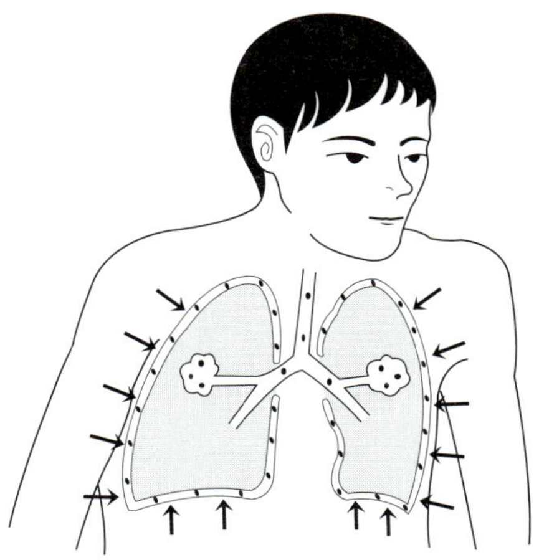

그림 3-4 입술 오므린 호흡

의 정도를 평가한다.

- 기관지 분비물을 묽게 하도록 수액을 공급한다.
- 과다한 객담을 배출하는 경우 필요 시 흡인간호를 실시한다.
- 입술 오므린 호흡법을 교육한다(그림 3-4).

- 산소분압이 55mmHg 이하인 심한 저산소증인 경우 지속적인 산소공급을 수행한다.
- 산소요법으로 인해 야기된 문제를 확인한다(호흡수와 깊이 감소, 두통, 상기된 피부색, 혼돈에서 혼수까지 진행되는 행동변화).
- 사용된 약물의 부작용을 관찰한다.

② 천식(asthma)

다양한 자극으로 인해 하부 기관지의 발작적이며 가역적인 폐쇄로 환자의 활동 제한 없이 경도에서 중증 그리고 생명을 위협하는 정도까지 다양한 증상을 나타낸다.

(가) 증상과 징후

천명음, 호흡곤란, 기침, 열, 객담배출, 다른 알레르기 질환력, 과거 천식발작, 신체검진상 빈호흡, 빈맥, 부속 호흡근 사용, 청색증, 기이맥, 호기 연장

(나) 진단검사

- 동맥혈 가스분석 : 발작 시 저산소혈증, 저탄산혈증과 호흡성 알칼리증 및 호흡근육 피로와 기도내 폐쇄로 인해 이산화탄소 분압 증가
- 폐기능검사 : 1초 노력 호기량(FEV1), 노력 폐활량(FVC), 최대 중간호기 유량(MMEFR), 최대 호기유량(PEFR), FEV1/FVC 감소, 잔기량(RV), 전폐용량(TLC)은 기관지폐쇄 시 증가, 폐 CO 확산능력(DLCO) 정상이거나 약간 증가
- 전혈구 검사 : 호산구 증가, Ig E 증가
- 객담검사 : 호산구증

(다) 치료 및 간호

약물치료의 종류는 다음과 같다.

- 교감신경 자극제 : 흡입요법은 가장 빠르고 효과적이며, metaprotereno, terbutaline, fenoterol, albuterol, catecholamine을 분무기나 MDI로 투여한다.
- Mehtylxanthines : Theophylline과 다양한 제제들은 혈중농도를 5~15ug/mL로 유지하여 구강이나 혈관내로 투여한다.
- 당질코르티코이드 : 매일 한 번 40~60mg의 prednison 사용하고 3~5일 간격으로 50%씩 줄여간다.
- 항콜린제 : 흡입성 atropin, ipratropium은 MDI 형태로 6시간마다 2puff씩 사용한다.
- Cromolyn, Nedocromil sodium : 예방적 목적으로 만성천식에서 유용하며 급성발작에는 유용하지 않고, 하루에 2puff로 MDI나 분무형으로 투여하며, 4~6주 정도 투

여 후 효과를 판정한다.

- 흡입성 β_2 효능제 : 급성 천식 발작에 가장 효과적이며, 급성 발작이 소실될 때까지 2시간마다 3회씩 매 20분마다 투여한다.
- Aminophylline을 투여한다.
- 기이맥, 호흡부속근 사용, 심한 흉곽 과팽창의 경우 심한 기도폐쇄를 의미하므로 동맥혈 측정과 최대호기류 속도/ FEV1을 모니터링한다.
- PEFR 또는 FEV1 이 기대치의 20% 이하이거나 치료 1시간 후 2배가 안 되면 steroid 제로 치료한다.
- 응급치료 후 기저치의 70% 이상으로 PEFR가 호전 안 되면 입원치료가 필요하다.
- 사용된 약물의 부작용을 관찰한다.
  - 항콜린성 제제 : 구강건조, 기침, 두통, 불안, 위장관 불편감 등
  - β_2 효능제 : 오심, 불안, 심계항진, 진전, 빈맥 등
  - 장기작용 스테로이드 제제 : 고혈당, 백내장, 피부색 변화, 수분정체, 얇은 피부 등
  - 기관지확장제(Aminophylline) : 부정맥, 경련, 구토, 위장관 불편감 등

③ 급성 호흡부전(actue respiratory failure; ARF)

산소분압이 평상 시보다 10~15mmHg 이상 감소하거나 이산화탄소분압이 증가하고 pH가 7.30 이하로 감소한다.

(가) 증상과 징후

호흡곤란, 기침, 객담

(나) 진단검사

- 동맥혈 가스분석 : Pa_{O_2} 60mmHg 이하, Sa_{O_2} 90% 이하, P_{CO_2} 50mmHg 이상

(다) 치료 및 간호

- 산소분압이 평균 50mmHg가 되도록 nasal prong으로 1~2L/min, venturi mask로 0.24L/min의 가장 낮은 산소를 투여하여 산소포화도를 유지한다. 일부 환자에서 산소화가 호전이 되나 이산화탄소분압이 증가하고 산증을 보이면 기계적 호흡이 필요하다.
- 항생제로 감염을 치료한다.
- 만성 심부전으로 인한 호흡부전 시는 이뇨제를 사용한다.
- 체위변경으로 객담 배출한다.

- Aminopylline이나 1~2시간 간격으로 흡입성 교감신경제제, 매일 30mg의 prednison를 투여하여 기관지 수축을 가역화시킨다.
- 마스크로 비침습성 양압환기를 사용할 수 있다.

④ 울혈성 심부전증(congestive heart failure)

심부전은 심장이 조직의 대사에 필요한 혈액을 충분히 공급하지 못하거나 비정상적으로 높아진 충만압에서만 일을 하는 상태이다.

(가) 증상과 징후

말초조직의 부적절한 관류로 인해 피로, 호흡부전, 심장내 충만압의 증가로 기좌호흡, 발작성 야간성 호흡곤란, 말초부종, 경정맥 확장, S3, 폐울혈로 인한 수포음, 흉막삼출액으로 인한 탁음, 간비대, 복수

(나) 진단검사

- 흉부 X선 : 심비대, 폐혈관의 재배치, Kerley B line, 흉막삼출액이 보임, 심초음파나 방사핵종심실조영술 : 좌심실 수축
- 심초음파 : 판막성이나 심낭성 또는 선천성 심질환 등의 기저질환 확인, 관상동맥질환에 의한 전형적 국소 심벽 운동장애 확인

(다) 치료 및 간호

- 심장의 부하를 줄인다 : 침상안정하고 육체적 활동의 감소, 심부정맥혈전증 예방을 위해 헤파린 5,000U를 하루에 2번씩 투여한다.
- 지나친 체액저류를 조절한다 : 식이성 염분을 제한한다(짠음식을 제거한다). 진행성 울혈성 심부전 시 염화나트륨은 하루 2g 정도 허용한다.
- 희석성 저나트륨혈증 시 수분섭취를 제한한다.
- 루프계 이뇨제, 즉 furosemide 하루에 20~120mg씩 경구 혹은 정맥주사로 투여한다.
- 칼륨보존 이뇨제는 칼륨소실을 감소시키는데 유용하나 안지오텐신 전환효소 억제제를 투약받는 환자는 고칼륨혈증에 유의해서 사용한다.
- 혈관확장제로 정맥이완제, nitrates는 폐울혈을 감소시킨다.
- ACE inhibitor는 증상이 없는 좌심실기능부전 환자에게 울혈성 심부전 발생을 지연시킨다.
- 혈관확장제들은 체액량 부족환자에서 심각한 저혈압의 원인이 될 수 있다.
- nitroprusside는 전신혈관 저항이 현저히 증가한 환자에서 강력한 혈관 확장작용을

한다.

- digoxin은 현저한 수축기능장애, 심방세동과 빠른 심실 박동수를 보이는 환자에서 유용하다. digoxin 부하용량은 24시간에 걸쳐 투약한다. 0.5mg 경구나 정맥주사 이후 6시간 간격으로 0.25mg 씩 투약해서 총 1.0~1.5mg 투약한다. 이후 용량은 나이, 체중 및 신장기능에 따라 다르다.
- 베타 아드레날린 수용체 차단제는 일반적으로 심한 울혈성 심부전에서 사용을 피한다.
- 1~5㎍/kg/min, 소량의 dopamine은 이뇨작용을 촉진시키고 고용량은 수축을 증가시킨다.
- 2.5~10㎍/kg/min의 dobutamine은 말초혈관 수축이나 빈맥없이 심박출량을 증가시킨다.
- 심혈관상태를 활력징후, 맥박결손, 피부색 등으로 관찰한다.
- 산소요구량을 감소시키기 위해 활동을 제한한다.
- 약물의 부작용을 관찰한다

⑤ **폐성심**(cor pulmonale)

우심실 확장은 원발성 폐질환으로 인해 우심실비대를 유도하고 우심부전을 가져온다.

(가) 증상과 징후

호흡곤란, 기침, 피로와 가래, 빈호흡, 청색증, 곤봉지 손가락, 우심실부전이 심한 경우 경정맥압 증가, 복수를 동반한 간종대, 하지부종

(나) 진단검사

- 심전도 : 우심방확장 소견으로 인한 빈맥성 부정맥
- 흉부 X선 사진 : 우심실과 폐동맥 확대 소견, 폐 고혈압이 있으면 폐동맥 분지가 점차 가늘어짐
- 심초음파 : 우심실비대 증상

(다) 치료 및 간호

- 기관지확장제를 투여한다.
- 항생제를 투여한다.
- 우심실부전 시 저염분식이, 이뇨제를 치료한다.
- digoxin 투여 시 저산소증, 과탄산증, 산혈증 때문에 digitalis 중독증이 증가하므로

주의깊게 투약한다.

- 루프계 이뇨제는 반드시 호흡을 억제하는 심각한 대사성 알칼리증을 방지하면서 투약한다.
- 와파린(warfarin)에 의한 장기적인 항응고제 치료는 우심부전으로 인한 폐고혈압이 있으면 적응증이 된다.

⑥ 폐색전증(pulmonary embolism)

심부정맥혈전증의 혈괴가 골반이나 하지에서 떨어져 나와 초래되는 질환으로 원인은 장기 부동, 수술, 비만, 노령, 과응고력, 혈전성 색전증 과거력, 울혈성 심부전증, 심근경색증, 에스트로겐 요법 등이다.

(가) 증상과 징후

빈호흡, 빈맥, 늑막성 흉통, 악설음, 건성 기침, 우심실비대, 객혈, 흡기와 호기 시 흉통, 경정맥 팽창, 실신, 청색증, 저혈압, 기타 오심, 구토, 전신권태감, 점상출혈, 미열 등

(나) 진단검사

- EKG : 우심실 비대
- 동맥혈 가스분석 : 초기에 저산소혈증과 저탄산혈증, 이후 호흡성 알칼리증 발생하나 차츰 P_{CO2}가 상승하여 호흡성 산증 유발됨
- CT : 폐동맥에 혈전이 있는 것이 확인됨

(다) 치료 및 간호

- 비강 산소 투여, 심한 저산소혈증은 기계적 환기가 필요하다.
- 수액, 약 주입위한 정맥선을 확보한다.
- 폐동맥촬영술, 혈액역동측정, 동맥혈 가스분석 검사, 관류 폐조사를 수행하여 심인성 쇼크를 동반하는 우심부전 초래 가능성을 사정한다.
- 심각한 심인성 쇼크상태가 온다면 응급으로 tPA, streptokinase, urokinase 등의 혈전용해제로 치료한다.
- 혈전용해제를 쓸 수 없는 환자의 경우(box 3-2)는 수술을 통해서 혈전을 제거한다.
- I/O 위해 유치도뇨관을 삽입한다.
- 저혈압 경우 심근 수축력 증가 위해 amrinone, dobutamine을 투여한다.
- 폐동맥압 상승으로 심장 수축력 감소 시 혈관확장제 nipride를 투여한다.
- 우심부전을 관찰하기 위해 심전도을 모니터링한다.

Box 3-2

혈전용해제 사용 금기

- 현재 출혈이 있거나 최근에 출혈 경험이 있는 경우
- 출혈이 있거나 또는 없는 뇌졸중
- 척추질환
- 최근에 두부 외상이나 수술을 한 경우
- 10일 안에 수술이나 화상의 경험이 있는 경우
- 생검이나 다른 침습적 검사를 경험한 경우
- 조절되지 않은 고혈압
- 혈액응고장애가 있는 경우

- 중탄산소다 투여로 산증을 교정한다.
- 강심제, 이뇨제, 항부정맥제를 투여한다.
- 전해질, BUN, CBC를 체크한다.
- 동맥혈 가스를 분석하여 기계환기를 적용한다.
- Morphine을 투여하여 불안을 제거하고 흉통을 완화한다.

⑦ 급성 폐수종(acute pulmonary edema)

좌심실 이완기말 압력/좌심방압 증가로 인해 폐정맥압과 모세관 압력이 증가하고 폐모세관 압력이 혈관내 삼투압보다 크면 수분, 염분을 폐포 안으로 밀어내어 수분이 폐포로 누출되고 수분이 찬 폐포는 가스교환이 안 되어 산소화되지 않은 혈액이 좌심방으로 유입되어 발병한다. 원인은 심부전 합병증으로 손상된 심장의 지속적 부담, 급성 심근경색증으로 심장근육 손상, 자극적인 가스 흡입, 약물중독, 신경인성 폐수종, 정맥수액 과잉투여 등이 있다.

(가) 증상과 징후

악설음(crackles), 핑크색의 거품나는 객담(pinkish frothy sputum)이 수반되는 기침, 청색증, 피곤, 호흡곤란, 불안, 창백, 기좌호흡, 천명음, 경정맥의 확장, 제3심음, 발목 부종 등

(나) 진단검사

- 폐모세혈관 쐐기압이 25mmHg 이상

(다) 치료 및 간호

- 산소요법으로 안면 마스크, 간헐적 기도양압(intermittent positive pressure breathing; IPPB), 지속적 기도양압(continuous positive airway pressuure; CPAP)

를 사용한다.

- 산소요법에도 불구하고 효과 없으면 기도내관 삽관, 기계호흡을 적용한다.
- 호기말양압을 이용하여 100% 산소 투여로 정맥귀환량 감소/폐울혈을 완화시킨다.
- 동맥혈 가스분석으로 산소투여량을 조절한다.
- Morphine sulfate를 투여하여 불안과 호흡곤란을 감소시킨다.
- Morphine sulfate를 투여하는 경우, 호흡억제 증상을 관찰하고, 길항제인 naloxone hydrochloride을 준비한다.
- Digitalis 투여하여 심근 수축력과 심박출량을 증진한다.
- 이뇨제인 Furosemide를 투여하여 말초 정맥내에 혈액 정체로 폐울혈을 완화시킨다.
- Aminophylline 정맥으로 투여하여 기관지 확장으로 기관지 경련을 감소시키고 소변량을 증가시키며, 심박출량을 증가시킨다.
- 혈관확장제인 sodium nitroprusside 투여로 말초혈관에 혈액정체를 유도한다.
- 다리와 발은 침대 아래로 하고 좌위를 취해주어 정맥 귀환량을 감소시키고 우심실 박출량을 감소시켜 폐울혈 및 전부하를 감소시킨다.
- 심리적 지지로 환자를 안정시킨다.
- 혈압, 맥박, 호흡 수, 심전도, 동맥혈 가스, 산소포화도를 모니터한다.
- 1시간 간격으로 섭취량과 배설량을 관찰한다.
- 필요하면 유치도뇨관을 삽입한다.
- 약물의 부작용을 관찰한다;
  - 이뇨제(lasix); 저혈압, 증가된 심박동수, 저혈량
  - 혈관이완제(vasodilator); 저혈압
  - 강심제(digoxin); 서맥
  - 기관지확장제(aminophylline); 상심실성 빈맥, 저혈압, 두통
- 가능하면 대상자나 보호자에게 모든 치료 절차, 방법, 이유 등을 설명한다.

3. 익사와 근익사

익사(drowing)는 민물이나 바닷물 흡인 모두 환기/관류 불균형과 심각한 폐정맥혈 혼합물에 의한 저산소증을 야기한다. 흡인이 없는 대상자 경우 저산소증은 무호흡에 의한다. 오

염된 물은 입자물질에 의해 호흡성 세기관지를 막거나 물내의 병원균에 의해 위험을 나타낸다. 근익사(near drowning) 경우에 이차적 결과로 흔히 급성 호흡곤란증후군, 폐부종, 흡입성 폐렴 등이 나타난다.

(1) 초기 사정과 중재

익사 또는 근익사 환자는 무호흡에 의해 저산소증이 나타난다. 이들의 경우 성공적으로 소생되는 경우는 적다. 저장성은 급성 적혈구 용해를 야기하나 이런 부작용은 매우 드물게 보고된다. 과탄소혈증이 저산소혈증보다 드물게 나타나고 신부전은 흔하지 않으나 발생한 경우 저산소혈증, 신관류 저하, 또는 드문 경우지만 혈색소뇨증이 발생할 수 있다. 따라서 가능한 빨리 물에서 환자를 구조하고 기도를 확보하고 호흡, 순환을 유지시킨다. 저체온증은 중추신경계 손상을 초래하므로 빨리 회복시켜야 한다. 무의식 환자의 경우 기관삽관으로 기도를 보호하고 산소를 투여하며 PEEP, CPAP 등의 기계호흡을 고려한다.

① 초기 사정

- 의식상태를 확인한다(기민, 기면, 혼미, 반혼수, 혼수).
- 기도개방성을 확인한다.
- 호흡상태를 사정한다(정상, 얇고 빠른 호흡, 호흡부속근 사용).
- 척주의 통증이나 압통을 사정한다(경추손상이나 압통의 경우 부동시킴).
- 순환을 확인한다(정상, 창백, 청색, 회색, 황달, 요골맥박수).
- 활력징후를 확인한다.
- 맥박산소계측기로 산소포화도를 측정한다.

② 초기 중재

- 대상자의 검사에 방해가 되는 모든 보석류와 옷을 제거하고 가운을 입힌다.
- 환기를 향상시킬 수 있는 반좌위를 취해준다.
- 정맥혈관을 확보하고 수액을 공급한다.
- 처방된 약물요법을 실시한다(dopamin, dobutrex, lasix, morphine, nitroglycerin 등).
- 활력징후 및 산소포화도를 측정하여 순환여부를 확인한다.
- 대상자에게 비재호흡 마스크로 고농도의 산소를 투여한다.
- 눈에 있는 이물을 제거하기 위해 눈을 세척한다. 안연고 항생제를 예방적으로 사용한다.

- 귀에 이물질이 있는 경우 귀를 세척한다.
- 환자를 따뜻하게 한다. 산소나 정맥주사 주입 시 가온을 시키고, 저체온을 예방하기 위해 보온담요를 사용할 수 있다.
- 목, 머리, 어깨 주위에 보온담요를 두르게 한다.
- 따뜻한 전기나 기계적 보온담요의 사용을 고려해본다.
- 동맥혈 가스를 분석하거나 동맥관 삽입을 고려한다.
- 순환정도를 사정하기 위해 Swan-Ganz 카테터 삽입을 고려해본다.
- 필요 시 시간당 소변량을 체크하기 위해 유치도뇨관을 삽입한다.
- 필요 시 소변량을 체크하기 위해 유치도뇨관을 삽입한다.
- 기관내 삽관된 환자를 세심하게 모니터한다(흡인과 소생백 사용 필요성, 산소 포화도, 동맥혈 가스분석 등).

(2) 진단검사

신체검진과 산소포화도, 동맥혈 가스, 흉부 단순 촬영, 12 유도 심전도 및 기타 혈액학적 검사를 포함한다. 동맥혈 가스는 폐의 환기 능력과 이산화탄소를 적절히 제거하는지를 반영하는 것으로 맥박산소계측기를 사용하여 산소포화도를 측정하면 여러 번의 동맥천자를 줄일 수 있다.

(3) 이차 사정과 중재

① 이차 사정

- 심박동수, 리듬, 혈압, 호흡의 효과성, 중심체온 등을 모니터한다.
- AVPU를 활용하여 의식수준을 사정한다.
- 호흡곤란 증상을 완화시키는 요인을 사정한다.
- 위협적 환경을 경험을 조사한다(화학물질 폭발사고, 알레르기에 노출 등).
- 사회력과 생활방식을 조사한다(흡연, 알콜섭취, 약물남용, 수면상태).
- 영양상태를 사정한다(정상, 악액질, 탈수, 비만).
- 환자를 따뜻하게 유지되는지 사정한다.
- 혈액검사를 결과를 사정하고 필요 시 혈액배양검사를 계획한다.
- Swan-Ganz 카테터 위치를 사정한다.
- 유치도뇨관으로 소변배액량을 매 시간 사정한다.

- 위장관 팽만, 구토, 흡인의 위험을 감소시키기 위해 위장관 튜브의 삽입 여부를 확인한다.
- 침대 난간이 올려져 있는지 확인한다.

② 이차 중재

- 심박동수, 리듬, 혈압, 호흡의 효과성, 중심체온 등을 모니터한다.
- AVPU를 활용하여 의식수준을 지속적으로 모니터한다.
- 환자의 치료적 반응을 모니터한다.
- 약물의 효과는 약물 투여 후 20~30분마다 사정한다.
- 약물치료가 비효과적이면 약물을 한 번 더 사용하거나 다른 약물로 대체할 것인지를 담당의사에게 물어본다.
- 약물치료에 대한 부작용을 모니터한다.
- 환자의 검사결과, 흉부 X-ray 결과를 모니터하고 비정상 결과를 담당의에게 보고한다.

제3절 흉통

흉통(chest pain) 환자를 적절하게 관리하기 위해서는 빠르고 정확하게 사정을 하고, 문제를 규명하여 그에 따른 계획과 중재를 실행 후 평가하는 조직화된 과정을 수행해야 한다. 뿐만 아니라 흉통 환자에게 필요한 약물을 적절히 투여하는 것 역시 중요하다. 이 장에서는 흉통 발생 시 일차적인 응급처치(초기 사정 및 중재), 약물요법, 질환에 따른 흉통 관리에 대해 설명한다.

- 협심증(angina)
- 심근경색(myocardial infarction)
- 흉벽 통증(chest wall pain)
- 늑연골염(costochondritis)
- 늑막염(pleurisy)
- 심막염(pericarditis)
- 식도염(esophagitis)

1. 초기 사정

(1) ABC 사정(Airway, Breathing, Circulation assessment)

① 환자의 기도유지가 잘 되어 있는가?

- 환자가 말할 때나 호흡할 때 잡음이 들리지 않으면 기도유지가 되어있음을 의미한다.
- 만약 기도유지가 되어 있지 않으면 구강이 청결한지, 기도 주변에 이상이 있는지를 확인한다.

② 환자의 호흡은 효과적인가?

- 피부색이 정상 범위에 있고, 모세혈관 충전(capillary refill)이 2초 이내이면 호흡이

효과적인 것이다.

- 만약 호흡이 비효과적이면 산소를 투여하고, 보조기구 사용을 고려한다.

③ 환자의 순환이 정상적인가?

- 요골동맥의 맥박이 촉지되고, 피부가 따뜻하며 건조한 것은 순환이 효과적임을 의미한다.
- 만약 순환이 비효과적이면 횡와위를 취하고, 정맥을 확보하여 일시용량(blous)으로 수액 200mL를 투여한다.

(2) 환자의 신원, 주호소, 현병력을 사정한다

① 신원 파악(patient identification)

- 환자의 이름, 나이, 성별, 현재까지 자신을 돌봐 주고 있는 주치의, 동거유무 등을 확인한다.

② 주호소(chief complaint)

- 직접 인용을 하여 주호소를 작성한다.
- 인용의 출처를 작성한다. 예) 환자, 홍길동 준의료인, 김영희 손녀

③ 현병력(history of present illness)

- 흉통이 언제부터 시작되었는가?
- 흉통이 여전히 진행되고 있는지 아니면 해결이 되었는가?
- 흉통이 있는 동안
  - 흉통이 언제부터 시작되었는가?
  - 흉통이 시작될 때 환자는 무엇을 하고 있었는가?
  - 흉통을 일으킬 만한 사건이나 활동이 있었는가?

④ 간헐적인 흉통이나 해결된 흉통이 있는 동안

- 며칠, 몇 주 또는 몇 달 동안 흉통이 있었는가?
- 흉통이 얼마나 자주 있었는가?
- 흉통이 얼마나 지속되었는가?
- 흉통을 일으킨 사건이나 활동이 있었는가?

⑤ 흉통의 양상은 어떠한가?

- 흉통의 특성이 어떤가? 예) 날카롭게 찌르는 듯함, 타는 듯함, 쥐어짜는 듯함, 누르는 듯한 느낌

- 통증을 더 악화시키거나 호전되게 하는 것이 있는가?

⑥ 흉통의 부위가 어디인가?

- 몸의 다른 부분(턱, 팔, 목)으로 방사되는가?
- 통증의 강도는?

⑦ 통증과 연관된 다른 증상들이 있는가? 예) 숨이 참, 오심, 구토

⑧ 환자가 심장질환이 있는가?

⑨ 최근에 팔을 포함한 흉부의 외상이 있었는가?

⑩ nitroglycerin(NTG)을 복용하였는가?

- 도움이 되었는가?
- 마지막으로 먹었을 때는 언제인가?

⑪ 12시간 전에 오락 약물(코카인, 마약제)을 먹었는가?

⑫ 처음에 어떤 치료를 받았고, 그것은 효과가 있었는가?

⑬ 환자가 전에도 똑같은 문제를 일으킨 적이 있는가?

- 언제였나?
- 어떤 진단과 치료를 받았는가?

⑭ 관련된 과거력이 있는가?

⑮ 환자가 먹고 있는 약이 있는가?

- 약명, 용량, 투여 방법, 빈도는 어떻게 되는가?
- 마지막 복용일이 언제인가?

⑯ 환자가 보완요법, 대체요법, 허브, 처방전 없이도 소비자가 이용할 수 있는 약(OTC), 보조제를 먹었는가?

- 이름, 용량, 투여방법, 빈도는 어떻게 되는가?
- 마지막 복용일이 언제인가?

⑰ 음식이나 약에 알레르기가 있는가?

- 알레르기의 이름은 무엇인가?
- 어떠한 반응이 나타났는가?

⑱ 만약 환자가 12~50세의 여자 환자였다면 마지막 생리기간의 첫 번째 날은 언제였는가?

(3) 진단 검사

① 흉부 X-선

② 혈액검사 : 일반혈액, 전해질, 신장기능 검사, 혈액응고, 심장지표 검사(CK-MB, myoglobin, troponin)

③ 심장검사 : 12 lead 심전도, 심장 초음파, 운동부하 검사

2. 초기 사정에 따른 중재

① 검진을 방해할 수 있는 보석을 제거하고, 환자복으로 갈아입힌 후 사정한다.

② 머리를 상승시킨다.

③ Pulse oxymetry를 포함한 활력징후를 측정한다. EKG monitor를 연결하고, 심전도의 리듬이 첫 번째로 기록된 용지는 출력하며, 리듬의 변화를 기록한다. EKG monitor와 자동 혈압기로 지속적인 모니터링을 한다.

④ 12 lead 심전도를 찍는다.

- ST 상승이나 BBB가 있을 때(심장의 상해) : 베타 블로커, 니트로글리세린, 헤파린, ACE inhibitors
- ST 하강이나 T파의 역전(심장의 허혈) : 헤파린, 니트로글리세린, 베타 블로커

⑤ 정맥 확보를 하고 필요한 혈액검사(일반 혈액검사, 일반 화학검사, 혈액응고 검사)를 시행한다.

⑥ 병원의 프로토콜대로 약을 투여한다(MONA를 일반적으로 시행한다).

- Morphine : 말초 혈관의 이완과 심장의 전부하를 줄이기 위해 사용하고 2~4mg을 정맥으로 투여한다.
- Oxygen : 산소공급을 충분하게 하기 위해 비강으로 4L/min 투여한다.
- Nitroglycerin : 관상동맥의 확장, 심근의 혈액 흐름의 증가, 전부하 및 후부하의 감소를 위해 설하로 투여한다.
- Aspirin : 혈괴 형성의 위험을 감소시키기 위해 160~325mg을 투여한다.

⑦ 신체 검진을 수행한다.

- 좌심실부전의 지표로서 폐에 액체가 고였는지를 평가하기 위해 폐음을 청진한다.
- 잡음이나 마찰음을 평가하기 위해 심음을 청진한다.

- 우심실부전의 지표로서 말초혈관 부종을 시진한다.

⑧ 혈전용해제 사용을 위해 다음과 같은 질문을 한다.

- 21일 이내에 월경을 제외한 내출혈 경험이 있었는가?
- 3개월 이내에 뇌혈관, 두개강 내, 척수 내(뇌졸중, 동정맥 기형, 종양, 수술 등) 질환의 경험이 있었는가?
- 14일 이전에 위험한 수술이나 심각한 외상의 경험이 있는가?
- 대동맥박리증이 있는가?
- 심각하거나 조절되지 않은 고혈압이 있는가?
- 출혈과 관련된 질환이 있는가?
- 흉부 외상으로 지연된 심폐소생술을 받은 적이 있는가?
- 7일 이전에 요추천자를 받았는가?
- 최근에 동맥천자를 받은 적이 있는가?
- 금식의 이유를 설명해주고, 금식시킨다.
- 침대 난간(side rail)을 올려준다.
- 환자, 가족, 간호제공자에게 간호의 방향에 대해 설명해준다.
- 환자에게 보조기구를 어떻게 사용할 것인지 설명하고, 침대에서 내려오기 전에 도움이 필요하면 요청하도록 교육한다.

3. 평가에 따른 간호중재

수행한 간호를 평가하는 중 기대되는 반대의 결과가 나타난다면 의사에게 알리고, 변화된 내용들과 의사 처방을 기록한다.

① 심박수, 리듬, ST파의 변화를 모니터한다. 만약 환자가 심장에 손상이나 허혈이 있다면 변화된 lead를 모니터한다.

- V1, V2, V3는 심장 앞부분의 허혈이나 손상을 의미
- II, III, aVF는 심장 하부의 허혈이나 손상을 의미
- I, V4, V5, V6는 심장 옆부분의 허혈이나 손상(lateral heart ischemia or damage) 의미

② 1시간 동안은 30분마다 효과적인 호흡을 하는지와 활력징후를 모니터한다.

③ 필요하면 계속적으로 사정을 한다.

④ 통증의 강도, 위치, 기간을 사정하고 NTG와 모르핀을 투여한다. 환자가 모르핀(morphine)에 알레르기가 있다면 데메롤(demerol)을 사용할 수 있다. 데메롤은 75~100mg(모르핀 10mg과 거의 같음)을 투여한다. 모르핀은 데메롤보다 mg당 10배 정도의 효과가 있다.

⑤ 약물의 치료적 효과를 모니터한다. 대부분 약의 효과는 0~10으로 평가한다.

- 약한 정도, 중간 정도, 심한 정도의 용어들은 0~10의 척도와 같은 것으로서 '0'은 통증이 없음을 의미한다.
- '10'은 통증이 극심함을 의미하지만 일반적으로 환자들이나 간호사들의 통증의 정도가 모두 같지는 않다.
- 통증 척도 도구는 일관성 있게 사용하고, 기록해야 한다.

⑥ 협심증이 있는 동안에는 심음이나 폐음을 청진한다.

- 협심증 발작 동안에는 일시적으로 나타나는 비정상인 심첨맥박, 교대맥박(약하고 강한 맥박이 교대로 나타남), S4 심음이 나타날 수 있다.

⑦ 약물투여나 치료 후 반동작용을 대비하여 주의깊게 모니터를 한다.

⑧ 만약 금식이 아니라면 음료나 음식을 제공한다.

⑨ 환자, 가족, 간호제공자들에게 간호계획을 지속적으로 제공한다.

⑩ 환자의 혈액학적 검사나 방사선 검사 결과를 체크하고, 이상 시에는 의사에게 알린 후 처방을 수행한다.

4. 퇴원 교육

① 환자에게 응급실 간호사와 의사의 이름을 알려준다.

② 환자에게 자신의 진단에 대해 알려주고, 원인에 대해서도 설명한다.

③ 흉벽이나 늑막통은 주요 문제가 아니고, 심장 발작 가능성이 낮음을 알려준다.

④ 협심증을 가진 환자에게는 이상적인 체중, 금연, 혈압 감소에 대해 교육을 한다. 협심증을 증가시키는 행동들은 피하고, 처방에 따라 NTG를 복용한다.

⑤ 처방받은 약의 복용법과 부작용 관리방법에 대해 교육한다. 마약계통의 진통제를 복용하는 동안은 위험한 업무수행이나 운전을 하지 말 것을 설명한다.

⑥ 외래 날짜를 잡아주고, 조정이 필요할 때 연락할 수 있는 전화번호나 이름, 주소를 알려준다.

⑦ 만약 흉통이 발생해 NTG로도 통증이 감소되지 않을 때, 극도로 심한 통증을 느낄 때, 팔, 목, 턱으로 방사될 때, 땀이나 오심이 있을 때에는 119에 전화할 것을 교육한다.

⑧ 위 내용을 이해했는지 알아보기 위해 시범이나 구두로 확인을 해보고, 필요하다면 재교육을 실시한다.

5. 일반적으로 사용되는 약

(1) Heparin

① 적응증 : 급성 심근경색, 예방차원에서 항응고요법, 심방세동 시 색전의 위험을 줄이기 위한 정맥 혈전 및 색전증 치료

② 용 량

- 처음 시작 시에는 일시용량 80IU/kg로 정맥 주입
- 18IU/kg/hr를 정맥으로 계속 주입
- aPTT가 1.5배~2배로 유지되도록 6시간마다 체크

③ 효과 발현 : 정맥투여 후 5분, 최고는 10분, 유지 기간 2~6시간

④ 융화성 : 포타슘, 아미노필린, 도파민, 이슈프렐, 리도카인, 네오시넵프린, 러보페드와 함께 투여 가능, 도부타민과 함께 투여 불가능

⑤ 부작용 : 출혈

(2) Lopressor(metoprolol)

① 적응증 : PSVT, 고혈압

② 용 량 : 매 5분마다 5mg을 정맥으로 천천히 투여, 최대 15mg까지 투여 가능

③ 효과 발현 : IV 투여 즉시, 20분 후 최고, 유지기간 5~8시간

④ 융화성 : activase, 데메롤, 모르핀, NTG, 헤파린 함께 투여 가능

⑤ 부작용 : 기관지 경련, 서맥(40회/min 미만), 심장 각 블럭(1도 초과), 수축기 혈압(90mmHg 미만)

⑥ 주 의 : lopressor은 아데노신, diltiazem, digoxin 투여 후 2번째로 투여되는 약물이고, 심장의 각 블럭이나 울혈성 심부전, 천식에는 금기

(3) Morphine(MSO4)

① 적응증 : 중~심한 통증

② 용 량 : 흉통시 1~4mg을 1~5분 이상 30분마다 5회 투여

소아 용량 : 50~100mcg/kg, 정맥투여, 최대 10mg

③ 효 과 : 정맥주사 시 빠르게 나타남, 최고 20분, 4~5시간 동안

④ 융화성 : 라식스(lasix)와 함께 사용 불가능, 대부분의 다른 용액과 함께 사용 가능

⑤ 부작용 : 혼돈, 진정, 저혈압, 호흡저하

⑥ 주 의 : 반전(reverse) 작용 시 narcan 0.4~2mg IV

⑦ 모니터 : 효과적인 호흡

(4) NTG SL(NTG 설하 투여)

① 적응증 : 심장의 허혈 의심

② 용 량 : 5분마다 0.3, 0.4, 0.6mg을 투여, 최대 3알

③ 효 과 : 1~3분 후, 유지 기간 30분

④ 부작용 : 두통, 홍조, 어지러움, 기립성 저혈압

⑤ 주 의 : 수축기 혈압이 90mmHg 미만 시 NTG 투여하지 않는다.

약이 용해될 때까지 1~2분 동안 혀밑에 약을 넣어두고 구강으로 음식투여 금지한다.

⑥ 모니터 : 혈압

(5) NTG ointment(NTG 연고)

① 적응증 : 심장허혈 의심자

② 용 량 : 흉부의 앞부분 1/2~2인치에 국소적으로 도포

③ 효 과 : 도포 후 30분~1시간, 유지기간 2~12시간

④ 부작용 : 두통, 홍조, 어지러움, 기립성 저혈압

⑤ 주 의 : 흉부의 앞쪽에 연고를 바르고, 심전도의 lead를 붙이는 곳이나 심장 모니터를 할 부위는 피한다. 사지에 연고를 바르는 것은 치료적인 효과를 떨어지게 하므로 바르지 않는다.

(6) NTG IV

① 적응증 : 심장허혈 의심자, 급성 심근경색, 좌심실부전, 고혈압

② 용 량 : 5mcg/min, 효과가 나타날 때까지 5분마다 5mcg/m씩 용량을 증가한다.

③ 효 과 : 정맥주사 후 즉시, 유지기간 다양함

④ 융화성 : aminophylline, bretylium, dobutamine, dopamine, inocor, lidocaine, potassium, chloride, diltiazem, famotodine, haloperidol, lidocaine, nitroprusside, pancuronium, ranitidine, streptokinase, vecuronium

⑤ 부작용 : 두통, 저혈압

⑥ 주 의 : 튜브나 라텍스 용기에 약이 묻어 약 흡수를 방해하므로 유리병이나 라텍스 용기가 아닌 것을 사용한다.

(7) 혈전용해제

① 혈전용해제 사용 적응증

- ST 분절의 상승(적어도 two contiguous leads에 1mm 또는 그 이상)이 나타난 경우
- 새로운 BBB(상해를 의미)가 나타난 경우
- 급성 심근경색의 증상과 징후가 나타난 경우
- 증상발현 시간이 12시간 미만인 경우

② 혈전용해제 금기증

- 21일 전에 내부 출혈이 있었던 자(월경은 제외)
- 3개월 이내에 뇌혈관 질환 및 두개강 내 또는 척수 내에 이상이 있었던 자
- 14일 이내에 심각한 외상이나 대수술(major operation)을 받은 자
- 대동맥 박리
- 중증 고혈압으로 조절되지 않은 자
- 출혈질환이 있는 자
- 흉부 외상 시 심폐소생술(CPR)을 늦게 받은 경험이 있는 자
- 7일 이내에 요추천자 경험이 있는 자
- 최근에 압박이 가능하지 않은 부위에 동맥천자를 한 자

③ Activase

- 적응증 : 급성 심근경색
- 용량 : 점진적 용량 증진
  - 첫 번째 용량 : 5mg IV 일시용량 투여
  - 두 번째 용량 : 0.75mg/kg을 정맥주사로 30분 이상 투여, 최대 50mg
  - 세 번째 용량 : 0.5mg/kg을 정맥주사로 60분 이상 투여, 최대 35mg

④ Eminase : 급성 심근경색 30IU를 정맥주사로 2~5분 동안 투여

⑤ Retavase

- 첫 번째 : 10unit 일시용량으로 2~5분 이상 동안 정맥투여
- 두 번째 : 첫 번째 용량 투여 30분 후 10unit를 2분 이상 정맥투여

⑥ Streptokinase : 급성 심근경색

- 용 량 : 150만(단위 없음)을 1시간 동안 정맥투여

6. 흉통과 관련된 질환별 관리

(1) 협심증

① 통증의 원인

- 심장의 산소공급량과 요구량이 맞지 않아 나타난다.
- 산소요구량이 공급량보다 많을 때 심각한 흉통이 발생한다.
- 심장에 혈액공급의 부족은 심근의 일시적인 허혈을 일으키고 이는 통증으로 나타난다.
- 관상동맥의 산소공급량은 심근의 산소요구량을 충족시키지 못한다.

② 종 류

- 안정형 협심증 : 운동 후 또는 활동 증가 시 나타나는 증상
- 불안정형 협심증 : 운동 후 및 휴식 시에도 나타나는 증상으로 각각의 사건이 지연되고, 자주 나빠진다. left main and proximal LAD 관상동맥이 70~100% 막혀서 나타난다.
- 이형성 협심증 : 원래대로 회복이 불가능하다. 심한 관상동맥의 경련으로 인한 흉통으로 하루 중 같은 시간에만 일반적으로 나타나고, 휴식 시 나타난다. 진행 시 사망률이 50%로 좋지 않다.

③ 증상 및 징후

- 심한 발작적 흉통
- 발한, 차고 축축한 피부
- 오심, 구토, 소화불량
- 숨참

- 가벼운 두통
- 불안
- 심박수의 증가
- 협십증 발작 동안 : 일시적으로 나타나는 비정상인 심첨맥박, 교대맥박(약하고 강한 맥박이 교대로 나타남), S4 심음이 나타난다.

④ 간호 및 치료

- 활력징후, 산소포화도, 정맥 확보, 혈액검사를 한다.
- 혈액검사는 일반혈액, 화학, 응고, 심장 표지사(CK-MB, myoglobin, troponin)를 시행한다.
- 12 lead 심전도를 검사한다.
- 혈전용해제를 사용하기 위해 병력검사를 한다.
- 흉통을 감소시키기 위해 산소투여, 아스피린, 니트로글리세린, 모르핀을 투여한다.
- 진단검사로는 운동부하 검사와 심혈관조영술을 시행한다.

(2) 급성 심근경색(acute MI)

① 원 인 : 심근의 산소요구량이 관상동맥에서의 산소전달량보다 많을 때 심근이 경색되고 허혈된다.

② 증상 및 징후

- NTG 투여와 휴식을 취해도 흉통이 감소하지 않고, 30분 이상 지속된다. 휴식 시에 많이 나타나고, 오심과 구토, 발한, 힘없음 등이 동반된다.
- 급성 심근경색 환자의 20%는 흉통을 경험하지 않는다.
- 당뇨가 있는 환자는 신중을 동반하는 경향이 있고, 대부분은 통증이 없는 심근의 상해를 입는다.
- 85세 이상의 환자들은 숨가쁜 증상이 자주 나타난다.
- 심장이식 환자들은 심장이식수술 동안 통증 감각 수용체가 잘려 나가므로 심장의 통증을 느끼지 못한다.

③ 진단검사

(가) 심전도

- 처음 나타난 T파의 역전은 혈액공급이 감소해 심근의 허혈을 나타낸다. 이는 심근세포가 아직 죽지 않은 것을 의미한다.
- ST 분절의 2mm 이상 상승은 손상 부위가 경색되고 있는 것을 나타낸다. 이는 심근세포가 죽어가고 있음을 의미한다.
- Q파는 심근세포가 죽었음을 의미한다.

(나) 심근 효소(cardiac enzymes) 검사

검 사	첫 상승 시기	정 점	정상으로 회복 시기
CK(creatine kinase)	2~6시간	18~36시간	3~6일
CK-MB(creatine kinase-MB)	2~3시간	24시간	2~3일
LDH(lactic dehydrogenase)	12~24시간	24~48시간	5~6일
myoglobin	1~2시간	4~6시간	24시간
troponin	4~8시간	14~18시간	10일 미만

(다) 운동부하 검사와 심혈관조영술

④ 간호 및 치료

- 금식을 교육한다.
- Oxygen 비강 캐뉼라를 통한 산소주입(4L/min)
- NS으로 정맥을 확보한다.
- 약물투여
  - Morphine IV
  - 니트로글리세린을 설하 또는 스프레이로 5분 간격으로 투여, 최대 3번까지 가능
  - 아스피린 160~325mg 구강 투여
  - 헤파린 정맥주사, 베타 블로커 정맥주사 또는 구강투여, 니트로글리세린 정맥투여
- Oxygen 비강 캐뉼라를 통한 산소주입(4L/min) 모니터 : 부정맥, 울혈성 심부전, 좌심실부전, 순환 부전, 폐부종, 심인성 쇼크

⑤ 주 의

- 부정은 MI의 첫 번째 반응 단계이다.
- 교육은 진단과 치료, 위험요인을 감소시키는 방법에 대해 설명한다.
- 치유기간은 6~8주 정도 소요된다.

⑥ 하부 심근경색의 합병증

- 하부의 심근경색 합병증은 동방결절 순환(sinus node circulation)과 관련이 있다.
- 일반인의 55% 정도에서 우측 관상동맥은 동방결절에 순환을 담당하고 있는데, 보상작용으로서 동성 서맥을 일으킨다.
- 아트로핀은 심장을 빨리 뛰게 하고 많은 양의 산소를 소비하므로 금기 약물이다.
- 치료는 환자를 눕히고, 다리를 상승시킨다. 우측 관상동맥에 의한 방실결절 순환이 90% 이상에서 나타나는데, 방실결절 순환의 보상이 되면 심장 블록을 일으킨다. Mobitz I 블록은 거의 나타나지 않는다.
- 심박동기는 3도 각 블록 시에 필요하다.
- 우측 관상동맥은 승모판막의 순환을 담당하는데, 보상작용으로 심잡음을 일으킨다.
- 하부 심근경색을 앓고 있는 30%에서 우심실 경색을 일으킨다. 우심실 경색은 우측 5번 lead에서 볼 수 있다.
- D5W는 금기이다. 이는 세포 안으로 들어가 혈액량을 감소시키고, 혈관 수축을 유발하며 후부하를 증가시킨다.
- 데메롤은 우심실의 심근경색 통증에 사용되는데, 이는 혈관을 이완시켜 혈액을 울혈시킴으로써 우심실의 혈류를 감소시킨다.
- 니트로글리세린은 혈액량 감소 및 혈관 이완을 일으키므로 금기이다.

⑦ 전(앞) 중격 심근경색 합병증

- 전 중격 심근경색은 전방하행가지의 혈류와 관련이 있고, 심장 블록을 일으키는 전방하행가지는 HIS 줄기(bundle of HIS)와 각(bundle branch)에 혈류공급을 하고 있다.
- 각 블록의 종류 중 Mobitz II는 치사율이 44~94% 정도이지만 인공심박동기를 삽입하면 치사율이 14% 정도 감소한다.
- 각 블록이 최근에 발생했든 오래되었든 상관없이 RBBB와 전 중격 심근경색의 환자들은 인공심박동기가 필요하다.

⑧ 심전도상 QRS complex와 T파 변화

- T파의 역전 : T파 역전은 혈액공급이 감소됨으로써 심근의 허혈을 나타내는 지표이다. 허혈은 심근이 더 많은 혈액공급과 산소를 필요로 하지만 심근세포의 죽는 과정은 아니다.

- 역전된 T파는 심근이 죽어 가는 과정인 ST segment 변화를 재촉할 수 있다.
- ST segments의 상승과 하강 : ST segments는 흉부 유도에서 기본 선으로부터 2mm 만큼, 사지 유도에서는 기본 선에서 1mm 만큼 상승하는 것은 정상이다.
- Q파 : Q파는 심근경색을 의미하는데 경색은 심근세포의 죽음을 의미한다. Q파는 심근손상 후 24시간이 지나서 나타나므로 죽은 심근세포는 재생될 수 없다. 죽은 세포의 반흔 형성은 6~8주가 걸린다.
- V1, V2, V3 : 심장 앞부분의 손상을 의미한다.
- II, III, aVF : 심장 하부의 손상을 의미한다.
- I, V4, V5, V6 : 심장 측면 부분의 손상을 의미한다.

(3) 흉벽 통증(chest wall pain)

① 원 인 : 일반적으로 무리한 운동으로 인해 근육이나 인대의 긴장으로 발생된다.

② 증 상 : 기침이나 심호흡에 의해서 압통이나 통증이 악화될 수 있다.

③ 간호 및 치료

- 심장 질환을 제외하고, 진통제와 항염증제를 투여한다.
- 퇴원교육
  - 항염증제 사용과, 힘든 운동이나 긴장 및 무거운 물건 드는 것을 피한다.
  - 새로운 증상이 나타나면 그냥 지나치지 말고 의사에게 알리고, 1~3일 후 점진적으로 증상이 향상됨을 설명한다.

(4) 늑연골염(costochondritis)

① 원 인 : 늑골연골과 늑흉골 접합부의 연골에 염증으로 나타난다.

② 증 상 : 흉부 앞쪽에 날카롭고 국소적인 통증이 일시적 또는 지속적으로 나타날 수 있다.

③ 간호 및 치료

- 심장 질환을 제외한 진통제, 항염증제를 투여한다.
- 퇴원 교육
  - 염증제의 복용 방법과, 심한 운동이나 긴장 또는 무거운 물건드는 것을 피할 것에 대해 교육한다.
  - 새로운 증상이 나타나면 그냥 지나치지 말고 의사에게 알리고, 1~3일 후 점진적으로 증상이 향상됨을 알려준다.

(5) 늑막염(pleurisy)

① 정 의 : 늑막에 염증이 생긴 것으로 일차적 또는 이차적 감염으로 발생한다. 거의 한쪽 침범이 많고, 급성 또는 만성으로 될 수 있다.

② 증 상 : 열과 한기를 느끼고, 심호흡이나 기침 시 칼로 찌르는 듯한 통증이 더욱 심해진다.

③ 치료 및 간호

- 일반 혈액검사와 흉부 X-선을 촬영한다. 신체검진과 X-선 결과가 정상이면 유행성 흉막통(콕사키바이러스 B [coxsackievirus B]에 의해 발생하는 유행병)이고, 객혈이나 실질 침범으로 결과가 나온 흉부 X-선은 감염이나 경색임을 알 수 있다. 만약 감염의 징후가 있으면 항생제를 투여하고, 통증 조절을 위해서는 항염증제와 진통제를 처방한다.
- 퇴원교육 : 수분 섭취를 많이 할 것과 약 복용방법에 대해 설명한다. 만약 호흡곤란이나 처음과 다른 통증 양상이 있거나 현재보다 더 나쁜 증상이 나타날 때에는 담당 의사에게 연락할 것을 설명한다.

(6) 심막염

심막염(pericarditis)은 심막의 염증을 의미한다.

① 원 인 : 1차적 원인은 미생물에 의한 감염이고, 이차적으로는 바이러스 감염, 급성 심근경색, 전이성 암, 방사선 치료, 만성 신부전, 류마티스성 관절염, 심장수술 등.

② 진단검사

- 심전도 : 범발성의 오목하게 위로 솟은 ST 상승을 특징으로 aVR과 V1을 제외한 모든 lead에서 볼 수 있다. 흉부 X-선에서는 심장의 크기가 증가되어 있다.
- 심낭 삼출액이 많다면 물병과 같은 모양이고, 초음파가 가장 적합한 검사이다.

③ 간호 및 치료

- 아스피린, 진통제를 투여하고, 심낭 출혈의 위험이 높으므로 항응고제는 일반적으로 금기이다.
- 입원 동안에는 심장 정밀검사가 필요하고 가능하다면 심막절제술을 시행한다.

④ 주 의 : 심막염은 왼쪽 흉골의 가장자리를 따라 심막의 마찰음을 청진함으로써 대부분 규명할 수 있다. 심실세동을 일으키는 심장 압전은 생명을 위협하는 것으로, 심막염의 합병증 중의 하나이다.

(7) 식도염

식도염(Esophagitis)은 심장에서 일어나는 통증과 비슷하다. 식도열공 헤르니아, 위염, 소화성 궤양, 췌장염도 흉통을 일으킬 수 있다.

제4절 복통

1. 복부 사정

복통으로 응급실을 찾는 환자는 약 10%이며, 일반적으로 원발성 복통, 체성 복통, 전달성 복통의 3가지 유형이 있다.

(1) 원발성 복통(내장성 복통)

- 복강내 장기 자체에서 통증 기원한다.
- 충수염, 췌장염, 장폐색인 경우 원발성 복통이 발생한다.
- 쥐어짜거나 가스가 찬 듯한 통증을 호소한다.
- 통증이 심해지다가 약해진다.
- 보통 배꼽 주위에서 복통 발생이 시작된다.

(2) 체성 복통(이차성 복통)

- 신경섬유 주위의 자극으로 통증이 발생한다.
- 복막염, 위장염인 경우, 체성 복통으로 나타난다.
- 한 부위에 날카로운 느낌의 통증을 호소한다.
- 체위를 슬흉위로 취하면 통증은 감소한다.

(3) 전달성 복통(연관 복통, 관련 복통)

- 통증 발생 장기가 통증부위와 떨어진 곳에 위치하는 통증이다.
- 장기에 대한 자극이 통증을 발현시킨다(담낭염, 결석증).

2. 간호사정 초점

간호사정에서 초점은 ABC 변화와 필수 중재를 신속히 재사정하면서 폐환기와 순환, 인지, 배설양상 징후와 증상에 맞춘다.

(1) 산소화와 폐환기

- 호흡 수, 깊이, 호흡 노력, 호흡의 질을 사정한다.
- 호흡 수는 통증 시 증가하고 진통제를 투약하면 감소한다.
- 호흡양상에 따라 복통이 심해지거나 약해지기도 한다.
- 췌장염이 있을 때, 횡격막 염증으로 인하여 늑막 삼출이 생길 수 있다.
- 기관지확장증이 있으면 복부팽만과 횡격막 움직임이 적어진다.
- 구토와 설사를 동반한 산-염기 불균형이나 경화증일 때 저산소혈증과 탄산과잉증이 나타난다.

(2) 관 류

- 심첨맥박, 말초맥박, 혈압, 의식 수준, 피부색, 체온, 말초순환 재충혈을 측정한다.
- 저혈량이 의심되면 직립성 활력징후를 측정한다.
- 위장출혈로 인한 구토나 탈수, 저혈량과 관련된 중증도 이상의 탈수일 때, 약하고 빠른 맥박, 직립성 혈압, 맥박의 변화를 볼 수 있다.
- 췌장염일 때 제3공간으로 이동성 저혈압이 발생하는데, 이것은 혈관내 체액이 기능할 수 없는 복강 같은 공간으로 이동하는 것이다. 이 과정에서 체액이 제3공간으로 나가면서 신체기능에 활용되지 않기 때문에, 저혈압이 발생한다. 이를 위한 보상으로 빈맥이 나타난다.

(3) 인지적 변화

- 의식수준을 사정한다.
- 쇼크, 탈수, 대사성 산독증은 의식수준 저하를 가져오는데, 경한 두통에서 혼수에 이르기까지 다양하며, 이차적으로 저환류가 발생한다.
- 전격성 간경화는 평균 동맥압 저하에 따른 뇌환류압 저하로 뇌기능 이상을 동반한다.
- 전격성 간경화일 때 암모니아치 증가는 의식수준 저하를 초래한다.

(4) 피부변화

- 피부색과 체온, 전신상태를 사정한다.
- 탈수는 피부탄력도 저하, 창백증, 점막 건조를 가져온다.
- 급성 담낭염, 췌장염과 간장애일 때 황달이 발생한다.

(5) 성 관련성

- 성병 존재 여부를 확인한다(STD).
- 가임여성인 경우 최종월경일(LMP)을 알아내어 임신 가능성을 확인하며, 임신횟수, 분만(gravida, para), 피임방법을 조사한다.

(6) 배 설

- 배뇨양상과 배뇨시간을 파악하고, 장운동을 사정한다.
- 배변양상을 조사하고 변 색깔, 냄새, 경도 등을 사정한다(표 3-1).
- 빈뇨, 배뇨곤란, 긴박뇨 같은 배뇨 증상을 찾아내고, 소변 색깔, 냄새, 농도 등을 사정한다.
- 오심과 구토가 있다면, 발생기간과 빈도를 알아내고, 구강 유동액 섭취가 가능한지 알아본다.

표 3-1

대변의 변화	관련 질환
설사	위장염
검은 타르성 변	상부 위장관 출혈
선홍색 혈변	하부 위장관 출혈
회색 변	담도계 폐쇄
지방성, 거품있는 변	췌장염

3. 발달과정상 관점

(1) 소아기

① 소아기의 복강 관련 징후나 증상은 모호하여 환자력에 의존하기 곤란한 경우가 많다. 소아기 통증은 예상되는 부위에 모아지기보다는 확산되는 경향이 있다. 소아기 통증 척도는 소아가 경험한 불편감 정도에 따라 결정한다.

② 영아나 소아는 체중에 비해 더 많은 수분을 보유하기 때문에 출혈이나 구토, 탈수증이 있을 때 체액의 손실은 더욱 심각하다.

③ 정맥내 수액공급을 할 때 수액이 실내 온도와 같으면 소아는 저체온증에 빠지기 쉬우며, 특히 실내가 서늘하면, 저체온증을 주의한다.

(2) 노년기

① 노년기에는 감각기 기능상실로 전형적인 증상이나 징후가 없을 수 있다. 증상이 모호하거나, 통증 정도가 질환의 위중도에 따르지 않기도 한다. 혼돈이나 치매 역시 노인환자의 환자력 정보의 정확도에 영향을 주기도 한다.

② 피하조직 감소나 대사율 감소는 노년기 저체온증을 초래하기 쉬우며, 실내 온도와 같은 정맥내 수액투여는 저체온증을 더욱 악화시킨다.

③ 신체 생리 변화는 흡수능력, 대사능력, 약물 배출능력을 떨어뜨린다. 노인의 적은 체액량은 약물농도를 증가시키며, 약물 희석능력을 떨어뜨린다. 따라서 적은 양의 투약으로도 치료수준에 도달할 수 있으며, 간과 신장기능 감소는 약물을 체내에 오랫동안 지연시키는 결과를 가져온다.

(3) 임신기

① 연동운동 감소는 호르몬 수치 저하 때문이며 오심, 구토, 소화불량, 변비가 나타난다. 식도 · 위 괄약근 이완은 위 내용물 흡인의 위험성을 증가시킨다.

② 임신한 자궁은 복강내 장기를 밀어내며, 이것은 통증을 더욱 확산시키는 결과를 가져온다.

③ 임신한 여성의 빈혈이나 백혈구증가증은, 이것이 비록 비정상적인 임상검사 결과라 할지라도 복통에 대한 진단이나 치료에 크게 좌우되지 않는다.

4. 초기 중재

① 심한 체액 손실과 심한 출혈이 있는 환자에 대한 초기 중재

- 산소를 공급한다.
- 굵은 바늘로 정맥 확보한다.
- 등장액을 정맥공급한다.
- 지속적 심장 모니터링을 한다.
- 지속적 맥박 산소기 모니터링을 한다.
- 유치도뇨관을 삽입한다.

② 금식상태 유지, 최종 식사시간과 식사 유형을 기록한다.

③ 비위관 삽입을 준비한다.

④ 탈수환자는 정맥내 수액 치료와 구강용액 수분공급을 준비한다.

⑤ 임상병리검사와 방사선 검사를 포함한 진단적 검사를 준비한다.

⑥ 정맥과 구강을 통한 전해질 보충을 준비한다.

⑦ 편안감을 제공한다(체위, 목욕, 곡반).

⑧ 통증 정도를 재사정하고, 처방에 따라 투약한다.

⑨ 항구토제 투약 필요성을 검토한다.

⑩ ABCs를 자주 사정하고, 복부에 초점을 둔 신체사정을 한다.

⑪ 임상검사 결과를 모니터하고 이상 수치는 의사에게 보고한다.

⑫ 환자와 가족에게 간호계획을 설명한다.

⑬ 외과적 수술이 예정되면 수술 전 교육을 시행한다.

⑭ 응급실에 국한된 치료가 예상되면 환자와 가족에게 퇴원교육을 시행한다.

⑮ 간호 우선순위는 표 3-2를 참조한다.

5. 진단적 검사 우선순위

(1) 임상병리검사

① 혈 청

- **암모니아** : 전격성 간장애나 심한 저칼륨혈증에서 증가한다.
- **아밀라아제와 리파아제** : 급성 췌장염과 담낭염에서 증가한다.
- Beta HCG : 임신한 경우 증가한다.
- **빌리루빈** : 담낭염, 췌장염, 전격성 간장애에서 증가한다.
- BUN : 장폐색, 간장애, 췌장염을 동반한 중증도 이상의 탈수 증상에서 비정상 수준을 나타낸다.
- **CBC와 백혈구 감별검사** : 감염, 염증이 있을 때 백혈구 수치가 증가한다. HB, Hct는 출혈이나 만성적 혈액소실 상태일 때 감소하며, 임산부는 혈장량 증가로 빈혈이 발생한다. 전격성 간장애가 있을 때 혈소판 감소가 발생한다.
- **전해질** : 저칼륨혈증은 췌장염, 심한 위장염과 심한 구토 · 설사가 있는 전격성 간장애가 있을 때 발생한다.

표 3-2 간호 우선순위

잠재적/실제적 문제	원인	징후/증상	간호중재
1. 산소화 손상	· 전해질 불균형 · 산-염기 불균형 · 통증이나 복부팽만으로 인한 호흡양상 변화	· 호흡 시 호흡곤란 · 자세변경 : 앉았다가 앞으로 구부리고 웅크리는 자세로 바뀜 · 기억상실 · 피로감	· 호흡률과 호흡 노력을 지속적 관찰 · 산소포화도 모니터링 (94% 이상 유지되도록 함) · 필요하면 산소공급 · 처방에 따라 전해질 보충
2. 통증	· 쥐어짜는 듯한 통증 · 타는 듯한 통증 · 구토 · 설사 · 복부팽만	· 통증호소 · 울음 · 앓는 소리 · 불안정 · 찡그린 얼굴 · 안절부절 · 적대감	· 통증척도에 따른 통증 관찰 · 진통제 투약 처방 · 진통제 투약 후 활력증상 측정 · 오심, 구토, 장폐색 시 비위관 삽입
3. 체액량 불균형	· 식욕부진 · 오심/구토 · 설사	· 모세혈관 재충혈시간 지연 · 심박동수 증가 · 정신상태 변화 · 소변량 감소 · 점막 건조 · 혀 갈라짐 · 피부탄력 저하 · 영아-천문부위가 들어감 · 창백하거나 불그레한 피부색 · 납작한 경정맥	· 탈수 징후나 증상을 사정/재사정. · 활력증상 모니터링 · 즉시 활력징후 측정 · 섭취량과 배설량 측정 · 소변색과 농도 관찰
4. 불안감	· 입원 · 침습적 처치에 대한 불안감	· 이완하기 어려움 · 수술에 대한 불안감 · 신경질 · 심박동 증가 · 호흡수 증가 · 혈압 증가	· 조용하고 쾌적한 환경 제공 · 편안감 제공 · 모든 치료과정을 설명함 · 환자 교육에 보호자도 참여시킴
5. 지식부족	· 질환의 진행과정 · 투약/치료 · 처치 · 식사 · 수분섭취	· 활동, 치료계획의 통합성 부족 · 정보 요청	· 현 질환 인지정도 파악 · 인지수준에 맞추어 보호자 교육 시행 · 보호자 참여는 교육효과 강화 · 식사관련 협의를 얻어냄

- **간기능 검사(LFT) : AST, ACT, ACP**[1]. 간기능부전일 때 증가, 간기능 검사는 급성 췌장염, 담낭질환, 간염일 때 증가한다. 알코올 중독이나 특정 약을 투약할 때 증가한다.
- **PT/PTT**[2]**와 피브리노겐** : 전격성 간장애나 식도정맥류 출혈이 있을 때 증가한다.
  혈액형 검사와 교차검사 : 수액공급에 반응하지 않는 환자는 정확한 혈액형 검사와 간성 속발성 출혈로 인한 심한 빈혈이 있을 때 혈액형 검사와 교차검사가 필요하다.

② 소 변

- **소변검사** : 탈수나 간질환 환자일 때 비중이 증가한다.
- **Beta HCG 소변** : 임신하면 증가한다.

(2) 방사선 검사

① Flat and upright 복부촬영

- 가스가 차 있는 부위와 이완부위, 꼬인 부위, 비후해진 장벽, 이물질 등을 찾아낼 수 있다. 촬영 전 준비는 필요하지 않다.

② Upright 흉부촬영

- 늑막삼출을 찾아낼 수 있다.
- 촬영 전 준비는 필요하지 않다.

(3) 특수 진단검사

① 복부 초음파검사 : 담낭, 신장, 충수돌기

- 가스가 차 있거나 체액저류, 이완부위, 꼬인 장, 비후해지거나 염증성 장기, 담석증, 신석증, 종양, 이상 병소, 이물질 검사를 위해 촬영한다.
- 담낭 초음파검사는 금식한다.

② 복부 CT 검사

- 가스 찬 부위, 체액저류, 이완된 부위, 꼬인 장, 비후한 부위, 염증성 장기, 담석증, 신석증, 종양, 이상 병소, 이물질 검사를 위해 촬영한다.

---

1) AST : Asparate aminotranferase
   ALT : Alanmine aminotransferase
   ALP : Alkaline phosphatase
2) PT : Prothorombine time
   PTT : Partial thromboplastin time

- 구강/정맥내 조영제가 필요하다.

주의사항

환자가 퇴원 후에 검사가 예정되었다면, 퇴원교육에는 검사 관련 정보와 검사 전 준비를 반드시 포함시킨다.

6. 관련 질환

(1) 급성 췌장염

급성 췌장염은 만성적 알코올 남용, 담낭질환, 심한 과음상태에 기인한다. 췌장에서 방출된 효소는 췌장세포 손상과 췌장에 염증을 일으킨다. 효소 방출로 인한 췌장 파괴는 자가소화 과정이다. 급성 췌장염은 많은 합병증을 유발하는데 췌장 농양, 호흡 억제, 패혈증, 복합적 장기부전을 초래하며, 치사율은 2~9% 정도이다.

① 징후와 증상

- 갑작스런 상복부 통증이 발생하는데 등이나 왼쪽 위로 방사하는 통증이다.
- 통증은 앙와위에서 심해지고, 웅크린 자세나 선 자세에서 줄어든다.
- 복부 팽만과 복부 압통이 있다.
- 열이 발생한다.
- 장음이 감소한다.

② 진 단

- 과거력과 신체검진을 시행한다.
- 아밀라아제 증가, 리파아제 증가, 간기능 수치 증가, 백혈구 증가가 있다.
- 복부 초음파검사를 통하여 진단하거나, 가스로 인한 복부팽만은 진단을 어렵게 한다.
- CT 검사로 췌장의 염증상태, 췌장 크기 등을 알 수 있다.

③ 치 료

간호 초점은 염증 감소와 통증 완화에 맞춘다.

- 진통제 투약 : 통증 완화에 아편 유사 진통제를 많이 사용하며 통증 완화에 비스테로이드성 제제가 도움을 준다.
- 세균감염이나 장내오염이 의심되면 항생제를 투여한다.
- 호흡기능 감시 : 호흡률, 호흡 깊이, 호흡 노력, 호흡기능 사정은 맥박산소측정기를

이용하고, 폐음을 들으면서 늑막의 삼출상태를 찾아낸다.

- 수액요법, 체액 이동으로 혈액내액이 감소될 수 있다.
- 비위관 삽입을 준비한다.

(2) 충수돌기염

- 외과적 중재를 가장 많이 시행하는 질환이다.
- 보통 충수돌기 내관이 막히거나 세균감염으로 발병한다.
- 충수돌기염은 바이러스 감염이나 충수돌기염 결과 유착이 원인일 수 있다.

① 징후와 증상

- 발병 후 2~12시간에 걸려 배꼽 주위나 아랫배 통증으로부터 McBurney' s point로 국한되는 통증이 나타난다.
- 통증은 움직이면 심해지고, 충수돌기가 터지면 통증이 심해진다.
- McBurney' s point의 반동성 통증이 있다.
- Psoas sign이 나타난다(오른쪽 다리를 쭉 펴거나 들어올리면 통증이 심해지는 징후).
- 식욕부진, 오심, 구토가 나타난다.
- 미열 발생이 있다.
- 빈맥이 있다.

② 진 단

- 신체사정을 통하여 진단내린다.
- 나선상 CT 검사 : 98%에서 맹장벽의 비후를 나타내는 것을 알 수 있다.
- 초음파검사 : 93~98%에서 맹장벽의 비후를 나타낸다.

③ 치 료

- 정맥내 수액요법으로 수액공급한다.
- 과거력과 신체검진을 통하여 충수돌기염 진단이 "rule in"이면, 금식 후 백혈구 검사를 반복하고 다른 진단적 검사나 의과적 협의가 끝날 때까지 정맥 내 수분공급하면서 관찰한다.
- 금식상태를 유지한다.
- 퇴원 예정이면 반드시 내과의사의 예약을 하도록 한다. 귀가 후 증상이 악화되면 재방문하도록 교육한다.
- 충수돌기염 진단이 확정되면, 수술이나 복강경을 이용한 치료가 이루어진다. 항생

제와 정맥내 수액공급이 감염방지와 전해질 교정을 위하여 수술 전 시행된다.

(3) 장폐색

장폐색은 장유착, 장폐색, 장막힘, 게실염, 장축염증, 서혜부 탈장, 기생충, 악성종양 등으로 인해 발생한다. 완전히 막히거나 부분적으로 막힐 수 있으나 회장에서 빈번하다. 장폐색은 감염, 천공시 복막염 같은 합병증의 위험발생 빈도가 높다.

① 징후와 증상

- 통증은 국소적으로 발생한다.
- 배변습관의 변화 : 심한 폐색일 때는 변비 발생, 부분적 폐색은 소량의 변을 짜내는 듯한 모양이다.
- 복부팽만이 나타난다.
- 완전 장폐색 : 장음 소실, 장폐색 상부는 과잉 움직임이 있다.
- 오심과 구토(대변 냄새나는 구토가 있다)

② 진 단

- 복부 방사선 검사에서, 폐색 부위까지는 이완되고 장액이 고여 있음을 알 수 있다.
- 비정상적 전해질 수치를 나타낸다.
  - 체액소실과 장 내용물로 전해질이 빠져나간다.

③ 치 료

- 정맥내 수분을 재공급한다.
- 전해질을 보충한다.
- 구토로 인한 흡인을 폐합병증 발생시키므로, 방지를 위하여 비위관 삽입과 장액을 유출시킨다.
- 항생제를 투여한다.
- 장천공이나 허혈성 장이면 외과적 수술이 적용된다.

(4) 담낭염

복통 발생원의 2번째 해당. 통증 발생은 1차적으로 담낭 막힘이며 2차적으로는 포도상구균이나 연쇄상구균의 감염에 의한다. 발생빈도는 40세 이상 여성과 70세 이상 노인에게서 증가한다.

① 징후와 증상

- 우상복부 사분위 통증
- 열 발생
- 오심과 구토

② 진 단

- 우상복부 사분위 통증과 열, 오심, 구토 동반 시 담낭염 발생빈도가 증가한다.
- 초음파 : 담낭벽의 비후나 담석증을 찾아낸다.
- 임상병리검사
  - CBC
  - 전해질 검사
  - 빌리루빈

③ 치 료

- 금식과 정맥내 수액 제공한다.
- 비위관 삽입을 한다.
- 처방에 따른 아편성 진통제를 투여한다.
- 복강경을 이용하거나 수술 통한 담낭절제를 한다.

(5) Crohn' s Disease

Crohn' s Disease는 장벽이 비후해지고 딱딱해지며, 진행속도가 빠르다. 발생은 동유럽 거주 유대인에게 많으며, 발생 연령은 15~30세, 가족집성을 보인다.

① 징후와 증상

- 미열발생
- 체중감소
- 피로
- 우하복부 사분위 통증과 장운동 시 통증 완화
- 설사

② 아 동

- 체중감소
- 수분섭취 감소

- 소변량 감소. 영아의 경우 12~24시간 동안 젖은 기저귀 수 감소. 유아기에서 사춘기까지 소변량은 비슷
- 정신상태 변화
- 기생충란, 기생충, *E.coli* 검사로 대변검사 시행

③ 치 료

- 탈수의 정확한 원인을 찾아 교정한다.
- 탈수상태에 따라 구강섭취나 정맥내 수분을 공급한다.
- 식이는 물이나 젤라틴 같은 맑은 유동액으로 시작하고, Pedialyte 같은 용액을 많이 이용한다. 다음 "BRAT(묽은 수프, 쌀 미음, 사과 소스, 토스트/차)" 순서로 바꾸어 먹인다.

(6) 식도정맥류

식도정맥류는 문맥고혈압으로 인하여 식도정맥 아래가 이완되는 상태를 말한다. 문맥고혈압은 경화성 변화로 가장 많이 발생하며, 식도정맥의 파열과 동시에, 다량의 출혈은 생명을 위협하는 응급 상태를 초래하고, 최초의 출혈에서 약 30%의 치사율을 보인다. 최초 출혈 발생 후 1년 안에 사망률은 32~80%에 이른다. 모든 상복부 출혈 중 식도정맥류 출혈 비율은 약 10% 정도이며, 남자에게서 좀더 자주 발생한다.

① 증상과 징후

- 토혈
- 저혈압
- 빈맥
- 헤마토크리트치 감소

② 진 단

- 기본적인 환자 병력을 조사한다.
- 혈소판 감소가 나타난다.

③ 치 료

- 혈액이나 혈액성분, 등장액 주입으로 혈액 동력적 공급을 한다.
- 문맥압 감소를 위한 혈관수축제를 투여한다.
- 팽창 기구를 삽입하여 정맥류 부위의 지혈을 도모한다. 예를 들면, 일시적 정맥류

지혈법으로 Minnesota 튜브나 Sengstaken-Blackmore 튜브를 사용한다. 그러나 튜브를 감압시켰을 때 출혈이 재발하므로, Minnesota 튜브는 숙고한 후에 삽입한다.

- 내시경적 경화치료법은 급성 정맥류 출혈이 있을 때 결정적인 치료법이며, 이를 통하여 약 90%의 환자가 출혈을 멈춘다.
- 다른 치료법이 비효과적이고 출혈이 지속될 때, 외과적 중재가 시도된다.

(7) 전격성 간부전증

전격성 간부전증은 황달 발생으로 정의되며, 간질환이 없었던 환자가 2주가 경과되기 전에 혼수상태로 이어진다. 대부분 원인은 급성 바이러스성 간염 병력이 있으며, acetaminophen, valproate, methyldopa, tetracycline, NSAIDs 같은 간부전을 가져오는 약제의 사용 후 발생하기도 한다. 다량의 간세포 괴사와 간 대사기능 파괴는 신경학적, 심폐학적, 신장과 혈액학적 대사기능 저하를 초래한다.

생존 예후는 30~40% 정도이다.

① 증상과 징후

- 황달
- 부종
- 탈수
- 출혈/멍
- 열
- 식욕부진
- 혼돈에서 혼수에 걸친 뇌기능장애

② 진 단

- 병력과 신체검진을 한다.
- 비정상적 간기능, 응고검사가 있다.

③ 치 료

- 전격성 간질환의 치료는 보존적 치료에 목표를 둔다. 환자는 중환자실에 입원하여 활력징후, 섭취량과 배설량, 혈당, 전해질, 혈액응고검사 같은 임상병리검사를 통하여 철저한 모니터링을 한다. 전격성 간질환의 합병증은 위장관 출혈이나 감염이다. H_2 차단제나 프로톤 펌프 억제제(proton pump inhibitor), 항생제 치료가 권장된다.

prothrombin time이 50보다 크면, 동결 신선 혈장을 주입한다.

(8) 위염과 위장염

위염은 음식을 빨리 섭취하거나 noxious 물질(커피, 알코올)을 섭취했을 때 발생한다. 또한 위장염은 갑작스런 설사, 오심과 구토 같은 동반 증상이 있거나 없을 수도 있다. 위장염을 일으키는 원인 유기체는 박테리아, 바이러스, 기생충 등이 있다. 박테리아는 Salmonella, Shigella, Campylobacter 등이 있으며, 바이러스는 Rotovirus, Norwalk virus가 있고 기생충으로는 Giardia lamblia와 Cryptosporidium가 있다. 위장염 전파 감소를 위해서는 접촉 차단과 철저한 손씻기를 하는 것이 중요하다.

① 징후와 증상

- 오심이나 구토를 동반하거나 혹은 동반하지 않는 설사
- 복부 경직
- 심한 복통, 위염인 경우는 상복부에 국한되는 통증

② 진 단

- 환자력을 조사한다.
- 원인규명을 위하여 대변 배양검사를 한다.

③ 치 료

- 원인 병원체를 확인한다.
- 구강과 정맥을 통한 수분공급을 한다.
- 항구토제를 투여한다.

7. 간호 조사

① ABC 변화에 기초한 환자 상태를 모니터한다.

② 통증 종류, 수준, 통증조절 관리에 대한 반응을 모니터한다.

③ 섭취량과 배설량을 모니터하고 위와 직장을 통한 육안적, 잠혈검사를 한다.

④ 심부정맥 모니터한다.

⑤ 관류 감소에 대한 징후와 증상을 모니터한다.

⑥ 의식변화(LOC)를 사정한다.

⑦ 소변량을 모니터한다.

- 소아 : 1~2mL/kg/hr
- 성인 : 30mL/hr 이상

⑧ 기대되는 환자 상태

- 평균 동맥압이 105/90mmHg를 유지할 정도의 수분과 혈액량을 보충한다.
- 통증 조절을 위한 적당한 진통제를 투여한다.

8. 환자/가족에 대한 퇴원 교육

① 퇴원 전에 올바른 활력증상이 측정되어야 한다.

- 맥박률은 반드시 정상 범위 안에 있어야 함
- 체위 변경을 할 때 저혈압 증상이 없어야 함

② 환자와 가족에게 식이제한 교육을 한다.

③ 환자와 가족에게 식이섭취량 증진에 대한 교육을 한다.

④ 환자와 가족교육에 포함되는 내용은 다음과 같다.

- 탈수 징후와 증상에 대한 교육
- 소아와 노인환자의 구토 재발에 대한 흡인 위험교육

⑤ 아래 증상 발현 시 외래 방문에 대한 환자와 가족교육을 한다.

- 38.3℃(=101℉) 이상의 열이 발생할 때
- 24시간 동안 6번 이상의 구토가 발생할 때
- 24시간 동안 8번 이상의 설사가 발생할 때
- 응급검사실에서 시행한 배양과 민감성 검사 결과에 따른다.

⑥ 투약관련 교육 실시

- 처방약 설명을 한다.
- 부작용에 대한 설명을 한다.
- 일반 주의사항 : 진통제 투약 후 어지러운 증상, 운전 금지, 일하는 동안 세심한 신경을 쓸 것

제 5 절 급성 약물중독

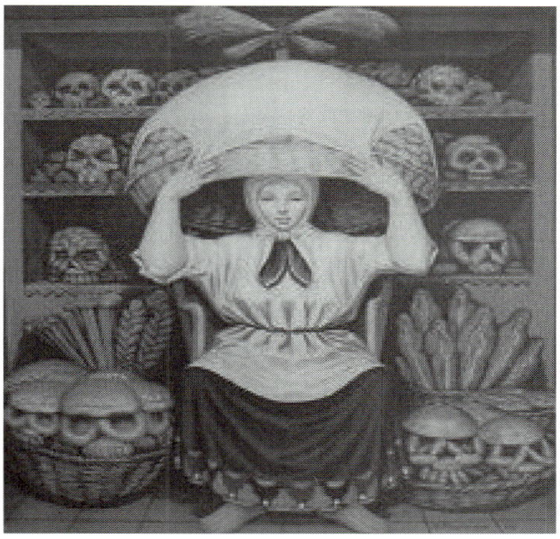

그림 3-5

인체에 유해할 가능성이 있는 물질은 무수히 많은데, 대부분 약물의 충분한 양이 체내에 들어갔을 때에 일시적 혹은 영구적 손상을 유발할 수 있다. 약물중독은 사고로 인해 과량의 약물을 복용하거나 남용으로 인하여 발생된다. 약물을 마시거나 주사를 맞거나 흡입하는 방법으로 약물이 체내에 들어가 중독 증상을 일으키게 된다. 실제 3세 미만의 소아에게는 사고로 인한 중독이 80%에 달하고 있으며, 어른들의 경우는 대부분이 의도적인 중독사고이다.

급성 약물중독(acute drug intoxication)의 임상양상은 생명이 위험한 상태에서부터 비교적 안정된 상태 그리고 시간이 경과함에 따라 점차 악화되는 상태까지 매우 다양하다. 독극물의 유입경로에 관계없이 환자평가와 응급처치의 기본원칙은 기도－호흡－순환계의 순서로 치료하면서 활력의 안정화, 현병력 및 주요 과거병력에 대한 조사, 약물 흡수를 감소하고 배설을 촉진하는 중재 및 약물에 따른 치료 등이 포함된다. 본 절에서는 중독의 개괄적인 내용을 쉽게 풀었을 뿐만 아니라, 임상에서 흔히 볼 수 있는 급성 약물중독을 중심으로 효과적인 응급간호를 하는 데 도움을 주고자 하였다.

1. 중독의 분류

① 약물중독 : 진정마취제(sedative-hypnotics), 아스피린, acetaminophen

② 농약중독 : 유기인산 화합물(organophosphate), 제초제(paraquat)

③ 산업화학 약물중독 : 산, 알카리, 메틸알코올(알코올램프 주원료), 청산가리(cyanide)

④ 독성가스 중독 : 일산화탄소(CO), 아황산염(SO_2), 암모니아(NH_3)

⑤ 자연독에 의한 중독 : 복어, 버섯

⑥ 그 외 : 설치류, 중금속 중독, 독사물림, 벌레물림

2. 독극물의 독작용

(1) 부식반응

강산이나 알칼리, phenol, halogen, 기타 중금속 이온들은 어떤 농도 이상에서 비특이적인 작용으로 단백을 변성(denature)시켜 화학적 화상 혹은 화학적 괴사를 유발한다.

(2) 약물의 물리적, 화학적 특성에 의한 독작용

약물이 갖고 있는 열역학적 활성(thermodynamic activity)과 화학적 잠재력(chemical potential)에 의해 비특이적으로 조직이 손상되는 경우이다. 화학적 특성에 따른 약의 분류를 파악하는 것이 농약중독의 치료에 중요하다. 그 이유는 이름이 비슷하여도 전혀 다른 작용이 있어 다른 용도로 사용되는 경우가 많기 때문인데, 농약을 예로 들면,

① organophosphorus : 살충제이며, acetylcholinesterase 억제제

② organophosphate ester : 항진균제이며, 인지질(phospholipid) 합성 억제제

③ organophosphorus herbicide : 제초제이며, 아미노산 합성을 억제

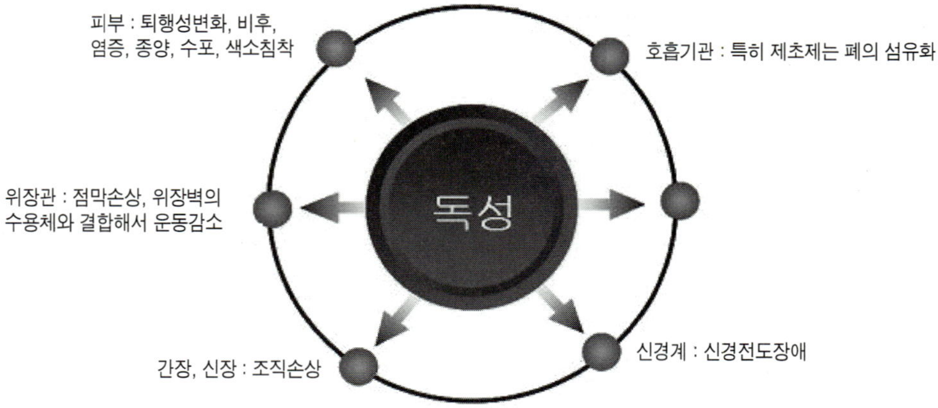

그림 3-6 독극물의 독작용

이들 제제는 기본적으로 cholinesterase를 억제하나 그 정도는 현격히 다르고 따라서 인체에 대한 독작용도 다르다.

(3) 효소반응

약물에 따라 특이적으로 효소를 억제하는 경우가 있다. 비소(Arsenic) 제제는 초성 포도산 탈수소효소(pyruvate dehydrogenase; PDH)를 선택적으로 억제하며 cyanide는 iron이나 copper를 포함하는 효소들(cytochrome oxidase)을 억제한다. 유기인제나 카바메이트제는 cholinesterase를 억제한다.

(4) 세포막의 기능적 변성

세포가 살아가기 위해서는 세포막이 기능적으로나 형태적으로 정상이어야 한다. 많은 독극물이 세포막의 기능적 변성을 유발한다. 살충제 중에서 hydrocarbon 혹은 chlorinated hydrocarbon 제제는 세포막의 투과성을 항진시키는 대표적인 약물이다. 제초제 paraquat는 세포막을 손상시키는 대표적인 농약이다.

(5) 세포의 독성

독극물이 세포를 파괴하는 기전은 독극물이 직접 세포에 작용하는 경우, 독극물의 화학적인 구조 특성상 전자 흡인력(electrophilic)이 강하거나 자유기(free radical)의 형성이 증가되고 이에 의해 세포가 파괴되는 경우, 약제에 따라 세포분열을 억제하거나 DNA의 구조를 변화시켜 암의 원인이나 기형을 유발하는 경우 등으로 구별할 수 있다.

이상과 같이 독극물은 조직에 독작용을 일으키며, 장기별로 구체적으로 살펴보면 피부의 퇴행성 변화(degenerative change), 비후성 변화(hypertrophic change), 염증, 수포형성(blister formation), 종양, 색소침착, 광과민성(Phototoxic reaction)을 일으키며, 제초제 paraquat는 폐의 섬유화를 일으킨다. 약물은 직접 점막세포를 손상시키거나 위장관 벽에 노출된 수용체(receptor)와 결합하며 위장관 운동을 감소시킬 수도 있다. 심장에서는 부정맥 혹은 전도장애를 유발할 수 있다. 많은 농약들이 간장이나 신장을 통하여 배설되므로 이들 장기 내의 독극물의 농도가 상대적으로 높고 따라서 자주 손상된다. 일반적으로 괴사 후에 세포의 증식이 뒤따르는 경우가 대부분이다. 대다수의 농약들은 생물학적 변형(biotransformation)에 의하여 형성된 중간 대사물질이 간조직에 직접적인 독작용을 나타낸다. 그러나 급성 농약중독에 의한 간손상은 환자가 급성 중독증에서 회복되면 대부분 만성 간질환으로의 이행없이 회복된다. 신경전도 장애 또한 유발된다.

3. 약물중독의 진단

(1) 기왕력 확인시 포함될 내용

급성 중독의 경우 환자 자신 혹은 보호자가 이에 합당한 증언을 해주므로 별 문제가 없으나 농약살포 후나 반복적인 노출에 의해 중독증세를 보일 때에는 중독의 가능성을 판단해야 한다. 농약 살포 후에 두통, 무력증, 오심, 구토 등의 증세가 발생하였다고 하면 단순한 감기몸살이나 렙토스피로시스증, 쯔쯔가무시증, 유행성 출혈열 등의 가능성과 함께 농약중독증을 의심해볼 필요가 있다. 약의 살포 후에 중독증세가 발생한 경우나 음독한 경우 남은 약병을 조사하면 약의 성분 확인에 결정적 도움이 된다. 의복이나 피부에 묻은 약물의 냄새나 색깔로 흔히 사용되는 농약을 추측할 수 있는 경우도 있다.

① 사용한 약물의 확인 : 언제, 어디서, 왜, 얼마나 많이, 누가 발견했는지, 섭취경로, 복용한 지는 얼마나 되었는지 등

② 약물섭취 후 구토 유무

③ 우울증, 정신분열증, 약물 남용, 알코올중독 등의 기왕력 유무

④ 기타 내과적 질환, 복용하는 약물, 알레르기 유무

(2) 신체검진

① 심박수 : 어떤 약물에 중독되었는가에 따라 심박수의 증가와 감소가 달리 나타난다(표 3-3)

표 3-3 중독 약물에 따른 심박수 변화

심박수	약 물
증가	sympathometics (amphetamine, cocaine, caffeine) anticholinergics (atropine, tricyclics) parasympathometics (pilocarpine)
감소	cholineserase inhibitor (organophosphate) betasympatholytics (propranolol)

② 동공 크기 : 현재 사용하고 있는 농약중 가장 흔히 사용되어 중독률도 가장 높은 유기인제나 모르핀과 같은 마약류는 동공을 축소시킨다(표 3-4).

표 3-4 중독 약물에 따른 동공 크기의 변화

동공 크기	약 물
동공확대	methanol anticholinergic (atropine, tricyclics)
동공축소	narcotics (마약류) cholineserase inhibitor (organophosphate) barbitrate

③ 중독증상

노출력과 함께 전형적인 임상증세가 나타나면 진단에 어려움이 없으나 노출력이 불명한 상태로 전형적인 증세를 보일 때 일단은 약물중독을 의심하면서 다른 질환을 감별해야 한다. 전형적인 anticholinesterase 중독증세를 보이는 경우 atropine 혹은 2-PAM을 사용하여 극적인 임상적인 호전을 보이면 이것만으로도 유기인제 중독의 진단을 내릴 수 있다(표 3-5).

표 3-5 중독증상

중독종류	증 상	중독물질	확인법
콜린성 중독	동공축소, 서맥 근육연축, 마비	muscarinic nicotinic	atropine을 iv한 후 증상이 완화되면 확진
항콜린성 중독	동공축소, 혼돈 환각	atropine, 삼환계 항우울제(tricyclics)	physostigmine을 iv한 후 증상 완화시 확진
마약 중독	혼수, 호흡저하, 동공축소	opiates, cocaine, heroin, pentazocin	naloxone을 iv한 후 증상이 완화되면 확진
교감신경성 중독	중추신경 흥분, 경련, 고혈압, 빈맥	theophylline, caffeine, phencyclidine, cocaine, amphetamine,	혈청 약물농도 검사로 확진
withdrawal	설사, 산동, 빈맥, 하품, 경련, 환각	알코올, barbiturate, benzodiazepine, 마약	혈청 약물농도 검사로 확진

④ 진단검사

- 기본검사 : CBC, 전해질, 글루코오스, 케톤, 간기능, 신기능검사, ABG, 삼투압검사
- 독성학 검사 : 약물 자체 혹은 이의 중간 대사물을 증명하거나 독극물에 의해 특이적으로 변하는 효소를 측정하는 것이 가장 확실한 진단법이 될 수 있다. 중금속제

제, chlorinated hydrocarbon, 유기인제, phenol 제제, 2, 4-D나 diquat, paraquat 등의 제초제, hexachlorobenzene 등은 정상 건강인(general population)의 참고치가 알려져 있어 의심되는 환자에서 진단에 도움이 된다. 유기인제나 카바메이트계 중독의 경우 적혈구 혹은 혈장 내 cholinesterase를 측정하는 것이 유용하다. 그러나 이들 검사법은 복잡하고 어려워 실제 임상에서 흔히 사용되지 못하고 있다. 그러나 노출력이 확실치 않고 확진이 꼭 필요한 경우에는 혈액, 소변, 지방(fat tissue) 등을 채취하여 적절한 검사를 시행하는 것이 원칙이다.

⑤ X-ray

방사선 불투과성 물질 섭취시에 X-ray 촬영을 한다. Chloral hydrate(마취제), 중금속(비소, 납), 철, 요오드 등.

4. 약물중독의 일반적 중재

(1) 독극물의 제거

독극물 제거의 일반적인 치료는 흡수방지와 성분제거에 중점을 둔다.

① 피부 세척 : 신체로부터 아직 흡수되지 않은 약물을 제거하는 것은 소홀히 하기 쉽지만 아주 중요하다. 비록 증세가 약하거나 중독이 확실치 않아도 의심스러운 경우에는 피부를 포함한 신체의 모든 부분에서 약물을 씻어내야 한다. 간혹 옷에 약물이 젖어있는 경우도 있으므로 응급실에서 모든 옷을 벗기고 의심되는 부위는 비누로 빨리 씻어내야 한다.

② 안구 세척 : 독극물은 대개 각막을 자극하고 염증을 유발할 뿐 아니라 쉽게 흡수될 수도 있어 어떤 종의 독극물도 눈에 묻었을 때에는 많은 물 혹은 주사용 생리적 식염수로 씻어야 한다. 수돗물이 있을 때는 흐르는 물에 우선 얼굴과 눈을 씻은 다음 위 아래 눈껍질을 교대로 뒤집은 상태로 물을 흘려 내린다.

③ 구토(emesis) 유발 : 의식이 있는 환자라면 구토를 유도할 것인지를 결정한다. 이때 중독 원인, 중독 시간, 중독량이 파악된다면 보다 적합한 응급처치가 이루어질 수 있다. 구토는 가정에서도 손쉽게 시행될 수 있기 때문에 급성 중독환자에서 우선적으로 시행되는 응급처치로 인식되어 있다. 일반적으로 중독물질은 3~4시간 이내에 위장을 통과하므로 그 전에 구토시키면 위험을 최소화시킬 수 있다. 중독물질이 이미 위장을 통과한 이후에는 구토가 별 효과를 거두지 못한다. 금기사항이 없는 경우에는 가능한 한 신

속하게 환자의 위장을 비워야 한다.

일반적으로 구토를 유발하기 위하여 인후에 손가락을 넣고 구토 반사를 자극시키곤 하는데 이는 인후손상과 기도흡인의 위험이 많으므로 권장할 만한 응급처치가 아니다. 구토유발을 위해 구토제로서 Ipecac 시럽을 사용한다. Ipecac 시럽은 구토를 유발하는 약제 중 1차적으로 이용되는 약물이다. Ipecac 시럽은 가정에서도 사용될 수 있으며, 위세척보다 고통이 적고, 크기가 큰 물질도 배출시킬 수 있다는 장점이 있다. 그러나 연구에 의하면 Ipecac 시럽에 의한 구토시 독물질을 단지 30~40%밖에 제거하지 못한다는 단점이 있다. 따라서 나머지 독물질은 위장관에서 흡수되어 독성효과를 발휘할 수 있다. Ipecac 시럽을 투여한 후 발생할 수 있는 합병증으로는 위내용물의 폐흡인, 식도파열, 지속적인 구토 등이 있다. 표 3-6은 구토유발을 해서는 안되는 경우를 제시하였다.

표 3-6 구토유발의 금기

구토유발을 금기시 해야 하는 경우
• 의식이 혼미하거나 혼수상태의 환자
• 강상 · 강알칼리 섭취시
• 경련을 일으키는 환자, 그리고 빠르게 경련을 일으킬 수 있는 물질을 섭취한 경우

④ 위세척(gastric lavage) : 위세척은 위 내용물을 즉각적으로 제거할(중독물질 복용 후 1시간 이내에 시행되었을 경우) 수 있으며 활성탄 투여를 위한 직접적인 경로를 확보한다는 장점이 있다. 대개의 경우 위세척을 할 때는 비교적 내경이 작은 비위관(nasogastric tube)보다는 내경이 큰 구위관 튜브(orogastric tube : 성인 36~40 French, 소아 24~28 French)를 사용한다. 내경이 작은 튜브를 사용할 경우에는 큰 입자나 약물의 조각들이 좁은 관을 통해서 제거되지 않을 수 있기 때문이다. 내경이 큰 튜브는 비강점막에 손상을 입힐 수 있으므로 코를 통하여 삽입되어서는 안 된다. 위세척의 적응증은 표 3-7과 같다.

표 3-7 위세척 적응증

위세척 적응증
• 위장관 정화로 약물의 흡수를 중단시켜 회복될 수 있으나 구토유발이 안전하게 시행될 수 없는 환자 (예 : 혼수상태, 구역반사의 소실, 경련, 급속한 의식저하)
• 의식은 있지만 맹독성 물질을 다량 섭취한 경우
• 독극물을 섭취한 지 2시간이 경과되지 않은 경우. 그러나 위장관 흡수를 지연시키는 약물을 섭취한 경우에는 4~6시간이 경과된 후에도 위세척으로 효과를 볼 수 있음.

중독 후 너무 늦게 발견되어 위 속에 독극물이 남아 있지 않을 것으로 추정될 때, 강한 부식제 섭취로 식도에 해가 될 수 있는 경우, 날카로운 물질을 함께 섭취했을 때, 치명률이 낮고 활성탄에 잘 흡수되는 약물일 때, 심각한 출혈성 소인이 있는 경우에는 위세척을 적용해서는 안 된다. 위세척으로 인해 식도천공, 저체온증(특히 소아의 경우에 다량의 찬물로 세척하였을 경우), 전해질 불균형(생리식염수가 아닌 증류수를 다량 사용했을 경우), 흡인에 의한 기도폐쇄 등의 합병증이 동반될 수 있으므로 특별한 주의를 기울이면서 표 3-8과 같은 방법으로 위세척을 시행한다.

표 3-8 위세척 방법

위세척 방법
• 구토시 흡인의 가능성을 최소화하기 위해서 환자를 좌측 횡와위로 눕힌다. 의식이 저하되어 있거나 구역반사가 소실된 환자의 기도유지를 위해 위세척을 시행하기 전에 기관내 삽관을 먼저 시행한다. • 튜브가 구강과 식도를 지나서 위에 도달할 때까지 계속 밀어 넣는다. 이 과정에서 저항이 느껴지면 밀어 넣는 것을 중단해야 한다. • 튜브를 삽입한 다음 위세척을 시작하기 전에 튜브가 위 내에 적절히 위치하고 있는지를 확인해야 한다. • 생리식염수를 적정량 주입한다(1회 성인은 200~250mL, 5세 미만의 소아는 50~100mL). • 위세척액을 주입한 후에는 약 1분 동안 튜브를 막고 있다가, 튜브를 밑으로 향하게 하여 중력에 의해서 세척액이 배출되게 한다. • 제일 먼저 채취한 내용물을 분석하고, 위세척은 최소한 2L를 시행하며 나오는 세척액이 맑게 나올 때까지 계속한다. 주입한 세척액의 양과 배출되는 양은 비슷해야 한다. • 세척액이 맑게 나오면 활성탄을 투입한 후 튜브를 제거한다.

⑤ 하제(cathartics) 사용 : 하제는 독극물의 배출을 촉진시킨다. 흔히 쓰이는 식염수성 하제(magnesium sulfate, magnesium citrate, magnesium hydroxide, sodium sulfate 등)는 흡수가 잘 되지 않고 대장내에서 삼투성 활성물질로 작용하여 대장내 수분함량을 증가시킨다. 최근 솔비톨(sorbitol)이 다른 삼투성 하제에 비해 가장 효능이 우수하다고 평가되고 있는데, 그 이유는 전해질 불균형이 적고, 위장관 통과시간도 가장 짧기 때문이다. 다른 자극성 하제는 대장내에서 수분 및 전해질의 흡수를 억제하고 장운동을 촉진함으로써 설사작용을 나타낸다. 여기에 속하는 약물로는 phenolphthalein, caster oil, bisacodyl(Dulcorax) 등이 있다. 한 번의 하제 사용은 필수적이지만, 반복 투여는 신중하게 고려해야 한다.

⑥ 흡착제(활성탄) 투여 : 활성탄(activated charcoal)은 다양한 유기물질(나무, 석유, 코코넛)을 900℃까지 가열하여 분해 증류하고, 흡착능력을 증가시키기 위해 활성제(증기, 이산화

탄소, 강산)로 고온에서 처리하여 만들어지는 무독성이며 화학작용이 없는 물질이다. 활성탄은 독극물의 흡수를 50%까지 줄일 수 있으며, 위세척 30분 전에 활성탄을 투여하거나 위세척액이 깨끗하게 나온 후에 즉시 투여하면 위세척의 효과를 2배로 높일 수 있다. 구토유발이나 위세척으로 삼킨 중독물질을 완전히 제거할 수 없기 때문에 거의 모든 중독환자에게 적용이 된다. 활성탄은 Ipecac 시럽 투여로 구토를 한 후, 위세척 후, 위 내용물 제거가 금지되거나 필요 없을 때 단독으로 사용될 수 있다. 만약 구토제인 Ipecac 시럽과 함께 사용하려면 위 내용물의 배출이 완료된 다음에 활성탄을 투여해야 한다. 활성탄은 Ipecac 시럽을 흡수해서 비활성화시키므로 절대 함께 주어서는 안 되며 순서도 꼭 지켜야 한다. 비활성탄 요법의 문제점으로는 환자가 잘 먹지 않으려 하는 것과 구토와 그에 따른 흡인, 변비, 설사, 장폐색 등의 부작용이 나타날 수 있다. 환자가 구토를 할 경우에는 반복해서 투여하는데, 적은 양을 자주 투여하는 것이 바람직하다. 그러나 활성탄을 반복 투여 시에는 기도가 보호되어야 하고 위장관 운동이 확인되어야 한다. 반복 투여를 시작하기 전에 장음이 들리는지, 복부팽만은 없는지를 확인해야 한다. 활성탄은 보통 1g/kg을 250cc 정도의 미온수에 섞어서 복용하며, 물 : 활성탄의 비율은 4 : 1~8 : 1로 한다. 활성탄은 많은 양의 약물이 섭취되었을 때, 섭취된 약물이 지연되어 유리되는 제제일 때 특히 유용하다. 활성탄을 반복적으로 투여하면 약물의 농도가 높은 혈장에서 농도가 낮은 장관내로 역확산하는 위장관 투석효과를 기대할 수도 있다. 활성탄에 의한 중독물질 흡착법은 비교적 안전하고 효과적이지만 활성탄과 잘 결합되지 않는 강산이나 강알칼리, 에탄올, 시안화물, 석유화학 제품, 메탄올 등에 의한 경구중독의 경우에는 사용해서는 안 된다. 특히 부식성 산 또는 알칼리족의 경우 활성탄은 흡착제로서 효과가 없을 뿐만 아니라 오히려 손상받은 부위에 침착되어 내시경을 어렵게 한다. 석유화학 제품 역시 활성탄에 잘 흡수되지 않으며, 활성탄 투여로 구토가 유발될 경우 호흡기도로 흡입되어 폐렴을 유발할 수 있는 위험이 수반된다.

⑦ 희석 및 중화 : 가정용 산성 세제(화장실 청소액, 녹물제거제)나 알칼리성 세제(배수관 세척제, 표백제) 등을 삼켰을 때는 구토를 유도해서는 안 되며 희석요법이 도움이 될 수 있다.

⑧ 이뇨제 사용과 pH 조절 : 소변을 희석시켜 세뇨관 재흡수를 감소시켜 약물의 배출을 증가시킨다.

- 이뇨제 : lasix 40mg(어린이 1mg/kg) iv, mannitol 20~50mg(어린이 750mg/kg) iv

- pH 조절로 이뇨를 강화시킨다.

⑨ 투석 : 제한적으로 효과적이다. 적응약물로는 alcohol, lithium, salicylate, amphetamine, phenobarbital, theophyllin 등이 있다.

(2) 보존적 치료(supportive Treatment)

① 기도확보(maintenance of air way) : 환자를 눕히고 고개를 뒤로 젖힌 다음 입을 벌려 입안에 있는 이물을 손가락이나 설압자로 깨끗이 제거한다.

② 인공호흡(artificial respiration) : 약제에 따라, 특히 organic phosphorus제의 경우 기관지 수축이나 분비물 증가로 인해 위세척 등의 처치보다 선행하여 인공호흡이 필요한 경우가 있다. 장비가 없을 때는 mouth to mouth 호흡법이 도움이 된다.

③ 산소공급 : PaO_2가 60mmHg 이하이거나 $PaCO_2$가 50 mmHg 이상이면 산소주입이 필요하다. 약물중독에서 특히 산소주입이 필요한 경우는 다음과 같다.

- 기도내 저항의 증가 : 경련, 분비물 증가, 이물질 흡인 등으로 인한 기도폐쇄
- 폐 실질 손상에 따른 폐유순도 감소 : 흡인성 폐렴, 급성 폐손상, 섬유화
- 심폐혈관 장애 : 심인성 폐부종, 폐색전증
- 호흡신경장애 : 호흡 중추신경, 호흡 말초신경 장애
- 호흡근 마비 : 횡격막, 늑간 근육장애

산소 주입시에는 항상 O_2 toxicity 발생을 염두에 두어야 한다. 100% O_2를 사용할 때는 하루에 4번씩 1시간 가량 실내 공기로 대체해야 한다. Tent, face, mask 등 어떤 것도 사용할 수 있으나 주입 시에 기도점막이 마르지 않도록 가습(humidify)을 해야 한다.

④ 수액요법, 수혈(Infusion, Transfusion)

- 수액요법(Infusion) : 많은 약제들이 구토, 설사, 분비물 과다, 체내 수액 분포의 불균형 등을 초래하여 수액의 투여가 필요하나 폐부종이 있을 때에는 극히 조심하여야 하며, 이때에는 초기 12시간 내에는 수액의 투여를 피하는 것이 좋다. 수액은 sodium, potassium, magnesium, bicarbonate 등이 포괄적으로 함유된 balanced electrolyte solution이 좋으며 수액의 형태는 혈장의 보충을 위한 경우에는 isotonic solution을, 일반적으로는 성인의 경우 체표면적당 1,500mL/m^2의 hypotonic solution이 필요하다.
- 수혈(Whole blood exchange transfusion) : 약물중독에서 교환 수혈의 의미는

phenol이나 mercury 등의 중독처럼 혈액내의 약물농도가 다른 조직에 비하여 높을 때 용이하다.

⑤ 안정제 사용 : 많은 종류의 농약들이 경련을 일으킨다. Chlorinated hydrocarbon처럼 약물이 직접적으로 신경계통을 자극하는 경우에는 항경련제의 투여가 선호되지만 organic phosphorus제처럼 저산소증에 의한 경우에는 조심스럽게 안정제를 고려해볼 수 있다.

⑥ 각성제의 사용 : 쇼크가 동반되거나 신경계 억압, 호흡중추 억제의 경우에 사용된다.

⑦ Steroid : 부신피질 호르몬은 약물중독 자체를 치유하는 작용은 없지만 쇼크가 심할 때, 저체온상태, 폐부종의 경우에 사용된다.

⑧ 항생제 : 예방적으로 사용하는 것은 좋지 않다. 이차 감염증이 있는 경우에 한하여 선별적으로 사용한다.

5. 임상에서 흔히 볼 수 있는 중독약물

(1) Organophosphate

① 정 의

유기인제는 수많은 살충제의 주성분으로 흔히 개미나 바퀴벌레 스프레이, 정원 벌레 제거제로 사용하고 있다.

② 작 용

자율신경계 모든 절전섬유와 부교감신경계의 절후섬유 말단에서 아세틸콜린(ACh)이 유리되며 콜린성 뉴런이라 하며, 교감신경절후섬유 말단에서는 에피네프린(Epinephrine, adrdnaline)이 유리되며 아드레날린성 뉴런이라 한다.

아드레날린 감수체(교감신경절후신경 말단, catecholamin과 결합)는 α,β 감수체로 나누어지며, 그 중 α 감수체는 혈관수축, 동공확장근의 수축, 위장관 및 방광괄약근을 수축한다. β_1 감수체는 심박동 증가, 심근수축력 증가, 지방을 분해하며 β_2 감수체는 혈관확장 및 소화관 이완, 자궁 이완, 기관지 확장, 열 생산을 한다.

Acetylcholinesterase는 매우 활성적인 효소로 acetylcholine은 효소의 활성부위에 결합하여 가수분해되어 choline과 아세틸화된 효소를 만든다. 하지만 콜린에스테라아제 억제제는 acetylcholinesterase를 억제하여 콜린성 수용체의 부근에 내인성 acetylcholine의 농도를 증가시키고 그들의 효과를 나타낸다. 유기인제는 과격하게 콜린에스테라아제 분자와 결합하여 그 효과를 차단하고 아세틸콜린이 신경 접합부에서 반대효과가 나타나지 않게 남아 있도록 한다. 유기인제-콜린에스테라아제 결합체는 저절로 풀리지는 않으며 지속적 결합 24~48시간 이후 콜린에스테라아제 분자는 파괴된다. 콜린에스테라아제의 완전 재생에는 수주에서 수개월 정도가 소요된다.

③ 임상증상

- 중독 초기의 국소증상
  - 피부접촉 시 : sweating, muscle fasciculation(섬유속성 연축－근의 작은 국소적 수축이 피부를 통하여 보이는 것)
  - 흡입 시 : rhinorrhea wheezing breath with tightness on chest, miosis
  - 내복 시 : abdominal cramp, diarrhea, vomiting
- 중추신경계 중독증상 : 피로, 감정의 변화, 두통, 수족의 떨림, 긴장, 불안, 불면, 두통, 정신착란, 언어장애, 경련, 혼수, 전신쇠약 등이 있으며 심할 경우 발작, 호흡기능 저하, 심장기능 저하로 인해 사망하게 된다.
- 무스카린계 중독증상 : 기관지, 침샘, 눈물샘, 심장 등 부교감신경에 작용한다. 기관지 분비물 증가, 침, 눈물 증가, 동공축소, 소화기능 장애, 구토 등의 증상이 일어난다. 또한 기관지 수축에 의해 폐기능 저하도 나타난다. 구토, 설사, 복부경련, 기관지경련, 축동, bradycardia와 침 및 땀의 과분비가 나타나며, 지나친 발한은 탈수를 일으켜 systemic hypovolemic가 발생하여 쇼크를 야기할 수 있다.
- 니코틴계 중독증상 : 근육수축, 근육경련, 근력저하, 마비 등이 일어나며, 심할 경우 호흡근육의 마비로 인해 호흡정지가 일어나 사망하게 된다. Nicotin 작용으로 혈압과 맥박이 증가할 수 있고 반대로 muscarin 작용으로 감소될 수 있다. 심한 유기인제 중독에 있어서 중요한 증상이 동공수축이다. 하지만 동공수축은 초기에 나타나는 증상이 아니므로 유기인제 중독환자가 동공수축이 없어도 적극적인 치료가 필요하다. 유기인제 중독 환자의 대부분의 사망원인은 호흡근육 마비로 인한 호흡정지 및 중추신경손상으로 인한 호흡정지이다.

④ 검 사

혈액과 적혈구 콜린에스테라아제 검사, 기능이 남아 있는 콜린에스테라아제의 백분율을 나타낸다.

⑤ 치 료

- 보조적 요법 : 초기 치료로서 경구섭취의 경우에는 위세척과 활성제 및 하제투여를 한다. 보조적 치료의 초점은 호흡과 순환유지에 있다. 호흡근 마비는 본 중독의 주된 사인이 될 수 있으나 적절한 인공호흡 관리를 시행하면 목숨을 구할 수 있다.
- 항콜린성 약물 : Atropine은 무스카린성 수용체에서 아세틸콜린의 작용을 경쟁적으로 차단하는 생리학적 길항제이고 부교감신경 억제제이다. 중독치료에 있어서의 주된 작용은 침이나 기타 분비선에서의 분비물 감소, 기관지 분비물 및 천명음 감소, 장운동 감소, 심박동수 증가, 방실전도의 항진 등이다. 아트로핀을 임상효과가 있을 때까지 정맥투여하는데 심한 중독 시는 최대 5mg 아트로핀을 매 15~30분 간격으로 투여한다. 아트로핀화 증상(산동, 분비물 감소, 빈맥, 건조한 피부홍조)이 나타날 때까지 계속 아트로핀을 투여한다. 일단 환자가 완전하게 아트로핀화되면 프랄리독심(2-pam; Protopam) 정맥주사를 시작한다. 프랄리독심은 아세틸콜린에스테라아제(효소)를 재생시키며 아트로핀과 같은 항콜린성 효과를 가지고 있어 급성 유기인제 중독시 24~36시간 내에 투여하면 실제로 구조하고 콜린에스테라아제를 활성화시킬 수 있다. Pralidoxime은 노출 후 24시간 이내 투여되는 경우에 가장 효과가 좋으나 늦게 투여된다고 해도 효과는 있다. PAM을 최대한 빨리 투여할수록 좋다. 아트로핀과 PAM을 같이 투여하면 시너지 효과를 나타내므로 아트로핀 사용량을 줄일 수 있어 치료에 따른 부작용도 감소시킬 수 있다.

⑥ 간 호

유기인제 중독환자는 다른 것을 오염시키는 심각한 위험성을 가지고 있으므로 이를 처치하는 사람은 반드시 보호장갑이나 보안경을 착용하고 가능하면 특수장갑을 이용하는데 안되면 장갑을 이중으로 끼고 한다. 환자 의복은 오염된 것으로 간주하며 구토물, 위세척물, 변도 반드시 주의깊게 다루어야 하고 이차오염 방지를 위하여 조심스럽게 폐기시켜야 한다.

(2) Carbamate

① 정 의

유기 질소 화합물인 카르밤산 에스테르의 황 유도체로서 금속의 분석 화학이나 용도가 많은 추출용 유기 시약으로 쓰이는 발암물질이다. 우리나라에서는 농약 중 살충, 살균제로 쓰거나 귤을 빨리 익히려고 사용한다.

② 작 용

Carbamate계 중독은 유기인계 중독과 마찬가지로 ChE를 억제함으로써 조직에서 acetylcholine이 축적되어 제반 중독증상을 발현시키고 심한 경우에는 호흡근 마비 또는 중추신경계 작용으로 인하여 사망하게 된다. 유기인계 중독이 ChE의 활성부위에 비가역적으로 결합하는데 반하여 carbamate계 중독은 가역적으로 결합하기 때문에 중독증상이 비교적 심하지 않고 중독기간도 짧은 것으로 알려져 있다.

③ 임상증상

급성 유기인계 중독에서와 마찬가지로 대개 급성 choline 작용에 의하여 유발되는데 발생하는 기전은 muscarin 작용에 의한 기관지 수축과 nicotin 작용에 의한 기관지내 분비물의 증가 및 호흡근의 약화 그리고 중추신경계 작용에 의한 호흡중추의 억제 등에 의한 복합적인 기전에 의해 일어난다. 그러나 carbamate계는 쉽게 혈뇌장벽을 통과하지 않으며, ChE의 활성부위에 가역적으로 결합하기 때문에 atropine의 치료만으로 수시간 내에 회복된다.

④ 치 료

신속한 위세척과 활성탄의 복용이 필요하며 심한 경우 급성 콜린증상을 완화시키기 위하여 atropine의 투여가 필수적이다. atropine의 투여는 동공의 확산과 대광반사의 소실, atropine에 의한 피부 발적, 건조한 피부 및 구강건조, 동성빈맥 그리고 atropine에 의한 환각증 등을 기준으로 한다. 2-PAM은 유기인계 중독에서는 효과적이라는 것이 이미 밝혀져 있으나 carbamate계 중독에서는 동물실험에서 임상증상을 악화시킨다고 했으며, 또한 금기사항으로 언급하고 있다. 2-PAM은 carbamate계와 독성화합물을 형성하고 atropine의 효과를 감소시키기 때문이다.

(3) Paraquat

① 정 의

제초제로서 그라목손(Gramoxone)이라는 이름으로 널리 알려져 있으며, 한국에서는 '파라코' 라는 품목명으로 고시되어 있다. 본제는 식물체 내에 약간의 침투성을 가지나 주로 접촉에 의하여 식물조직을 파괴함으로써 살초효과를 발휘하며, 비선택성으로 모든 식물에 대하여 살초작용을 보인다. 아주 독한 제초제로 유명한 그라목손은 한 찻숟가락만 마셔도 치명적일 만큼 독한 농약이다.

② 작 용

수용액에서 강력한 양이온 상태로 존재하며, 고농도 제제(20~24%)가 섭취되거나 피부에 접촉되면 부식성 손상을 유발할 수 있다. 흡수된 후에는 수일에 걸쳐서 폐포의 상피세포에 선택적으로 섭취되어 농축된다. 이어서 지질 과산화로 인해 세포괴사 및 섬유조직 증식을 일으켜 폐섬유화가 초래된다. 정상적인 피부를 통해서는 잘 흡수되지 않지만 벗겨진 피부를 통해서는 어느 정도 흡수가 되며 이런 경로를 통해서 사망한 예도 보고되어 있다.

파라쿼트는 2~4g 혹은 20% 용액 10~20mL 정도의 적은 양만 섭취되어도 사망을 초래할 수 있다. 60mL 이상을 섭취하게 되면 독성의 발현과 사망은 보다 빠르게 초래된다. 식물이나 토양에 접촉되면 파라쿼트는 신속하게 불활성화되어 더 이상 독성을 나타내지 않는다.

③ 임상증상

신부전이 3~5일에 걸쳐서 나타날 수 있고, 진행성 폐섬유화 및 비가역적 폐섬유화로 인한 사망은 10~15일에 발생되는 것이 보통이다(표 3-9). 농축된 용액을 60mL 이상 섭취했을 때에는 중증의 위장관염, 부식성 식도손상, 폐부종, 심장성 쇼크가 발생될 수 있다. 대량 섭취 시에는 급성 순환부전으로 인해 조기에 사망하는 경우가 흔하며, 이때의 순환동태의 특징은 다른 원인에 의한 쇼크와는 달리 말초혈관 저항이 현저히 감소한다는 사실이다.

표 3-9 중독과 임상경과

파라쿼트 중독의 임상경과
• 제 1 기(1~5일) : 국소적 부식손상 인후통, 점막의 궤양, 각혈 • 제 2 기(2~8일) 신장, 간손상의 징후 : 핍뇨, 무뇨, 황달, 발열, BUN/Cr 상승, AST/ALT 상승, 혈중 빌리루빈치 상승 • 제 3 기(3~14일) 폐섬유화 : 호흡곤란, 빈호흡, 청색증, 폐부종, 폐확장부전증, 흉막 삼출, 동맥혈 산소분압 감소, 호흡곤란

④ 치 료

즉시 흡착제를 투여하여 최대한 흡수를 막아야 한다. 위세척은 좋지 않은데, 흡수속도가 빠르기 때문에 병원에 도착할 시간쯤엔 이미 흡수되었거나 장으로 내려갔을 가능성이 높으며, 위세척을 하면서 인두, 식도들에 상처가 생길 경우 상처부위를 통해서 소량 남아 있던 파라쿼트가 흡수될 수도 있기 때문이다. 또한 의식을 잃을 경우 위세척액이 폐로 들어갈 수도 있어 위험하다. 흡착제로는 활성탄, Fuller' s earth(상품명으로, 일종의 '흙' 이다), 벤토나이트 ('흙') 등이 있으며, 위장에 들어가서 아직 흡수되지 않은 파라쿼트와 흡착되어 체내 흡수를 막는다.

산소투여는 폐포에서의 지질과 산화를 악화시킬 수 있으므로 피해야 한다. 현저한 저산소증에서는 산소를 공급해 주어야 하겠지만 동맥혈 산소분압을 60mmHg로 유지하기에 필요한 최소한의 농도만을 사용한다. 고농도의 산소를 흡입시키면 산소와 파라쿼트는 서로 상승작용을 나타내며 또한 파라쿼트의 독성은 산소농도에 의해 좌우된다. 특이 치료제나 해독제는 없다.

(4) 마약중독

① 정 의

마약이란 모르핀, 코카인, 아편 등과 그 유도체로서 미량으로 강력한 진통작용과 마취작용을 지니며 계속 사용하면 습관성과 탐닉성이 생기게 하는 물질이다. 사용을 중단하면 격렬한 금단증세를 일으켜 마약을 사용하지 않고는 정상적인 생활을 할 수 없게 되며, 종국에 가서는 육체적으로나 정신적으로 폐인이 되게 하는 물질이다.

② 증 상

어느 특정 부분에 몰입하게 되는 성향을 보이는 외에 편집성 정신분열증, 심장장애, 혈압상승, 구토, 호흡곤란, 감각능력 상실, 의식상실, 악몽, 착란상태 등의 증세를 보인다(그림 3-7). 중독자의 경우 복용하지 않을 경우 우울증과 신경쇠약, 무력감 등의 금단증세로 계속적인 복용을 유도하게 되어 결국 자기파멸로 이어진다.

③ 마약중독의 종류

- 대마초 : 장기간 피운 사람에서 일을 지속하고자 하는 동기와 주의집중과 끈질김이 없어지고 무감동, 무기력, 체중증가, 게으름 등이 관찰된다. 금단증상에는 수면장애, 과민, 식욕장애, 오심, 불안, 우울, 진전 등이 있다. 치료방법은 다른 물질 사용에서와 같이 금단과 지지, 교육이다. 금단증상에 대해 단기적으로 항불안제를 쓸 수 있다. Benzodiazepine이나 항정신병 약물로 치료한다. 지지적 정신치료도 필요하다.
- 엑스터시 : 유학생들을 중심으로 널리 사용되고 있는 신종 마약류로서, 혈압과 심장박동, 체온의 급격한 상승과 함께 행복감을 맛보지만 뇌기능이 영구적으로 훼손될 수 있고 첫 복용으로 숨질 수도 있다.
- 히로뽕 : 히로뽕에 중독되면 식욕 억제, 환시(幻視), 환청, 피해망상이 생긴다. 치아, 뼈, 신경이 망가지고 쉽게 감염되며 위, 간이 손상된다. 또 오래된 중독자는 인격까지도 변해 유치, 미성숙, 충동적인 성향을 보이고 정서적으로도 위축된다.

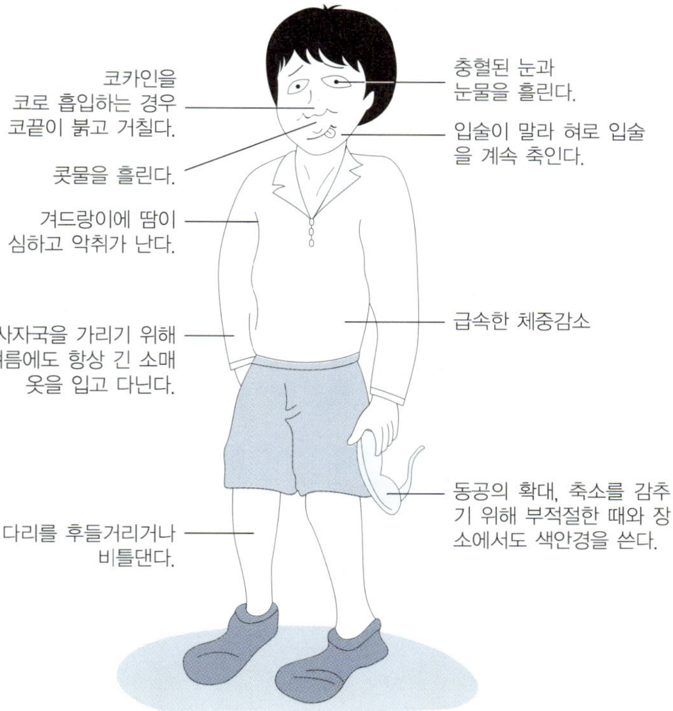

그림 3-7 마약중독자의 일반적인 징후 및 증상

- 아편 : 중추신경을 억제하고 도취감, 신체 조정력 상실, 용량이 증가되면 혈압강하, 체온강하, 서맥, 호흡억제 등이 나타난다. 대량복용 되면 진전, 경련, 섬망, 혼수, 폐부종 등이 나타난다.
- 흡입제 중독 : 본드 흡입, 부탄가스 흡입 등이 해당되며 다행감, 붕 뜨는 느낌, 또는 공포, 착각, 환각, 신체 크기의 왜곡, 흥분, 착란, 피해망상, 환각, 섬망, 정신병, 무감동, 충동성, 난폭성, 기억상실 등의 중독증상을 보인다. 치료는 흡입중단과 의학적 합병증의 치료이며 무엇보다도 청소년 교육을 통한 예방이 중요하다.

6. 무독성 물질로 판정되는 물질

① 잉크 : 청색, 흑색은 탄닌산을 포함하고 있으나, 독성은 없다.

② 연필 : 납 성분이나 적은 양으로는 위험하지 않다.

③ 크레용 : 적색과 오렌지색을 제외하고는 위험하지 않다. 이 두 색은 메트헤모글로빈 혈

증을 유발할 수 있으므로 삼키지 않도록 해야 한다.

④ 분필 : 석회암으로 다량 섭취하지 않으면 독성은 없다.

7. 중독약물과 해독제

임상에서 흔히 볼 수 있는 중독약물과 해독제이다.

흔히 볼 수 있는 중독약물		해 독 제
Warfarin	→	Vitamine K
Methyl alchol	→	Ethyl alchol
Lead	→	Calcium
Nitrites	→	Methylene blue
Acetaminophen	→	N-Acetylcysteine(mucomyst)
Opiates	→	Naloxon
Organophosphates	→	Atropine, Pralidoxime(PAM)

제 6 절 무의식(의식변화)

무의식(unconscious) 또는 의식변화(altered consciousness)는 의식과 반대되는 개념으로, 의식이 저하되거나 자신 또는 자신을 둘러싼 환경에 대한 인식이 결여된 것을 말한다.

1. 초기 사정과 중재

(1) 초기 사정

① 주관적 사정

- 환자의 가족이나 목격자들로부터 병력을 수집한다.
- 증상이 언제 시작되었는가? 지속기간은 어느 정도인가? 얼마나 자주 증상이 발생하는가?
- 증상이 신체의 어느 특별한 부분에 국한되어 나타나는가?
- 오심, 구토, 두통, 발한 등과 같은 관련된 증상이 동반되었는가?
- 알려진 원인이 있는가?

  다음은 의식변화를 초래하는 원인들이다. AEIOU-TIPSHAT으로 기억하면 쉽다.

  A : 알코올(Alcohol)

  E : 간질(Epilepsy)

  I : 인슐린(Insulin)－고혈당, 저혈당

  O : 약물과용(Overuse)

  U : 요독증(Uremia)

  T : 외상 또는 종양(Trauma or Tumor)

  I : 감염 또는 허혈(Infection or Ischemia)

  P : 정신질환(Psychiatric)

  S : 뇌졸중(Stroke)

H : 저산소혈증(Hypoxemia)

A : 산증(Acidosis)

T : 체온조절(Thermoregulation) – 저체온, 고체온

- 과거에도 비슷한 증상을 경험한 적이 있는가?
- 복용 중인 약물이 있는가?

② 객관적 사정

- 가능한 한 빨리 ABC를 사정한다.
  - 기도의 개방성이 유지되었는가?
  - 호흡이 효과적인가?
  - 순환이 잘 유지되고 있는가?

  피부색, 요골 맥박, 모세혈관 재충혈시간(capillary refill time)은 정상인지 사정한다.
- AVPU 방법을 사용하여 의식수준을 사정한다.
  - A(Alert) : 사람, 시간, 장소에 지남력이 있는가?
  - V(Verbal) : 언어 자극에 반응하는가?
  - P(Pain) : 통증자극에 반응하는가?
  - U(Unresponsive) : 통증자극에도 반응이 없는가?
- Glasgow coma scale을 사용하여 의식수준을 사정한다(표 3-10).

표 3-10 Glasgow coma scale

Glasgow coma scale		
눈뜨기 (eye opening)	자발적으로 눈을 뜬다.	4점
	언어적 지시에 의해 눈을 뜬다.	3점
	통증자극에 의해 눈을 뜬다.	2점
	눈을 뜨지 않는다.	1점
언어반응 (verbal response)	지남력 있게 대답한다.	5점
	혼돈된 대답을 한다.	4점
	부적절한 단어를 사용한다.	3점
	알아듣지 못할 소리를 낸다.	2점
	언어반응이 없다.	1점
운동반응 (motor response)	명령에 따른다.	6점
	국소적 통증자극에 반응한다.	5점
	통증자극에 대해 철회한다.	4점
	통증자극에 대해 비정상적 굴절반응을 한다.	3점
	통증자극에 대해 비정상적 신전반응을 한다.	2점
	반응이 없다.	1점

- 다음의 5단계로 의식을 사정한다.
  - 명료(alert) : 환경에 주의를 기울이며, 자신과 타인, 장소, 시간에 대해 명확하게 아는 깨끗하고 정상적인 의식상태
  - 기면(drowsy) : 졸린 상태로서, 반응을 유발하기 위해서는 말이나 접촉이 필요한 상태, 자극에 대한 반응이 느리고 불완전한 상태, 반응을 보기 위해서는 자극의 강도를 증가시켜야 하는 의식상태
  - 혼미(stupor) : 강한 자극에 조금 반응할 뿐이며 언어적 반응으로는 오직 중얼거리거나 신음소리만 내는 상태, 간단한 질문에 한두 마디 단어로만 대답하며, 통각자극에는 더 이상의 자극을 피하려는 행동을 보이기도 하는 의식상태
  - 반혼수(semicoma) : 자발적인 근육 움직임은 거의 없으며, 고통스러운 자극을 주었을 때 어느 정도 피하려는 반응을 보이는 의식상태
  - 혼수(coma) : 모든 자극에 반응이 없으며, 단지 반사만 있는 상태

(2) 초기 중재

- 기도유지를 위해 High Fowler's 체위나 측위를 유지한다.
- 구강 안을 깨끗하게 하고, 인공기도를 삽입한다.
- 필요에 따라 기관내 삽관을 하고, 기계적 환기를 적용한다. GCS가 8점 이하이거나 AVPU 척도 사정결과 언어 자극에 반응하지 않는다면 기관내 삽관이나 기계적 환기가 필요할 수 있다.
- 필요 시 흡인을 한다.
- 활력징후를 측정하고, 뇌관류 유지를 위해 수축기 혈압을 100~160mmHg 정도로 유지한다.
- 산소포화도(맥박산소계측기)를 측정한다. 산소포화도가 94% 이하라면 산소를 공급한다.
- 정맥혈관을 확보하고, 생리식염수나 Ringer's solution을 정맥주입한다.
- 정상 체온을 유지한다.
- 전혈검사, 임상화학검사(전해질, BUN, creatinine, 간기능검사), 혈액응고검사를 위한 채혈을 한다.
- 혈당검사를 하고, 저혈당이면 50% 포도당 50mL를 정맥주사한다.
- 동맥혈 가스분석을 한다.

- 심전도검사를 한다.
- 대상자를 보온시킨다.
- 금식시킨다.
- 구토나 흡인의 위험 감소, 위내 감압의 목적으로 비위관을 삽입한다.
- 유치도뇨관을 삽입하여 시간당 소변배설량을 측정한다.
- 침대 난간을 올려준다.
- 간경화증 병력이 있으면 암모니아 수치를 확인한다.
- 약물중독이 의심되면 혈중 약물농도를 확인하고 narcan(naloxone)을 정맥주사한다.
- 알코올중독이 의심되는 환자는 thiamine(vitamine B_1) 100mg을 정맥주사한다.
- 환자 가족에게 치료계획에 대한 정보를 제공한다.

2. 2차 사정과 질환별 관리

(1) 2차 사정

- 대상자의 의식수준을 지속적으로 사정하여 기초 자료와 비교한다.
- 활력징후를 사정한다.
- 동공반사를 사정한다. 대상자가 앞을 응시하는 동안 측면에서부터 각 동공의 양쪽 방향으로 빛에 대한 반응을 사정한다. 반응은 정상인지 양쪽 동공의 크기는 같은지 확인한다. 점과 같은 작은 동공은 약물과다 복용, 뇌교출혈 등으로 나타날 수 있고, 동공 크기의 비대칭은 두개내압 상승을 의미한다.
- 무의식이라면 인형눈 검사(doll's eye phenomenon)를 시행한다. 머리를 돌릴 때 안구가 반대방향으로 움직이면 정상이며, 뇌간에 문제가 있으면 이 반응이 없거나 감소된다.
- 비정상적 자세를 사정한다.
  - 제뇌자세(비정상 신전) : 환자는 신전하고 다리를 뻣뻣하게 뻗으며 팔은 회내자세를 보인다. 이 자세는 중뇌 또는 상부교의 손상을 나타낸다(그림 3-8A).
  - 제피질자세(비정상 굴곡) : 환자는 손목과 팔은 굴곡하고 다리를 경직되게 뻗는 자세를 보인다. 이 자세는 뇌중간 상부 또는 간뇌 하부손상을 나타낸다(그림 3-8B).

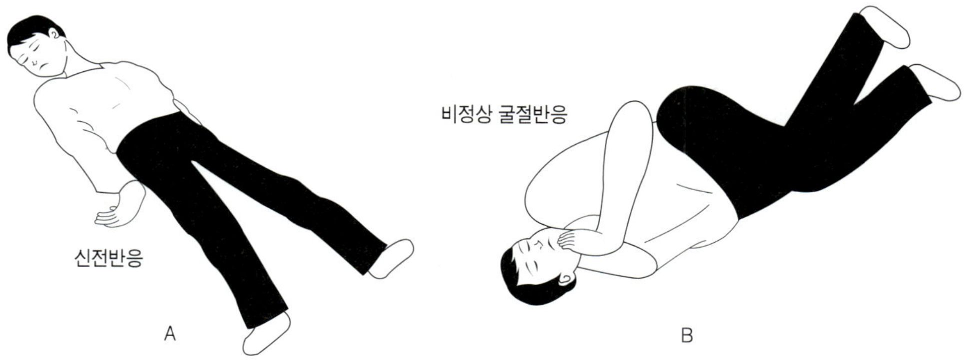

그림 3-8 **제뇌자세(A)와 제피질자세(B)**

- 팔과 다리의 근력을 사정한다. 사지사정 시에는 항상 좌우 양쪽을 비교한다. 상지를 사정하기 위해서는 손을 세게 쥐어보도록 하고, 어깨, 전완, 손목의 움직임을 사정한다. 하지는 중력에 대항하여 다리를 굴곡, 신전할 수 있는지 사정한다.

근력은 다음의 척도로 표시한다.

0 = None : 근수축이 전혀 없음

1 = Trace : 아주 관찰하기 어려운 정도의 흔들림이나 근수축만 있음

2 = Poor : 중력을 배제한 신체부분의 능동적인 움직임이 있음

3 = Fair : 중력에 대항한 능동적인 움직임이 있음

4 = Good : 중력과 약간의 저항에 대항하여 능동적인 움직임이 있음

5 = Normal : 피로함이 없이 보다 큰 저항에 대항하여 능동적인 움직임이 있음

- X-ray(c-spine, chest X-ray, skull X-ray)나 brain CT 결과를 확인한다.
- 요추천자를 시행하여, 뇌척수액 분석(혈구수, 포도당, 배양검사) 결과를 확인한다. 백혈구 수가 5~10개/mm3라면 뇌막염과 같은 염증과정을 의미하며, 혼탁한 색이면 감염을 의미한다. 정상적으로 포도당은 혈당의 약 80% 수준을 유지해야 한다. 뇌척수액의 포도당 감소는 세균성 뇌막염을 의심할 수 있다. 단백질은 정상적으로 15~45mg/100mL이다. 단백질 상승 시 종양, 바이러스성 뇌막염, 출혈을 의심한다.

- 다음과 같은 징후가 있는지 사정한다.
  - Babinski' s sign : 발바닥 자극 시 정상적인 굴곡반응이 아니라 엄지발가락의 신전 반응이 나타남. 추체로 질환의 징후(그림 3-9).
  - Battle' s sign : 유양돌기 부위의 좌상, 두개저 골절의 징후
  - Raccon' s sign : 눈 주위의 좌상, 두개저 골절의 징후
- 소변검사상 미오글로빈(myoglobin)의 존재 유무를 확인한다.

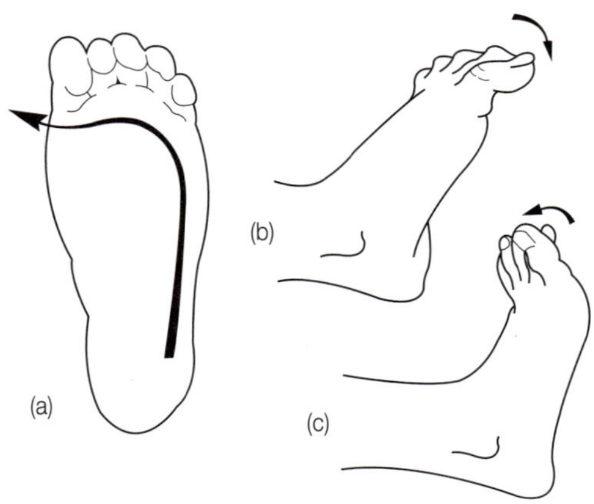

그림 3-9 Babinski's sign (a) 검사수기 : 뭉툭한 끝을 사용하여 그림에서와 같이 발바닥을 긁는다. (b) 정상반응(바빈스키 반응 : 음성)은 발가락의 족저굴곡이다. (c) 비정상반응(바빈스키 반응 : 양성)은 엄지 발가락의 족배굴곡과 다른 발가락들이 부채살처럼 펼쳐진다.

(2) 무의식, 의식변화와 관련된 질환별 관리

① 뇌졸중(stroke)

(가) 증상과 징후

- 의식상실 : 출혈성 뇌졸중은 갑자기 시작되며, 뇌경색은 서서히 나타난다.
- 비정상적 호흡양상 : 연구개의 마비로 코고는 듯한 호흡양상을 보인다.
- 동공반사 : 비대칭적이며, 병변이 있는 쪽의 크기가 커진다.
- 마비 : 몸통, 얼굴, 사지의 한쪽을 침범하며 편마비가 나타난다.
- 언어장애가 동반된다.
- 두통, 현훈, 운동실조, 오심, 구토, 연하곤란, 제뇌자세, 제피질자세 등이 나타난다.

(나) 뇌졸중 분류

- 일과성 허혈성 발작(transient ischemic attacks; TIA) : 일시적인 뇌의 혈액공급 감소

로 인한 신경학적 결손상태로, 뇌졸중의 전구증상이다.

- 경동맥 폐색(carotid occlusion) : 경동맥질환은 점진적인 신경학적 결손을 가져오며, 동맥내막제거술과 같은 초기 외과적 중재로 치료 가능하다.
- 혈전증(thrombosis) : 동맥내 혈전은 서서히 발생한다. 더 이상의 혈전형성 방지를 위해 heparin과 같은 항응고제를 투여한다.
- 색전성 경색(embolic infarction) : 심장에서 발생한 색전은 재발의 위험이 크다. 촉진인자는 심방세동, 심내막염, 승모판막 질환 등이다. 부정맥 치료, 항응고 치료를 시작한다.
- 혈전성 뇌졸중(thrombotic stroke) : 임신, 암, 백혈병, 겸상 적혈구 빈혈, 다른 혈액학적 상태로 인한 혈액의 과응고 상태가 혈관내 혈전증을 유발한다. heparin 치료를 시작한다.
- 뇌내출혈(intracerebral hemorrhage) : 일반적으로 고혈압과 관련이 있으며, 외과적으로 출혈을 제거한다.
- 지주막하 출혈(subarachnoid hemorrhage) : 지주막하 출혈은 동맥류 파열로 발생한다. 외과적 결찰술을 시행한다.

(다) 진단적 검사

- 전혈검사, 전해질, 포도당, 신기능검사, 혈액응고계 검사
- 심전도검사
- Chest X-ray
- Brain CT, MRI
- 동맥혈관조영술
- 요추천자

(라) 치료 및 간호

- ABC를 사정한다. 필요에 따라 기관내 삽관을 하고, 기계적 환기를 적용한다.
- 활력 징후를 측정한다. 수축기 혈압 220mmHg 이상, 이완기 혈압 120mmHg 이상이면 nitroprusside(nipride) 또는 항고혈압 약물을 투여한다.
- 산소포화도를 측정한다. 산소포화도가 94% 이하이면 비강 캐뉼라로 산소를 공급한다.
- 정맥혈관을 확보한다.
- 혈액검사를 한다.

- 금식시킨다.
- 구토나 흡인의 위험을 줄이기 위해 비위관을 삽입하고 감압시킨다.
- 머리를 30도 상승시키는 체위를 유지한다.
- 목이나 골반을 구부리는 체위는 두개내압을 상승시키므로 피한다.
- 뇌부종을 경감시키기 위해 삼투성 이뇨제나 스테로이드를 투여한다.
- 보온시킨다.
- 동공반사를 사정한다.
- 간단한 뇌졸중 사정을 시행한다.
  - 환자에게 웃어보게 해서 안면 마비가 있는지 사정한다.
  - 눈을 감거나 팔다리를 들어올리게 해서 사지 허약이 있는지 사정한다.
  - 말을 시켜본 후 언어반응을 사정한다.
- 지속적으로 의식상태를 사정한다.
- 유치도뇨관을 삽입하여 시간당 소변배설량을 측정한다.
- 색전성 뇌졸중의 경우 혈전용해제, 항응고제, aspirin을 투여한다.
- 출혈성 뇌졸중의 경우 수술을 고려한다.
- 발작을 예방한다.
- 침대 난간을 올리고 고정한다.

② 뇌막염(meningitis)

(가) 증상과 징후

전형적인 증상은 고열, 심한 두통, 경부 강직이다. 그 외 구토, 의식 변화, 빛에 과민반응, 경련, 두개내압 상승증상이 나타난다. 약 50%의 환자들에게서 24시간 후, 나머지 50% 환자들은 24~48시간 후 호흡기계 증상이 나타난다. 유아의 경우 천문이 부풀어 오르고, 흥분, 체온 불안정, 잘 먹지 못하는 증상을 보이며, 노인들은 미열과 혼돈을 경험하기도 한다.

(나) 진단적 검사

- 신체검진 소견
  - Brudzinski' s sign : 대상자의 목을 가슴 쪽으로 부드럽게 굴곡시켰을 때 고관절과 무릎이 저절로 굴곡됨(그림 3-10A)
  - Kernig' s sign : 굴곡된 다리를 펼 때 종아리 근육의 통증과 경련이 나타남(그림 3-10B)

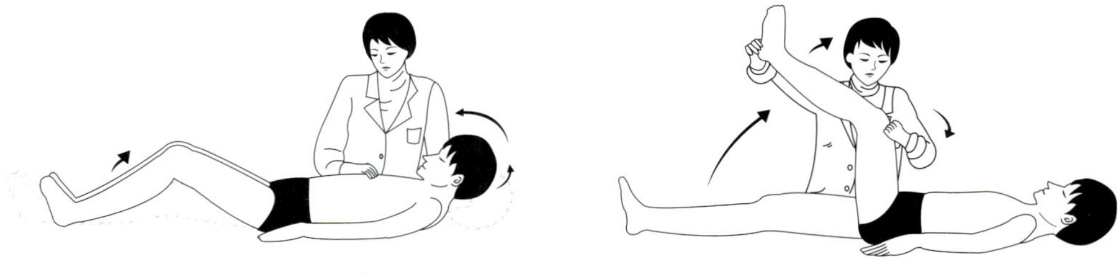

그림 3-10 **뇌막 자극의 사정** (A) Brudzinski' s sign (B) Kernig' s sign

- 전혈검사상 백혈구 상승
- 뇌척수액 분석 : 백혈구 상승, gram stain 양성, 배양검사
- CT

(다) 치료 및 간호

- ABC를 유지한다.
- 침상안정을 권한다.
- 정맥으로 수액을 공급한다.
- 항생제를 정맥주사한다.
- 소음이나 빛과 같은 자극요인을 줄인다.
- 해열제와 진통제를 투여한다.
- 경련을 예방한다.

③ 저나트륨혈증(hyponatremia)

(가) 증상과 징후

- 고삼투성 저나트륨혈증 : 고혈당이 흔한 원인으로 고나트륨혈증의 증상과 유사하다.
- 정상 삼투성 저나트륨혈증 : 고지질혈증, 고단백혈증(＞10g/dL)이 흔한 원인이다.
- 저삼투성 저나트륨혈증 : 두통, 오심, 권태, 기면 등이 나타나며, 심하면 경련, 편마비, 혼수를 일으킨다.

(나) 진단적 검사

- 혈청 나트륨이 135mEq/L 이하
- 혈장 삼투압, 소변 삼투압

(다) 치료 및 간호

- 혈청 나트륨이 126~135mEq/L 정도로 경한 경우에는 염분섭취를 늘리도록 한다.
- 세포외액량 과다인 경우 하루 1~1.5L로 수분을 제한한다.
- 세포외액량 결핍인 경우 0.9% 생리식염수를 정맥 주사한다.
- 심한 저나트륨혈증인 경우(〈120mEq/L) 고장성 용액(3% Nacl)을 정맥주사한다. 나트륨 교정 시 너무 급하게 상승시키지 않도록 한다. 일반적으로 증상이 없다면 1시간에 0.5mEq/L, 하루에 12mEq/L를 초과하지 않도록 한다. 심한 증상이 동반되었다면 처음 3~4시간 동안에는 1시간당 1.0~1.5mEq/L를 상승시키는 속도로 교정하지만, 역시 하루에 12mEq/L를 초과하지 않도록 한다. 너무 빨리 나트륨을 교정하면 마비, 연하곤란, 구음장애, 혼수와 같은 영구적인 신경학적 손상을 유발할 수 있다.
- SIADH가 원인이라면 furosemide(Lasix)와 같은 이뇨제를 투여하고, 등장성 용액이나 3% 생리식염수를 투여한다.
- Thiazide 계통 이뇨제의 부작용으로 저나트륨혈증이 초래되었다면 이뇨제 투여를 중단하고, 저칼륨혈증을 교정한다.
- 갑상선기능저하증이 원인이라면 수분을 제한하고, 갑상선호르몬을 투여한다.
- 부신기능저하가 원인이라면 부신호르몬을 교정한다.
- 지속적으로 혈청 나트륨, 삼투압 결과를 확인한다.

④ 저혈당(hypoglycemia)

(가) 증상과 징후

- 경미한 저혈당 : 부신수질에서 에피네프린 분비로 인해 발한, 진전, 신경과민, 빈맥, 심계항진, 불안정, 혼돈이 나타난다.
- 중증도의 저혈당 : 집중력 장애, 두통, 어지러움, 혀와 입술의 무감각, 불분명한 언어, 허약감 등의 신경학적 증상이 나타난다.
- 심한 저혈당 : 경련, 의식저하를 초래한다.

(나) 진단적 검사

- 혈당검사 결과 50~60mg/dL 이하
- 소변검사

(다) 치료 및 간호

- 2시간 간격으로 혈당검사를 한다.

- 당질이 함유된 우유나 순수 과일주스, 탄산수 등 탄수화물 15g을 투여한다.
- 구강섭취가 제한되고, 신경학적 기능손상이 나타났다면 50% 포도당 25~50mL를 정맥주사한 후, 5~10% 포도당을 정맥주사하여 혈당을 100mg/dL 이상으로 유지시킨다.
- 심한 저혈당일 때에는 글루카곤 1mg을 근육주사 또는 피하주사한다. 글루카곤은 구토를 유발할 수 있으므로 위 내용물의 흡인을 예방한다.
- 신경학적 상태, 활력징후를 관찰한다.

⑤ 당뇨성 케톤산증(diabetic ketoacidosis; DKA)

(가) 증상과 징후

- 다뇨, 다식, 다음, 갈증과 체중감소를 보인다
- 흔한 증상은 오심, 구토, 복통이다.
- 두통, 쇠약감, 시야 흐림, 체위성 저혈압, 호흡 시 아세톤 냄새, Kussmaul 호흡, 과호흡을 보이며, 심하면 쇼크나 의식저하를 일으키기도 한다.
- 피부 긴장도는 감소하고, 점막은 건조하며 빈맥이 흔하다.

(나) 진단적 검사

- 혈당 300~800mg/dL 이상
- 소변검사 : 케톤뇨, 당뇨
- 동맥혈 가스분석 결과 : 대사성 산증
- 혈액검사상 케톤이 상승하며, 저나트륨혈증, 고칼륨혈증, BUN 상승
- 복부 병변 없이 혈청 amylase가 상승하기도 한다.

(다) 치료 및 간호

- 초기에는 0.9% 생리식염수나 lactated ringer's solution을 처음 2시간 동안 1~2L를 빠르게 정맥주사한 후, 탈수 정도, 신장기능 상태에 따라 측정된 손실량을 16~24시간에 걸쳐 서서히 보충한다. 혈청 나트륨이 155mEq/L 이상이 되면 0.45% 생리식염수를 투여한다.
- 활력징후를 측정한다.
- 소변 배설량을 측정하고, 섭취량과 배설량을 확인한다.
- 산증을 교정하기 위해 중탄산나트륨을 정맥주사한다.
- 칼륨 불균형을 교정한다. 당뇨성 케톤산증으로 고칼륨혈증이 나타나지만, 인슐린

치료로 인해 저칼륨혈증이 나타나기도 한다. 혈장 칼륨이 4mEq/L 이하이면 KCL을 시간당 15~20mEq/L 속도로 정맥주사한다.

- 심전도를 관찰한다.
- 자주 혈당과 전해질검사, 동맥혈 가스분석을 시행하여 결과를 확인한다.
- 소변검사상 케톤체가 소실될 때까지 인슐린을 정맥주사한다.
- 인슐린 치료로 인해 갑자기 저혈당이 되는 것을 막기 위해 5~10% 포도당을 정맥주입한다.
- 인슐린 치료로 인해 저인산혈증이 초래되면, 인을 보충한다.
- 치료 후 오심, 구토, 복통의 증상이 완화되면 구강으로 음식을 섭취한다.

⑥ 간성 혼수(hepatic encephalopathy)

(가) 증상과 징후

- 의식저하 : 초기에 경한 정신착란, 느린 반응에서 후기에는 심한 혼수상태에 빠진다.
- 기억력, 주의력, 집중력 저하, 과장된 행동, 분노, 언어장애
- 대사성 진전(tremor), 강직
- 간성 악취, 과호흡, 체온상승, 맥박수 증가

(나) 진단적 검사

- AST, ALT, 혈청 bilirubin 상승
- albumin 저하, NH_3 상승
- cholesterol 감소, glucose 감소
- PT, aPTT 연장
- 뇌파검사

(다) 치료 및 간호

- 단백질 섭취를 제한한다.
- 변비를 예방하고 암모니아 형성을 줄이는 채소섭취를 증가시킨다.
- neomycin과 같은 항생제를 투여한다.
- lactulose(Duphalac)를 경구투여 또는 관장한다.
- 정맥 혈관을 확보하고 수액공급을 한다.
- 활력징후를 측정한다.
- 필요 시 시간당 소변 배설량을 측정한다.

- 저칼륨혈증과 같은 전해질 불균형이 있으면 교정한다.
- 저산소혈증은 간성 혼수를 악화시키므로 산소를 공급한다.
- 위장관 출혈의 증상을 관찰한다.

제 7 절 발 작

발작(seizure)은 신경계에 갑작스런 비정상적인 과도한 전기적 활성이 발생하여 일시적이고 가역적인 이상을 초래하는 현상이다.

1. 초기 사정과 중재

(1) 초기 사정

① 주관적 사정

- 증상이 언제 시작되었는가?
- 환자가 복용하고 있는 약물이 있는가?
- 항경련제 약물 복용의 중단과 같은 알려진 원인이 있는가?

② 객관적 사정

- ABC를 사정한다.
- AVPU를 사정한다.
- 발작행동을 묘사한다.
  - 환자가 의식상실이 있었는가?
  - 발작이 신체의 어느 부분에서 시작되었고 어떻게 진행되었는가?
  - 발작 시 신체 움직임은 어떠했는가? 안구의 편위가 있었는가?
  - 발작이 얼마동안 지속되었는가?
  - 발작동안 환자의 머리나 목, 또는 다른 부위의 외상은 없었는가?
  - 발작과 관련된 다른 증상이 있는가?(예 : 오심, 구토, 두통, 전조증상, 시력감퇴)
- 발작이 환자의 정상 기능에 어떤 영향을 주었는가?
  - 요실금이나 변실금이 있었는가?
  - 발작 후 기간이 있는가?

(2) 초기 중재

- 기도유지를 위해 측위를 취하거나 인공기도를 삽입한다.
- 발작동안 혀를 깨물지 않도록 위, 아래 치아 사이에 거즈로 싼 설압자를 끼워준다. 그러나 설압자를 넣기 위해 힘을 가하거나 꽉 다문 턱을 억지로 벌리면 안 된다.
- 꼭 조이는 옷은 느슨하게 풀어준다.
- 심전도검사를 한다.
- 산소를 공급한다.
- 침대 난간을 올리고, 난간 주위를 패드로 싼다.
- 방은 어둡게 한다.
- 활력징후를 측정한다. 고체온의 가능성이 있으므로 체온을 주의깊게 측정한다.
- 금식시킨다.
- 생리식염수나 Ringer's solution을 정맥주사한다.
- diazepam(Valium)이나 lorazepam(Ativan)을 투여한다.
- phenytoin(Dilantin), carbamazepine, valproic acid와 같은 항경련제를 투여한다.
- 신경학적 상태를 사정한다.
- 열성 경련이라면 acetaminophen을 투여한다.
- 발작과 관련된 행동을 주의깊게 관찰하고 기록한다.

2. 2차 사정과 질환별 관리

(1) 2차 사정

- 치료에 대한 반응을 관찰한다.
- 발작행동을 관찰한다.
- 전혈검사, 전해질검사, 항경련제의 혈청 약물농도를 확인한다.
- 발작동안 외상이 있었다면 c-spine X-ray를 찍는다.

(2) 발작 유형별 관리

① 부분발작(focal, local seizure)

(가) 증상과 징후

- 운동 신호 : 발작성 병소가 뇌의 운동피질 부위에서 시작한다. 신체 일부분(특히 손과 손가락, 상지)에서 서서히 시작하며 경련성의 반복적인 움직임이 나타난다. 5~15초 정도 지속된다.
- 체성 감각 증상 : 발작성 병소가 두정부에 있으면 손상받은 부위의 무감각이나 저림과 같은 증상이 나타난다. 또한 언어나 미각의 변화, 실어증을 경험하기도 한다.
- 자율 증상 : 창백, 발한, 홍조, 동공확대, 빈맥 및 빈호흡
- 정신 증상 : 이상한 냄새, 소음과 같은 전조 증상을 경험하거나 기시현상(deja vu)과 같은 느낌을 갖기도 한다.

(나) 진단적 검사

- 과거력과 증상에 기초해 진단한다.
- 뇌파검사 : 대뇌반구의 한 부분에서 신경원의 활성화가 일어남

(다) 치료 및 간호

- 항경련제를 투여한다.
- 손상을 예방한다.

② 복합 부분발작(complex partial seizure)

(가) 증상과 징후

- 자동행동(automatism) : 입맛을 다시고, 씹고, 신체의 일부를 만지고, 옷을 뜯는 것과 같은 목적이 없는 반복적인 행동
- 2~3분 정도 지속되지만 15분까지 지속되기도 한다.
- 대상자는 발작동안 어떠한 행동도 지각하지 못하고 발작 후 혼돈상태에 있거나 졸려한다.

(나) 진단적 검사

- 과거력과 증상에 기초해 진단한다.
- 뇌파검사

(다) 치료 및 간호

- 항경련제를 투여한다.
- 손상을 예방한다.

③ 전신발작(generalized seizure)

■ 소발작(perit mal seizure)

(가) 증상 및 징후

갑작스럽게 행동을 중단하거나 5~30초 동안 무표정하게 똑바로 앞을 응시한 후, 곧바로 의식을 회복한다. 일반적으로 4~12세의 어린이에서 발생한다.

(나) 진단적 검사

간호력과 증상에 기초하여 진단한다.

(다) 치료 및 간호

- 항경련제를 투여한다.
- 손상을 예방한다.

■ 강직-간대성 발작(tonic-clonic seizure, grand mal seizure)

(가) 증상과 징후

- 전조기(aura) : 발작 시작 시에 일어나는 허약감, 어지러움, 불유쾌한 냄새, 우울, 막연한 불안감으로 나타나기도 하고 나타나지 않기도 한다.
- 갑작스런 의식소실
- 강직기(tonic phase) : 사지강직, 서 있거나 앉아 있다면 바닥에 넘어지게 되며, 소리내며 운다. 호흡은 일시적으로 억제되고 청색증이 나타난다. 턱은 고정되고 손은 꽉 쥐고 있다. 동공은 확대되고 고정된다. 이 단계는 30~60초 동안 지속된다(그림 3-11A).
- 간대기(clonic phase) : 근육의 수축과 이완이 교대로 나타나며, 율동적인 근경련, 과다한 타액분비, 빈맥, 실금, 실변이 나타난다. 혀를 깨물 수도 있으며 횡격막 경직으로 호흡곤란이 나타난다. 5~20분만에 의식이 회복된다(그림 3-11B).

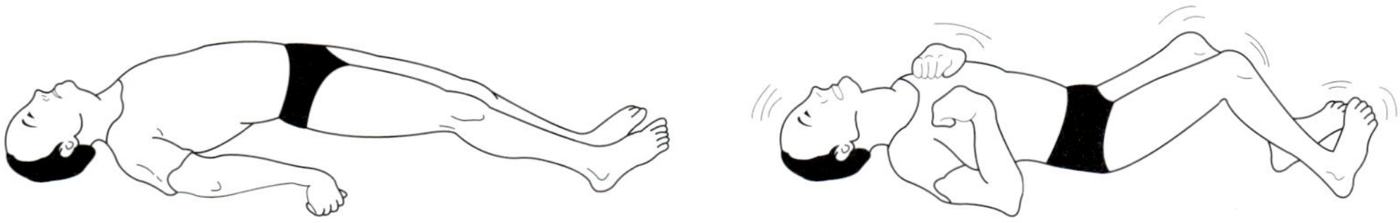

A B

그림 3-11 **강직-간대성 발작** (A) 강직기(Tonic Phase) (B) 간대기(Clonic Phase)

- 발작 후기(postictal state) : 점차 의식이 돌아오고, 환자는 몇 분에서 몇 시간 동안 두통, 혼돈, 허약함, 운동이나 감각 결손 등을 경험하며 수면에 빠진다.

(나) 진단적 검사

- 뇌파검사
- Brain CT, MRI
- 관련 질환의 과거력 : 뇌종양, 뇌손상, 약물남용, 감염, 전해질 불균형, 열성 질환(어린이), 혈중 항경련제의 치료적 농도 감소, 저산소증

(다) 치료 및 간호

- 발작의 초기 중재와 같이 적용한다.

④ 중첩발작(status epilepticus)

(가) 증상과 징후

- 의식의 회복 없이 적어도 30분 이상 지속되는 연속적인 발작을 말하며, 영구적인 뇌손상을 초래한다.

(나) 진단적 검사

- 간호력과 임상증상으로 진단한다.

(다) 치료 및 간호

- 기도유지를 위해 대상자를 측위로 눕힌다.
- 산소를 공급한다.
- 기관내 삽관을 하고 흡인한다.
- diazepam(Valium)이나 lorazepam(Ativan)을 투여한다. diazepam(Valium)은 10~20분마다 5~10mg을 투여하며, 총 용량은 8시간 동안 30mg까지 줄 수 있다. lorazepam (Ativan)은 2~5분마다 4mg을 투여하는데 매 10~15분마다 반복하여 최대 8mg까지 줄 수 있다.
- phenytoin(dilantin), carbamazepine, valproic acid와 같은 항경련제를 투여한다.
- 항경련제 치료가 성공적이지 못했을 때에는 pentobarbital을 투여하여 혼수를 유도한다. 이 경우 기계적 환기가 필요하다.
- vecuronium과 같은 마취제나 신경근육 억제제를 투여한다.
- 신경학적 상태를 지속적으로 사정한다.

제 4 장
심폐소생술

제1절 서 론

1. 심폐소생술 가이드라인의 필요성

(1) 심정지환자의 특성과 심폐소생술

- 병원 이외의 장소에서 발생하는 경우가 많다.
- 심정지가 발생한 후 4~5분 이상이 경과하면 뇌손상이 발생하기 시작하므로, 심정지를 목격한 일반인이 즉시 심폐소생술을 시작하여야 심정지로부터 회복되더라도 뇌손상을 최소화할 수 있다.
- 통상 심실세동에 의한 심정지가 발생한 후 제세동술이 1분 지연될 때마다 생존율이 7~10% 정도 감소하는데, 목격자가 심폐소생술을 하면 제세동술의 1분 지연에 따른 생존율의 감소를 2.5~5% 정도로 줄일 수 있는 것으로 알려져 있다.
- 목격자에 의하여 심폐소생술이 시행된 경우에는 시행되지 않은 경우보다 소생률이 약 3배 증가하는 것으로 보고된 바 있다(표 4-1).

표 4-1 목격자에 의한 심폐소생술 시행 여부와 심정지환자의 생존율

생존여부	N (N=1,350)	목격자에 의한 심폐소생술		p
		시행된 경우 (n=127) n(%)	시행되지 않은 경우 (n=1,223) n(%)	
생존자	80	20(15)	60(4.9)	<0.001
비생존자	1,270	107(85)	1,163(95.9)	

출처 : 강병우(2005), 병원 전 심정지환자의 생존에 관한 연구, 서울대학교 박사학위 논문.

(2) 심폐소생술 표준화의 필요성

- 심폐소생술은 심장이 멎어 있는 환자에게 빠른 시간 내에 다양한 응급치료가 수행되어야 하므로, 각 개인 또는 의료인에 따라 치료방법을 다양화할 수는 없다.
- 표준화를 통하여 심폐소생술을 확산해야 심정지환자의 생존율을 향상시킬 수 있다.

2. 심폐소생술 가이드라인 제정에 관한 국외 및 우리나라 동향

- 심폐소생술 가이드라인을 처음 제정하여 사용하기 시작한 나라는 미국(1966)이다.
- 유럽은 유럽소생위원회(European Resuscitation Council; ERC)를 중심으로 각 나라의 실정에 맞는 심폐소생술 가이드라인을 제정하여 사용하고 있다.
- 2000년 심폐소생술국제연락위원회(International Liaison Committee on Resuscitation; ILCOR)와 미국심장협회가 중심이 되어 제정한 Guidelines 2000 for cardiopulmonary resuscitation and emergency cardiovascular care-International consensus on science-는 심폐소생술 분야의 연구에 대한 과학적 근거를 고찰하고 전문가 토론을 통하여 치료방법을 권장한, 심폐소생술 가이드라인에 대한 국제 가이드라인이다.
- 2003년부터 심폐소생술에 관한 최신 과학적 근거를 바탕으로 2000년 가이드라인의 수정작업을 시작하여 2005년 11월 수정된 심폐소생술 가이드라인을 발표하였다.
- 2006년 이전까지 우리나라에서는 심폐소생술에 대한 의학계의 낮은 관심, 심폐소생술에 대한 국민의 낮은 인식도, 심폐소생술 가이드라인 제정을 주도할 단체의 부재 등으로 인하여 심폐소생술 가이드라인의 제정을 위한 활동이 이루어지지 않았다.
- 2002년 대한응급의학회와 대한순환기학회를 중심으로, 대한소아과학회, 대한마취과학회, 대한신경과학회, 대한간호협회, 대한적십자사, 대한응급구조사협회 등이 참여하여 대한심폐소생협회를 창립함으로써, 우리나라에서 심폐소생술의 표준화와 보급을 위한 움직임이 시작되었다.

3. 공용 심폐소생술 가이드라인

(1) 공용 심폐소생술 가이드라인 개발의 의의

공용 심폐소생술 가이드라인은 우리나라에서 최초로 제정하여 발표되는 '한국 심폐소생술 가이드라인' 이다. 공용 심폐소생술 가이드라인은 심정지환자의 치료를 위하여 일반인, 일차반응자, 응급구조사 및 의료인이 사용할 수 있도록 우리나라 실정에 적합한 심폐소생술 가이드라인으로서 개발되었다.

그 동안 우리나라에는 심폐소생술 가이드라인이 없었기 때문에 다른 나라의 심폐소생술 가이드라인을 도입하여 사용하는 과정에서 상당한 혼란이 초래된 바 있다. 공용 심폐소생술 가이드라인이 개발됨으로써 심정지환자의 치료와 심폐소생술 교육의 표준화를 기할 수 있을 것이다. 또한 공용 심폐소생술 가이드라인의 개발은 심정지 및 심폐소생술에 대한 국민과 의료인의 인식을 제고함으로써, 심폐소생술을 보급하고 전파하는 중요한 계기가 될 수 있다.

심폐소생술 가이드라인은 새로운 과학적 연구가 축적됨에 따라 주기적으로 내용이 수정 보완되어야 한다. 공용 심폐소생술 가이드라인은 향후 과학적 근거에 입각하여 새로운 가이드라인을 개발할 때 중요한 기본 틀로서 사용될 수 있을 것이다.

(2) 공용 심폐소생술 가이드라인 개발의 주요 방향

① 심폐소생술에 관한 국제 가이드라인의 골격 유지

공용 심폐소생술 가이드라인은 심폐소생술에 관한 국제 가이드라인(미국심장협회-심폐소생술국제연락위원회 가이드라인, 유럽소생위원회 가이드라인)이 이미 발표되어 우리나라에 도입된 후에 개발되었기 때문에, 공용 심폐소생술 가이드라인 개발과정에서 개발 연구진은 기존에 발표된 국제 가이드라인의 골격을 유지함으로써 사용자의 혼란을 줄이기 위하여 노력하였다. 예를 들면, 2005 국제 가이드라인은 상위 수준의 과학적 근거가 부족하지만 흉부압박과 인공호흡의 비율을 30 : 2로 하도록 권장하고 있다. 30 : 2의 흉부압박 : 인공호흡의 비는 2005 국제 가이드라인이 발표된 후부터 이미 국내에도 널리 알려졌으며, 대부분의 의료인이 30 : 2의 비율로 심폐소생술을 시행하고 있는 실정이다. 따라서 공용 심폐소생술 가이드라인을 개발하는 과정에서 30 : 2의 흉부압박:인공호흡 비율이 기존 15 : 2 비율에 비하여 효율성이 낮다는 증거가 발견되지 않았고 이미 우리나라에서 널리 시행되고 있다는 점을 고려하여 공용 심폐소생술 가이드라인의 권장사항에 포함되었다.

② 한국 실정에 적합한 심폐소생술 가이드라인의 개발

나라마다 심폐소생술에 관한 윤리, 문화, 인구 구성, 응급의료체계의 수준이 다르기 때문에 공용 심폐소생술 가이드라인에는 우리나라 실정에 적합한 내용을 개발하여 포함시켰다. 예를 들면, 미국 등에서는 병원 이외의 장소에서 심정지가 발생했을 때 현장에서 전문 소생술 후에도 소생되지 않는 경우에는 응급구조사가 의사의 지시를 받아 사망을 선고할 수 있다. 그러나 우리나라에서는 현장에서 전문 소생술이 아직 충분히 시행되지 않고 있으며 현장에서의 사망 선고가 법률적으로 허용되지 않기 때문에, 병원 이외의 장소에서 심정지가 발생한 사람은 모두 병원으로 이송되어야 한다. 이송 중에는 효율적인 심폐소생술이 불가능하므로 심정지가 발생한 후 순환이 회복되지 않은 상태에서 이송은 환자의 소생에 치명적인 영향을 줄 수 있다. 반면, 충분한 전문소생술이 가능하지 않은 현재 우리나라 현장응급치료 수준에 비추어볼 때, 장시간의 현장응급치료를 허용하는 것도 최선의 방법이라고 할 수 없다. 따라서 공용 심폐소생술 가이드라인에서는 현장응급치료의 최소시간을 권장함으로써, 최선의 현장응급치료와 빠른 이송을 기할 수 있도록 하였다.

③ 가이드라인의 최소화

일반인이 심폐소생술을 쉽게 익히도록 하려면 심폐소생술 가이드라인을 간소화하여야 한다. 이미 2005년 국제 가이드라인에서도 심폐소생술의 간소화가 시도되었으며, 공용 심폐소생술 가이드라인 개발과정에서도 간소화를 위하여 노력하였다. 예를 들면, 2005년 국제 가이드라인에서는 심정지가 발생한 성인을 발견한 목격자는 응급전화를 먼저 한 후 심폐소생술을 하고, 심정지가 발생한 소아를 발견한 목격자는 심폐소생술을 먼저 한 후 응급전화를 하도록 권장하고 있다. 그러나 우리나라는 국민 대부분이 휴대전화를 가지고 있고 인구밀도가 매우 높으며 다수의 국민이 심폐소생술을 배우지 않았다는 점을 고려할 때, 심정지가 발생한 사람의 연령에 관계없이 응급전화를 먼저 하도록 가이드라인에서 권장함으로써 심폐소생술 순서의 간소화를 기할 수 있었다.

제 2 절 생존사슬

심정지환자를 소생시키기 위한 이러한 일련의 과정은 사슬과 같이 서로 연결되어 있으므로, 이러한 요소들 중 어느 하나라도 적절히 시행되지 않으면 심정지환자의 소생은 기대하기 어렵다. 이와 같이 병원 이외의 장소에서 심정지가 발생한 환자의 생존을 위하여 필수적인 과정이 서로 연결되어 있어야 한다는 개념을 '생존사슬(chain of survival)' 이라고 한다.

1. 신속한 신고

생존사슬의 첫 사슬은 신속한 신고(early access)이다. 이 과정은 환자에서 최초의 임상증상(의식소실, 흉통, 호흡곤란 등)이 발생한 때부터 응급의료인이 도착할 때이다. 생존의 첫째 사슬이 정상적으로 기능하려면 응급환자를 신고할 수 있는 전화체계가 갖추어져야 하며, 전화신고에 반응하여 응급구조요원과 소방요원 또는 경찰이 출동할 수 있도록 연락할 수 있는 연락체계가 있어야 한다. 또한 응급구조요원이 편승하고 응급치료를 할 수 있도록 장비가 갖추어진 구급차가 항시 준비되어 있어야 한다. 우리나라의 응급환자 신고 전화번호는 119와 1339이다.

2. 신속한 심폐소생술

심정지환자에게 응급구조요원이 도착할 때까지 최상의 응급조치는 목격자에 의한 신속한 심폐소생술(early CPR)이다. 목격자에 의한 심폐소생술은 목격자에 의한 심폐소생술이 시행되지 않은 경우보다 심정지환자의 생존율을 2~3배 향상시킨다. 그러나 목격자가 심폐소생술을 하기 위하여 응급의료체계에 환자발생 신고를 지연시켜서는 안 된다.

3. 신속한 제세동

자동 제세동기가 개발되어 구급차 및 공공장소에 보급됨으로써 신속한 제세동(early defibrillation)이 가능해졌다. 이로써 심실세동 환자의 생존율이 획기적으로 제고되었다. 자동 제세동기(automated external defibrillator; AED)는 환자에게 전극을 붙여 놓기만 하면 제세동기가 환자의 심전도를 판독하여 자동으로 제세동하는 장치이므로 약간의 훈련만 거치면 일반인도 사용할 수 있다. 최근 일반인에 의한 제세동(public access defibrillation) 프로그램이 심정지환자의 생존율을 제고할 수 있는 것으로 알려짐에 따라 자동 제세동술은 기본소생술에 포함되어 있다.

또한 1990년대 중후반에 조기 PAD 같은 프로그램의 성공에 대한 보고가 발표되면서 이에 대한 낙관론이 제기되었다. PAD 프로그램에서 얻은 자료에 따라 허탈부터 제세동까지 걸리는 시간이 매분 경과할 때마다 생존율은 급격히 감소한다는 사실이 확인되었다. 제세동을 조기에 시행한다는 목적은 경찰과 일차 시행자가 제세동기를 보유하거나 공항과 비행기 등에 제세동기를 설치함으로써 실현되었다. 그러나 현재 EMS 체계에서 허탈부터 첫 번째 전기충격까지의 시간을 줄이기 위해 전문반응자를 충원하는 것은 경제적 측면에서는 좋은 방법이 아니다.

4. 신속한 전문소생술

응급의료종사자에 의한 전문소생술(early ACLS)이 심정지 발생현장에서부터 시작될 수 있으면 심정지환자의 생존율이 증가할 것으로 예측되었다. 그러나 신고를 받고 출동한 응급의료종사자에 의한 전문기도유지술, 정맥로 확보, 약물투여 등의 전문소생술 행위가 환자의 소생에 큰 영향을 주지 못하는 것으로 알려졌다. 반면, 심정지로부터 순환이 회복된 환자의 치료에서 적절한 전문소생술은 환자의 예후에 중요한 영향을 주는 것으로 나타났다.

제 3 절 심폐소생술의 윤리적인 면

1. 서 론

CPR의 특유의 목적 중 하나는, 비록 소수의 환자에서만 달성되는 결과이지만, 임상적 사망으로부터 환자를 회생시키는 것이다. 그러나 CPR 시행이 환자의 희망이나 요구와 상반되거나 환자에게 최선의 이익이 되지 않을 수도 있을 것이다. CPR에 관련된 결정은 복잡하며, 환자를 모르거나 사전의사결정서가 있다는 것을 모르는 구조자가 몇 초 내에 결정해야만 하는 일이 많다. 환자치료라는 목적이 달성될 수 없다면, 소생시도는 부적절하다고 할 수 있을 것이다. 그러나 장기간의 중환자치료에 따르는 비용 때문에 환자에 대한 응급소생술의 시도를 배제해서는 안 된다.

이 장의 목적은 CPR의 시작 또는 중지에 대한 어려운 결정을 해야 하는 전문가들에게 방향을 제시하는 것이다. 이는 일반적인 지침이므로 각각의 결정은 윤리적 원칙과 이용 가능한 과학적 정보를 바탕으로 각자가 해야 한다.

2. 윤리적 원칙

(1) 환자자율성의 원칙

환자자율성은 보통 윤리적으로 존중되며, 대부분의 나라에서는 법적으로도 보호되고 있다. 그러나 이것은 의사소통이 가능하여, CPR을 포함한 치료에 동의하거나 거부할 수 있는 환자에게 해당된다.

진실한 사전의사결정(informed decisions)에는 환자가 자신의 상태와 예후, 계획된 치료 내용, 대체방안, 위험성과 이익에 관해 정확한 정보를 수용하고 이해하는 것이 필요하다. 환자는 여러 대안 중에서 심사숙고하여 선택할 능력, 안정된 가치기준과 결정을 거부할 수 있는 능력이 있어야 한다. 응급상황에서 환자의 선택은 불확실할 것이고, 이러한 상황에서 환자가 결정할 시간적 여유는 거의 없다. 이러한 경우에는 표준적인 치료를 해주는 것이 현명하다. 사실 지금까지 많은 연구에서 심정지 후 생존한 사람의 삶의 질은 받아들일 만한 것으로 나타났다.

그러나 의료진과 환자는 삶의 질에 관한 인식에 차이가 있을 것이다. 의료진은 CPR과 소생결과에 대해 환자가 이해하고 있는지를 판단할 의무가 있다. 자기결정능력을 잃은 환자를 대신하는 대리인이 항상 환자의 생각을 정확히 반영하는 것은 아니라는 상당한 근거가 있다. 만성 신장질환자의 약 1/3은, 가령 그 결정이 환자 자신이 표명한 희망과 다르더라도 대리인의 결정을 수용할 것이다. 환자가 입원할 때 환자와 이 문제에 대해 토론함으로써 미리 환자의 희망을 알아두는 것은 큰 도움이 되지만, 환자가 사전의사결정을 하도록 강요받아서는 절대 안 된다.

(2) 사전의사결정과 생전유서

사전의사결정이란 삶의 말기에 받는 의료에 관한 환자 개인의 생각, 희망 또는 선호를 어떤 식으로든 표현하는 데 적용되는 용어이다. 환자가 의사결정능력이 있을 때 가족, 친지, 친구 또는 의료진과의 대화가 가장 흔한 형태의 사전의사결정이다. 미국의 판례에서는 다음과 같은 상황 외에는 생명을 유지하는 치료를 중단하기 위해 사전의사결정을 사용할 수 없도록 해왔다.

- 대리인의 법적 권한을 부여받았을 때
- 두 명의 의사가 말기상태의 환자라고 증명했을 때
- 환자가 지속적인 식물상태에 있다는 것을 인식기능 평가 전문가 1명을 포함한 2명의 의사가 증명했을 때

생전유서와 사전의사결정은 한번 정해지면 주기적으로 재검토되어야 한다. 환자의 상태가 악화되거나 만성질환에서 회복되면 그들의 삶의 질과 앞으로 살아갈 날들의 중요성에 관한 인식은 어쩔 수 없이 변하게 된다. 환자는 죽고 싶지 않다는 강한 욕구를 가지고 있다. 의료인들은 이러한 욕구를 과소평가한다. 모든 개인은 사전의사결정서를 제공할 수 있어야 하고, 이것은 정기적으로 재평가되어야 한다.

(3) 환자 자기결정법

1991년부터 시행된 환자 자기결정법은 의료시설과 관리의료기구에 환자가 사전의사결정

서를 가지고 있는지를 확인하도록 요구하고 있다. 환자가 사전의사결정을 원한다면 의료시설이 사전의사결정을 적극적으로 수행하도록 요구하고 있다. 그러나 법률의 제정과 교육에도 불구하고 미국에서 사전의사결정서는 소생 결정에 미치는 효과가 적었다. 대부분의 국가에서는 이러한 법률이 없다.

(4) 의사결정 대리인

미국에서는 환자가 정상적인 정신능력을 상실했을 때 가족이나 친구가 환자의 의사결정 대리인이 될 수 있다. 현재는 의사결정능력이 있으나 앞으로 의사결정능력 상실이 예견되는 환자는 치료를 위한 의사결정 대리인을 지명하거나 영구적 법정 대리인을 승인할 수 있다.

모든 성인은 건강문제에 대해 영구적인 법정 대리권을 부여할 의사결정 대리인의 이름과 생명유지치료에 관한 선택권을 명시한, 서명화된 사전의사결정서를 준비해야 한다.

소아는 성숙 수준에 따라 결정에 참가시켜야 하며, 의사결정능력이 있을 때는 건강관리결정에 대한 도의를 요청해야 한다. 경우에 따라서는 이러한 결정이 어렵거나 논란의 소지가 있을 수도 있다. 그러한 경우 환자를 담당한 의사는 환자의 치료에 직접 관여하지 않는 식견 있는 동료 의사와 상의해야 한다.

(5) 심폐소생술을 시작하지 않는 기준

CPR이 헛수고라는 것을 정확히 예측할 수 있는 분명한 기준이 없다는 것은 과학적인 평가를 통해 증명되었다. 따라서 모든 심정지환자는 다음과 같은 상황이 아니라면 소생술을 받도록 권장한다.

- 환자가 법적 효력이 있는 DNAR(Do Not Attempt Resuscitation) 지시를 가지고 있다.
- 환자에게 사후경직, 목의 절단 또는 시반 같은 불가역적 사망 징후가 있다.
- 진행성 패혈성 쇼크나 심장성 쇼크와 같은 상태에 대한 최선의 치료에도 불구하고 활력징후가 악화되기 때문에 생리학적 이익을 기대할 수 없다.
- 분만실에서 신생아에게 소생시도 중지
    - 임신기간이 23주 미만 또는 출생 시 몸무게가 400g 미만으로 확인
    - 무뇌아
    - 13삼염색체 또는 18염색체로 확인

(6) 소생시도 종료기준

병원에서 소생시도 종료 결정은 치료의사에게 달려 있다. 의료전문가는 소생술에서 예후에 중요한 체계요소, 환자, 심정지의 특징을 이해해야 한다. 여기에는 CPR까지의 시간, 제세동까지의 시간, 합병질환, 심정지 전의 상태, 최초 심정지 리듬이 포함된다. 예후 불량과 관계되는 가장 중요한 요소는 소생술을 시행하는 시간이다. 생존해서 퇴원하거나 신경학적으로 장애 없이 퇴원할 수 있는 기회는 소생시간이 길어질수록 적어진다.

현재까지 과학적 연구를 통해 완화 인자가 없는 경우 성인과 소아의 장시간 소생시도는 성공할 가능성이 없다고 밝혀졌으며, 만약 30분 동안 계속해서 ACLS를 시행했으나 단 한 번도 혈액순환이 재개되지 않았다면 중지할 수 있다. 그러나 어느 시점에서든지 혈액순환이 한 번이라도 회복되었다면 소생시도 연장을 고려하는 것이 적절할 것이다. 다량의 약물투여와 심정지 전 심한 저체온과 같은 문제는 소생시도를 연장할 것인가를 결정할 때 고려해야 한다.

신생아의 경우 만약 자발순환이 15분 후에 회복되지 않는다면 소생시도를 중지하는 것이 적절할 것이다. 10분 이상의 집중적인 소생술에도 제대로 반응하지 않으며 생존하거나 기능장애 없이 생존하기에는 예후가 매우 나쁘다.

(7) 소생시도 포기 지시

흔히 사용되는 '소생포기(DNR; Do Not Resuscitation)' 라는 말은 소생술을 시행하면 성공할 것이라는 잘못된 인식을 갖게 할 수 있다. '소생시도 포기(DNAR; Do Not Attempt Resuscitation)' 는 소생술이 성공하는 경우는 그리 많지 않다는 것을 보다 확실히 시사하고 있다. 현재 DNR, DNAR, no CPR이라는 용어가 사용되고 있으며, 지역의 관례에 따라 적합한 용어가 결정된다.

DNAR 지시가 나타내는 범위는 모호할 것이다. DNAR 지시는 비경구 수액, 영양, 산소, 진통제, 진정제, 항부정맥 치료제, 혈압상승제 투여 같은 치료를 배제하지 않는다. 어떤 환자는 제세동과 흉부압박은 수용하지만 기관삽관, 인공환기는 거부할지도 모른다. DNAR 지시는 특별한 임상적 상황에 있는 각 개인을 위해 문서로 기록될 수 있으며, 정기적으로 재검토되어야 한다.

말기 환자는 죽음보다는 버림받는 것과 통증을 더 무서워할 것이다. 그러한 환자와 논의하면서 소생을 보류한다 해도, 통증을 제어하고 편안함과 일반적이고 전체적인 치료를 제공하기 위한 계획을 설명할 필요가 있다.

3. 병원 외에서의 소생술에 관한 윤리문제

(1) 초기의 CPR 중지

의료전문가들은 직업적 의무 가운데 일부로 BLS와 ACLS를 제공할 수 있어야 한다. 그렇지만 몇 가지 예외가 있다.

- 어떤 사람이 죽었을 때, 불가역적 사망의 뚜렷한 임상징후가 있는 경우
- CPR 시도가 구조자의 신체를 소상할 가능성이 있을 때
- 환자나 대리인이 소생을 원하지 않음을 표현할 때

시민이나 의료전문가나 그 어느 누구도 현재 또는 예견할 수 있는 신경학적 상태에 근거하여 심정지환자의 현재나 미래의 삶의 질을 판단해서는 안 된다. 이러한 순간의 판단은 부정확한 경우가 종종 있다. 삶의 질이 CPR을 보류하는 기준으로 사용되어서는 절대로 안 된다. 불가역적인 뇌손상이나 뇌사 같은 상태는 신뢰성 있게 평가되거나 예견될 수 없다.

(2) 병원 전 단계에서 전문 심혈관소생술 제공자의 부재로 인한 소생시도 중지

BLS를 시작한 BLS 구조자는 다음 중 한 가지 상황이 일어날 때까지 계속해야 한다.

- 효과적인 자발순환과 환기의 회복
- 소생술에 반응하지 않는다고 결정할 수 있는, 자신보다 더 상급 수준의 응급의료 전문가에게 치료를 넘겼을 때
- 불가역적 사망을 나타내는 믿을 만한 범주에 속한다고 인식될 때
- 구조자가 지쳐 있거나 위험한 환경에 있을 때 또는 소생술을 계속하면 다른 사람의 생명이 위험해질 때
- 구조자에게 확실한 DNAR 지시가 있을 때

(3) 종료시점 : 병원 외에서 기본소생술과 전문 심혈관소생술 시도에 실패한 심정지 환자의 이송

세계의 많은 나라, 특히 미국에서 전문소생술을 할 수 있는 수준의 응급구조사는 응급현

장에서 사망증명을 금지하는 지침에 따라 업무를 수행하고 있다. 만약, EMS 체계가 의사가 아닌 사람에게 사망선언과 모든 소생 노력의 중지를 허용하지 않는다면, 응급구조사가 적절한 BLS와 ACLS에 반응이 없는 사망한 심정지환자를 가정에서 병원으로 이송하는 윤리에 어긋난 행동을 하도록 강요하는 것이다.

이 상황은 다음과 같은 모순을 만든다. 주의를 기울여 시행한 BLS와 ACLS 관리 지침은 병원 외 상황에서는 적용할 수 없다. 과거 10년 동안의 수많은 연구는 지속적인 CPR을 받으면서 이송된 많은 환자의 1% 미만이 살아서 퇴원한다는 것을 보여주고 있다.

제 4 절 기본 심폐소생술(Basic Life Support; BLS)

1. 서 론

(1) 심폐소생술에서의 정의

① 용어의 정의

이 가이드라인에서 사용되는 용어의 정의는 다음과 같다.

- **심정지** : 심장의 박동기능이 중지된 상태로서 임상적으로는 반응이 없고 맥박이 만져지지 않으며 호흡이 없거나 임종 호흡이 있는 경우이다.
- **심폐소생술** : 다양한 방법과 수기로 자발순환(spontaneous circulation)을 회복시키기 위해 시행하는 일련의 과정을 말한다.
- **기본 심폐소생술** : 의료기구를 사용하지 않고 시행하는 심폐소생술(기도유지, 인공호흡, 흉부압박)을 말한다.
- **일반인 심폐소생술** : 응급의료종사자 이외의 사람이 시행하는 기본 심폐소생술을 말한다.
- **기본 소생술** : 심정지가 의심되는 사람을 발견한 구조자가 심정지 확인, 응급의료체계 연락, 기본 심폐소생술을 하는 일련의 과정을 의미한다.
- **제세동** : 심정지환자에게 시행하는 전기 충격으로서 심전도상 심실세동이나 맥박이 없는 심실성 빈맥을 종료시키기 위해 심근의 비동시성 탈분극을 유도하는 것이다.
- **전문 심장소생술** : 기본 심폐소생술과 함께 기관삽관 등 전문기도유지술, 제세동, 약물투여 등 전문 응급치료를 시행하여 자발순환을 회복시키는 과정을 의미한다.
- **응급의료종사자** : 응급환자에 대해 응급의료를 제공하는 의료인과 응급구조사를 말한다.
- **응급의료 전화상담원(emergency medical dispatcher)** : 응급상황이 발생했을 때 응

급 전화를 접수하는 요원으로, 응급의료 반응자가 현장에 도착할 때까지 현장의 일반인에게 심정지환자를 위하여 하여야 할 행위를 지도한다.

- **응급의료 반응자** : 응급차량을 이용하여 현장에 출동하는 응급의료종사자를 지칭하며 우리나라의 경우 1급, 2급 응급구조사로 구분된다.
- **응급심혈관치료체계** : 심혈관계, 뇌혈관계, 호흡기계에 영향을 미쳐서 생명을 위협하는 급성 질환의 치료에 필요한 모든 반응을 포함하는 개념으로, 일반인 심폐소생술, 응급의료체계에 신속한 연락, 응급센터, 중환자실, 심장 예방 프로그램, 기본 및 전문소생술 교육과정, 일반인이 시행하는 제세동 등이 모두 포함된다.
- **생존사슬** : 심정지가 발생하였을 때 심정지환자를 생존시키기 위한 응급치료를 위하여 수행되어야 하는 일련의 과정을 말한다. 생존사슬은 신속한 연락, 신속한 심폐소생술, 신속한 제세동, 신속한 전문소생술의 네 가지 요소로 구성되어 있으며, 모든 요소가 원활히 작동되어야 심정지환자의 생존을 기대할 수 있다.

② 심폐소생술에서 소아와 성인의 구분

이 가이드라인의 신생아 소생술 가이드라인은 아이가 태어난 순간부터 병원을 떠날 때까지 적용하기를 권장하며, 영아 소생술 가이드라인은 만 1세 이전의 아기에게 적용하도록 권장한다.

소아의 정의는 일반인과 응급의료종사자에서 다르게 적용하기를 권장한다.

- 일반인이 심폐소생술을 할 때에는 만 1세부터 만 8세(초등학교 2학년 정도)까지는 소아 심폐소생술 가이드라인을 적용하며, 만 8세 이상부터 성인 심폐소생술 가이드라인을 적용한다.
- 응급의료종사자는 만 1세부터 이차성징이 관찰되는 사춘기의 시작 시점(만 12~14세 : 중학교 1, 2학년 무렵)까지의 환자에게는 소아 심폐소생술 가이드라인을 적용하고, 이차성징이 관찰되면 성인 심폐소생술 가이드라인을 적용한다.
- 병원(특히 소아병원)이나 소아 중환자실의 경우에는 성인과의 구분을 사춘기를 기준으로 하기보다는 모든 연령의 소아 환자(만 16~18세까지 : 고등학생)를 대상으로 확장하여 적용할 수 있다.

(2) 심정지를 발견하였을 때의 행동요령

① 심정지 초기 구조자의 행동요령

- 심정지의 발생은 예측이 어렵고 심정지의 60~80%는 가정, 직장, 길거리 등 의료시설 이외의 장소에서 발생한다.
- 성인 심정지환자들의 초기 심전도 소견에서는 심실세동이 관찰되는 경우가 흔하다. 심실세동에 의한 심정지환자들에서는 허탈부터 제세동까지 이르는 시간이 소생의 가장 중요하고 유일한 결정요소이다. 심실세동이 발생한 경우에 심폐소생술은 뇌손상을 지연시킬 수 있는 약간의 시간을 더 벌 수는 있지만 심박동을 회복시키지는 못한다. 허탈 후 1분 이내에 제세동이 이루어졌을 때 생존율은 90%까지 보고되고 있다. 제세동이 지연되면 생존율은 5분에 50%, 7분에 30%, 9~11분에 10%, 12분에 2~5%로 감소한다.
- 우리나라는 지역적으로 차이는 있으나 응급구조사가 심정지가 발생한 사람을 현장에서 병원까지 이송하는 데 5분 이내가 소요된 경우가 1.4%, 5~10분이 소요된 경우가 5.9%, 10~15분이 소요된 경우가 18%, 15~20분이 소요된 경우가 20.7%, 20~25분이 소요된 경우가 5.9%, 25~30분이 소요된 경우가 12.1%, 30~60분이 소요된 경우가 22.3%, 60분 이상이 소요된 경우가 3.7%이다. 현재의 응급의료체계로는 신고한 후 병원으로 후송하는 시간이 길기 때문에 현장에서 응급구조사가 심폐소생술과 제세동을 하지 않는다면 심정지환자의 소생률은 높아지지 않을 것이다.
- 우리나라 현실상 응급구조사가 전문 심장소생술을 하는 과정에서 약물투여가 아직 허용되지 않기 때문에 현장에서의 전문 심장소생술에 제한을 받고 있다.
- 우리나라의 현실을 감안하고 자동 제세동 등 현장에서 반드시 되어야 하는 결정적 응급치료가 시행되도록 하기 위하여, 현장에 출동한 응급구조사는 5~10분 동안 현장에서 심폐소생술 및 자동 제세동을 실시한 후 심정지환자를 병원으로 후송할 것을 권장한다.

② 응급의료체계 연락 : 연령에 관계없이 전화 우선(call first)

- 성인에서 발생하는 비외상성 심정지의 주요 원인은 심실세동이며 심실세동의 가장 효과적인 치료는 제세동이다. 따라서 일반적으로 심정지가 의심되는 성인을 발견하면 목격자는 응급의료체계에 전화연락을 함으로써 제세동기가 현장에 빨리 도착할 수 있도록 한다(전화 우선). 반면, 영아와 소아에서는 기도나 환기의 문제로 인한 일

차성 호흡정지가 심정지의 가장 흔한 원인이다. 따라서 일반적으로 소아에서는 2분간 심폐소생술을 먼저 시행한 다음 응급의료체계에 신고하도록 권장하고 있다(심폐소생술 우선).

- 그러나 우리나라는 휴대전화의 높은 보유율, 높은 인구밀도로 인한 다수의 목격자 등을 고려하면 응급의료체계로의 연락과 심폐소생술을 전, 후의 순서 개념으로 구분할 필요가 없다. 이와 더불어 일반인에게 현장에서 '전화 우선', '심폐소생술 우선' 등의 개념을 별도로 교육하기는 어렵다는 점, 심정지가 발생한 현장에서 심정지의 원인이 심인성인지 호흡성인지를 추정하기 어렵다는 점, 2분이 지나서 신고함으로써 병원 도착까지의 시간이 지연될 수 있다는 점을 고려하여 이 가이드라인에서는 심정지환자의 연령에 관계없이 목격자는 119에 전화신고를 먼저 한 후에 심폐소생술을 시작(전화 우선)하도록 권장한다.

③ 현장안전의 확인

현장의 안전을 확인하는 것은 어떠한 응급상황에서도 가장 중요한 첫 번째 단계이다. 심정지환자를 발견하였을 때 모든 구조자는 현장이 안전한지를 확인한 후 구조를 시작하여야 한다.

④ 의식상태의 확인

- 구조자는 현장 상황이 안전하다고 확인한 뒤 쓰러져 있는 사람의 옆으로 가서 즉시 외부손상과 의식상태를 확인한다.
- 어깨를 가볍게 두드리거나 조심스럽게 흔들면서 "괜찮으세요?" 라고 외친다.
- 만약 쓰러져 있는 사람의 머리나 목에 외상이 의심되면 꼭 필요한 경우에만 환자를 이동해야 한다. 환자를 부적절하게 이동하면 손상이 악화되거나 척수가 손상될 수 있다.

⑤ 응급의료체계에 신고요령

119에 연락할 때는 침착하게 다음과 같은 내용을 응급의료 전화상담원에게 알려주어야 한다.

- 응급상황이 발생한 위치(가능하면 사무실 이름, 방의 호수, 도로나 거리 이름)
- 무슨 일이 일어났는가?(심장발작, 자동차 사고 등)
- 도움이 필요한 환자의 수

- 환자의 상태
- 환자에게 시행한 치료내용(심폐소생술, 자동 제세동기 등)
- 다른 질문이 없는지 확인한다. 전화로 가르쳐준 처치방법을 시행하기 위해 통화를 잠시 멈추는 것을 제외하고는, 응급의료 전화상담원이 더 이상의 의문사항이 없는 것을 확인할 때까지 통화상태를 유지해야 한다.

⑥ 환자의 자세

효과적인 소생시도와 평가를 위해 환자를 딱딱하고 평평한 바닥에 눕힌다. 얼굴을 아래로 하고 누워 있으면 머리, 목, 어깨, 몸통, 양다리를 하나로 여겨 비틀지 말고 동시에 돌려(통나무 굴리듯이) 바로 눕힌다. 호흡이 없는 환자는 반드시 양팔을 몸통에 붙여 똑바로 눕혀야 한다.

(3) 성인 심정지환자의 심폐소생술 순서

심폐소생술의 단계는 그림 4-1의 기본소생술 흐름도에서 보듯이 연속된 평가와 행동으로 이루어져 있다. 알고리듬의 목적은 각 단계를 논리적이고 간결하게 보여줌으로써 배우고 기억하고 시행하기 쉽도록 하기 위한 것이다.

① 반응의 확인

구조자는 일단 현장이 안전하다고 판단되면 환자에게 다가가 반응을 확인한다. 어깨를 가볍게 두드리며 "괜찮으세요?" 라고 물어본다(그림 4-2). 반응이 있으나 손상을 입었거나 진료가 필요한 상태이면 119에 연락한 다음 환자의 상태를 자주 확인한다.

② 응급의료체계에 신고

- 움직임이나 자극에 반응이 없는 경우에는 일단 응급의료체계에 신고하고(119에 전화), 자동 제세동기 사용 교육을 받은 사람은 자동 제세동기가 주변에 있다면 가지고 와서 사용하며, 순서에 따라 심폐소생술을 한다.
- 두 명 이상의 구조자가 있다면 한 명은 심폐소생술을 시작하고 그 동안 다른 한 명은 응급의료체계에 신고하고 자동 제세동기를 가져온다(그림 4-3). 병원과 같이 자체적인 출동체계를 갖춘 기관에서 심정지가 발생한 경우에는 응급의료체계를 가동시키는 대신 그 기관의 정해진 방식에 따라 연락을 취한다.

③ 기도 열기 및 호흡 확인

- 일반인 구조자는 구조 대상의 외상 유무와 관계없이 머리 기울임-턱 들어올리기(head tilt-chin lift) 방법으로 기도를 확보한다(그림 4-4).

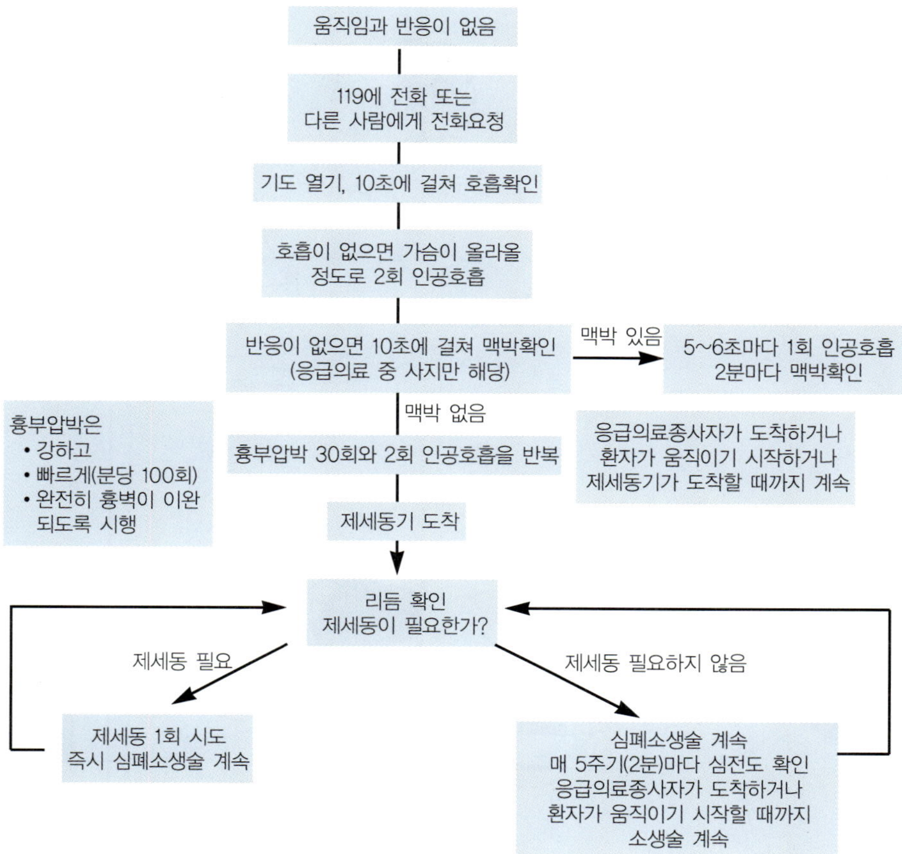

그림 4-1 **기본소생술 흐름도**

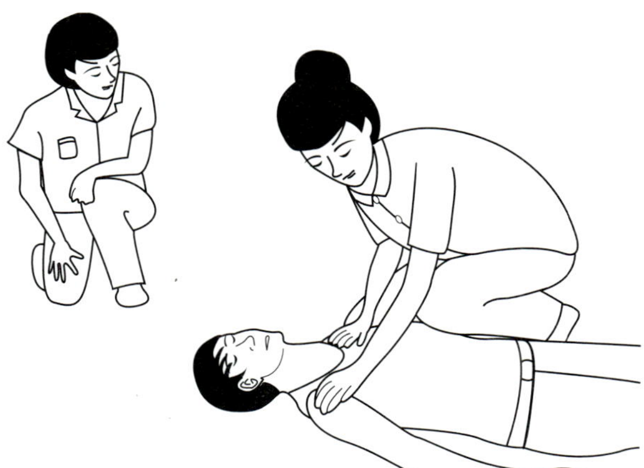

그림 4-2 **의식 확인**

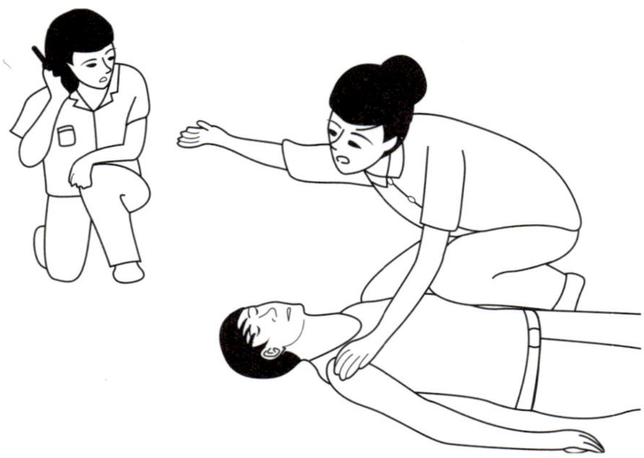

그림 4-3 **응급의료체계에 신고**

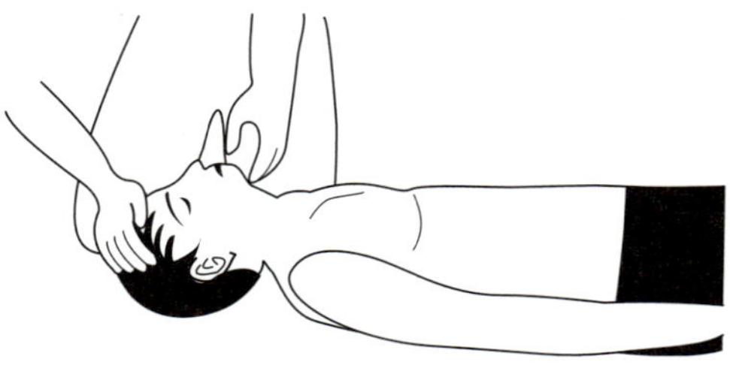

그림 4-4 **기도열기**

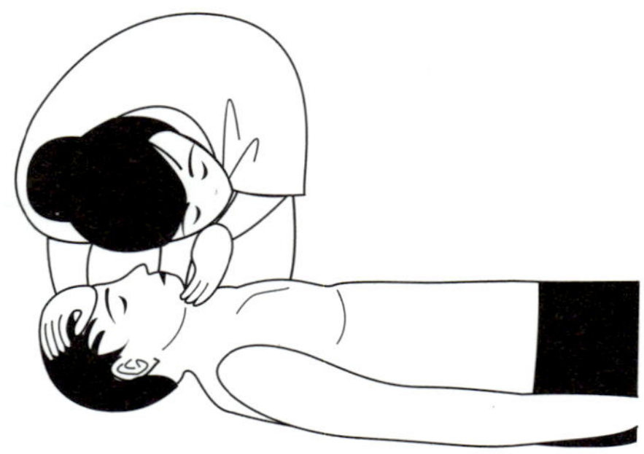

그림 4-5 **호흡확인**

- 심정지가 의심되는 사람의 머리 또는 목에 외상의 징후가 있는 경우에 응급의료종사자는 일단 턱 밀어올리기(jaw thrust) 방법으로 기도 확보를 시도하며, 이 방법으로 효과적인 기도 확보가 어렵다면 머리 기울임-턱 올리기 방법을 사용한다.
- 구조자는 의식이 없는 환자에서는 기도를 연 상태에서 환자의 입과 코 가까이에 구조자의 귀를 대고 흉부의 움직임을 관찰하면서 '보고, 듣고, 느끼는' 방법으로 호흡을 확인한다. 호흡의 확인은 10초에 걸쳐서 하며, 호흡을 확인하는 데 10초 이상을 소요하지 않는다(그림 4-5).
- 호흡의 확인은 환자의 가슴이 오르내리는지를 보고, 환자의 호흡음을 듣고, 공기의 흐름을 느끼는 방법으로 시행한다.
- 간혹 심정지환자가 임종 호흡 등 비정상적인 호흡을 하는 경우도 있으므로, 호흡이 적절하다는 확신이 없다면 두 차례의 인공호흡을 시작으로 심폐소생술을 시행하여야 한다.

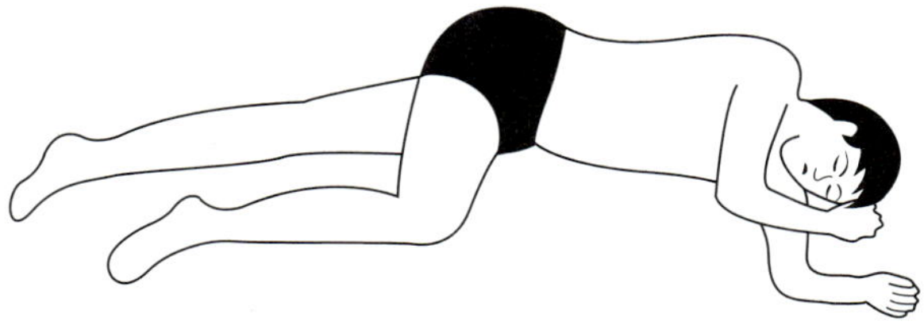

그림 4-6 **회복자세**

- 반응이 없으나 정상 호흡이 있는 성인 환자는 회복자세(그림 4-6)를 취해주는 것이 권장된다. 이 자세는 혀나 구토물로 인해 기도가 막히는 것을 방지하고 흡인의 가능성을 줄여준다. 회복자세는 모든 환자에게 적용되는 한 가지 자세가 있는 것이 아니라, 여러 가지 변형된 방법이 있다. 어떤 회복자세를 선택하여도 상관없으나, 회복자세는 기본적으로 옆으로 누운 자세를 취하여야 하며, 머리의 위치를 낮게 하고 호흡이 방해받지 않아야 한다.

(4) 인공호흡

① 입-입 인공호흡

가장 빠르고 안전하게 산소와 환기를 제공할 수 있는 방법이다. 환자의 기도가 열린 상태로 한 손으로 코를 막고 구조자의 입으로 환자의 입을 완전히 덮는다. 한손의 손바닥을 환자의 이마에 대고 엄지손가락과 집게손가락으로 코를 막는다. 매 호흡당 1초 동안 가슴이 올라갈(가슴이 충분히 부풀어 오를) 정도로 숨을 불어 넣는다(그림 4-7).

② 입-마스크 인공호흡

- 입-마스크 인공호흡을 할 때는 한 방향 밸브가 있거나 없는 투명한 마스크를 사용한다. 이 방법은 양손으로 마스크를 환자 얼굴에 밀착시킬 수 있기 때문에 효과적이다.
- 측부접근법은 구조자가 환자의 측면에 위치하여 머리 기울임-턱 올리기를 이용하는 것이다. 이 수기는 구조자가 같은 위치에서 이동하지 않고 흉부압박과 인공호흡을 시행할 수 있기 때문에 1인 CPR을 할 때 이상적이다(그림 4-8).
  - 환자의 콧날을 기준으로 위치를 바로잡고 마스크를 환자의 얼굴에 놓는다.
  - 한손의 엄지손가락과 집게손가락으로 환자의 머리 위쪽에 놓인 마스크의 가장자리를 잡아 밀착시키키고, 다른 손의 엄지손가락은 마스크의 아래쪽 가장자리를 밀착시킨다.

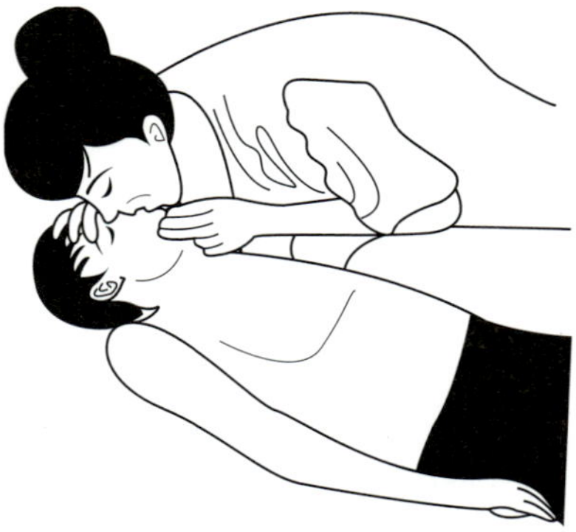

그림 4-7 **입-입 인공호흡법**

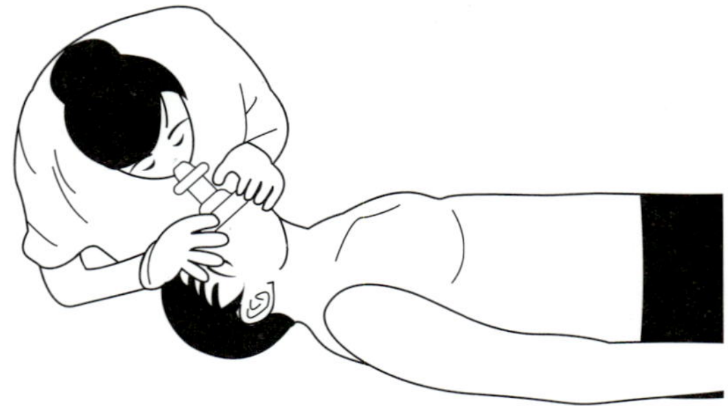

그림 4-8 **입-마스크 인공호흡법**

- 아래쪽의 나머지 손가락은 아래턱뼈의 가장자리에 두고 머리 기울임-턱 올리기를 사용해 턱을 들어올린다.
- 마스크 가장자리가 얼굴에 밀착되도록 강한 압력을 가한다.
- 환자의 가슴이 올라오는지 관찰하면서 천천히 숨을 불어넣는다.

● 첫 번째 인공호흡으로 환자의 가슴이 올라오지 않는다면 구조자는 두 번째 인공호흡을 시행하기 전에 기도를 다시 확보한다.

● 흉부압박이 지연되는 것을 막기 위하여 인공호흡을 2회 이상 초과하여 시행하지는 않는다.

● 매번의 인공호흡 전에는 심호흡이 아닌 정상적인 호흡을 하도록 한다. 심정지 상태에서는 흉부압박을 시행하더라도 심박출량이 정상의 25~33%로 낮게 유지되므로, 폐에서의 가스 교환량도 줄어든다. 따라서 호흡수와 1회 호흡량이 정상보다 낮게 유지되어도 혈액의 적절한 산소화를 유지할 수 있다.

● 호흡량을 정확히 조절하기는 어렵지만 성인의 경우 약 500~600mL(6~7mL/kg) 정도의 1회 호흡량이면 충분하다.

● 백-마스크를 이용하여 인공호흡을 하는 경우에도 1초 동안 가슴이 올라올 정도로 하며, 2리터 환기백을 사용하는 경우에는 환기백을 1/3 정도 압축하면 된다.

(5) 맥박 확인

● 일반인 구조자는 최초 2회의 인공호흡을 시행한 직후, 맥박이나 순환의 징후를 확인

하지 않고 바로 흉부압박을 시행한다.

- 일반인 구조자가 10초 이내에 맥박의 유무를 확인하는 것은 매우 어렵기 때문이다. 응급구조사가 판단을 하더라도 맥박이 없는 환자의 10%와 맥박이 있는 환자의 40% 정도에서 잘못된 판정이 내려진다고 한다.
- 응급의료종사자 또한 맥박의 확인에 많은 시간을 소요하며 맥박의 유무를 판정하는 데 어려움을 겪는다고 한다. 응급의료종사자는 맥박을 10초에 걸쳐 확인한다. 맥박을 확인하는 데 10초 이상을 소요하지 않도록 하며, 맥박이 확실하게 느껴지지 않는다면 흉부압박을 시행하도록 한다.
- 맥박이 만져지는 성인 환자가 정상 호흡이 없다면, 분당 10~12회의 속도(또는 5~6초마다 1회)로 인공호흡을 한다.

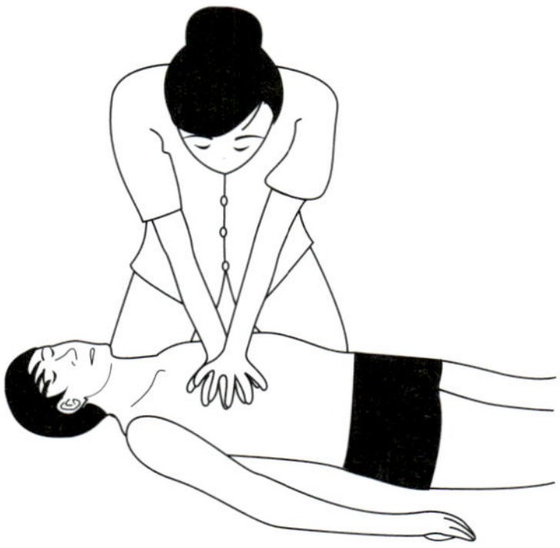

그림 4-9 흉부압박을 하는 방법

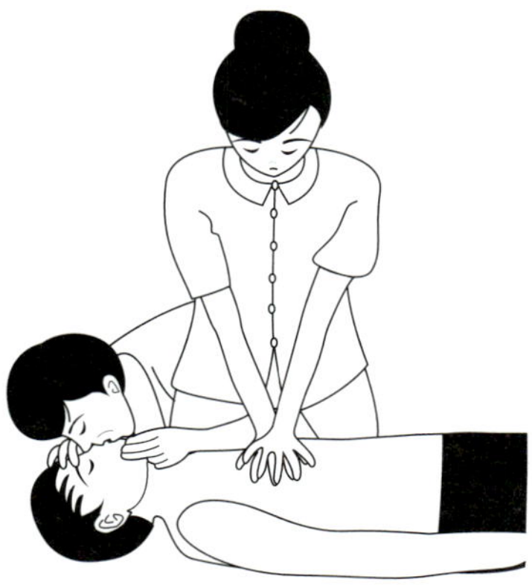

그림 4-10 흉부압박과 인공호흡의 비

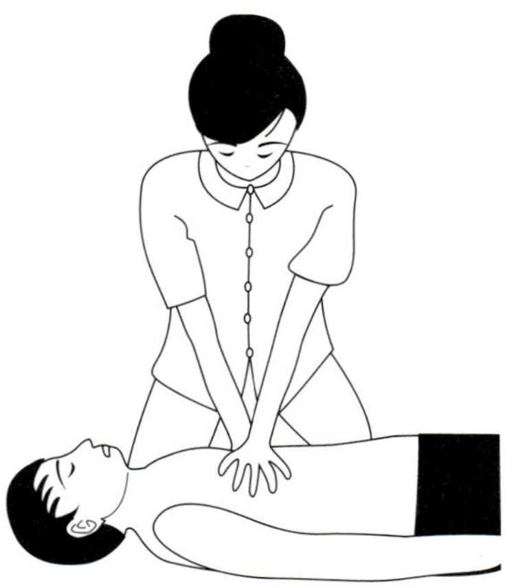

그림 4-11 성인의 흉부압박 위치

(6) 흉부압박

- 심폐소생술을 시행할 때에는 흉부압박을 효과적으로 실시하는 것이 매우 중요하다.
- 성인의 경우에는 흉골의 아래쪽 절반 부위를 분당 100회의 속도로, 약 4~5cm 깊이로 압박하며, 압박과 이완의 시간은 같은 정도로 하고, 각각의 압박 후에는 가슴이 완전히 올라오도록 해야 한다(그림 4-9).
- 흉부압박의 중단은 심폐소생술에 의한 혈류를 급격히 감소시키므로, 가능하면 흉부압박이 중단되는 것을 최소화하여야 한다.
- 흉부압박과 인공호흡의 비율은 30 : 2를 권장한다(그림 4-10).
- 제세동기가 도착하여 심전도를 분석하거나, 순

환이 회복되어 환자가 움직이기 시작할 때까지는 흉부압박과 인공호흡을 계속해야 한다.

- 두 명 이상의 구조자의 피로를 덜어주도록 한다.
- 구조자가 인공호흡을 할 줄 모르거나 하기를 원하지 않는 상황에서는 심폐소생술을 아예 시행하지 않는 것보다 흉부압박만이라도 시행하면 심정지환자의 생존율을 높일 수 있다.
- 기관내삽관이나 후두마스크, 콤비 튜브와 같은 전문기도유지술이 시행된 상태에서는 인공호흡 도중 흉부압박을 중단할 필요가 없으며 흉부압박은 분당 100회의 속도로, 인공호흡은 분당 8~10회(6~8초마다)의 속도로 각각 독립적으로 시행한다.

2. 흉부압박의 술기

(1) 압박의 자세와 위치

- 흉부압박의 효과를 최대화하기 위해서 환자를 딱딱한 바닥에 등을 대고 눕히거나 등에 단단한 판을 깔아준다.
- 구조자는 환자의 가슴 옆에 무릎을 꿇은 자세를 취한다.
- 성인과 소아의 경우 압박 위치는 흉골의 아래쪽 절반이며, 압박 위치를 신속하게 찾기 위하여 환자의 유두 연결선이 흉골과 만나는 지점을 이용한다(그림 4-11).
- 흉골의 가장 하단에 위치하는 검상돌기를 누르지 않도록 주의한다.
- 구조자는 한쪽 손바닥의 두덩(heel) 가운데를 압박 위치에 대고 그 위에 다른 손바닥을 평행하게 겹쳐 두 손으로 압박한다.
- 손가락은 펴거나 깍지를 끼거나 상관없으나 가슴에 닿지 않도록 한다.
- 팔꿈치를 펴고 팔이 바닥에 수직을 이루도록 하여 체중을 이용하여 압박한다.

(2) 압박의 깊이

- 보통 체격의 성인에서 압박의 깊이는 4~5cm 정도가 적당하다.
- 과거에는 흉부압박을 시행할 때 경동맥이나 대퇴동맥의 맥박을 확인함으로써 압박의 적절성을 판단하였다. 그러나 심폐소생술 도중에는 효과적인 동맥혈류가 없어도 정맥의 맥박이 만져질 수 있으므로 정확한 방법이라 할 수 없다.

(3) 연령에 따른 흉부압박법의 차이

성인, 소아 및 영아에 대한 흉부압박 방법을 요약하면 표 4-2와 같다.

① 성인의 경우

- 흉골의 아래쪽 절반을 유두 연결선 지점에서 압박한다.
- 두 손을 이용하여 4~5cm 정도 압박한다.

② 소아의 경우

- 흉골의 아래쪽 절반을 성인의 경우처럼 유두 연결선 지점에서 압박한다.
- 한 손 또는 두 손을 이용하여 가슴 두께의 1/2~1/3 정도가 압박될 수 있도록 한다.

③ 영아의 경우(만 1세 미만)

- 흉골의 아래쪽 절반을 유두 연결선 바로 아래 지점에서 압박한다.
- 일반인이나 혼자인 응급의료종사자는 두 손가락을 이용하여 압박한다.
- 구조가가 2인인 경우 흉부를 압박하는 응급의료종사자는 가능하다면 영아의 가슴을 감싼 상태로 두 엄지손가락을 이용하여 압박을 시행한다.

(4) 흉부압박의 속도

- 가이드라인에서는 분당 100회의 속도로 흉부압박 하는 것을 권장한다.

표 4-2 성인, 소아 및 영아에서 흉부압박 방법의 비교

	성인	소아	영아
흉부압박점	흉골의 아래쪽 절반 (유두선과 흉골이 만나는 지점)		흉골의 아래쪽 절반 (유두선 직하방)
압박방법 (세게, 빠르게, 이완은 완전히)	한 손바닥의 두덩으로, 다른 손은 위에	성인의 경우처럼 또는 한 손바닥만으로	2~3 손가락으로 응급의료종사자(2인): 두 엄지손가락 방법
압박깊이	4~5cm	가슴깊이의 절반 또는 3분의 1	
압박속도	분당 100회		
흉부압박 대 인공호흡 비율	30 대 2	30 대 2 (2인의 응급의료종사자 구조 시에는 15 대 2)	

(5) 압박 후의 완전한 이완

- 심장으로의 정맥환류를 보장하기 위하여 각각의 압박 후에는 흉벽이 정상 위치로 완전히 올라오도록 한다.

- 이때 올바른 손의 위치를 유지하기 위하여 구조자의 손이 환자의 가슴에서 완전히 떨어지지는 않도록 한다.
- 불충분한 흉벽의 상승은 흉강 내부의 압력을 증가시키고 관상동맥과 뇌동맥으로 가는 혈류를 감소시킨다. 이것은 효과적인 심폐소생술에서 필수적인 부분이므로 심폐소생술을 교육할 때에 완전한 흉벽의 상승이 중요함을 강조하여야 한다.

(6) 흉부압박과 인공호흡의 비율

- 처음 2회의 인공호흡 후에 흉부압박과 인공호흡의 비율은 30 : 2가 권장되나 이 부분은 명확한 근거에 의한 것이 아니라 전문가들의 합의에 따른 것이며, 최적의 비율과 방식에 대해서는 생존율과 신경학적 예후의 측면에서 더 많은 연구가 필요하다.
- 흉부압박을 기존의 15~30회로 늘린 이유는 실제로 압박이 시행되는 횟수를 증가시키고, 과환기의 가능성을 줄이고, 환기로 인한 흉부압박의 중단을 줄이며, 지침을 단순화하여 교육효과를 높이기 위해서이다.
- 소아나 영아의 경우에는 두 명의 구조자가 있다면 전문기도유지술이 이루어질 때까지 15 : 2의 비율을 권장한다.
- 일단 전문적 기도유지가 시행된 경우에는 두 명의 구조자는 더 이상 환기와 압박을 교대로 시행하지 않는다.
- 흉부압박을 시행하는 구조자는 환기를 위해 멈출 필요 없이 분당 100회의 속도로 연속 압박을 시행하며, 환기를 시행하는 구조자도 분당 8~10회의 속도로 환기를 시행한다.

(7) 압박 중단의 최소화

- 현장에서 시행되는 심폐소생술을 분석한 결과 전체 심정지 기간의 24~49% 동안 흉부압박이 전혀 시행되지 않았다.
- 흉부압박이 중단되면 관상동맥 관류압이 감소되며, 중단이 자주 그리고 오래 지속될수록 평균 관류압은 더 많이 감소된다. 그 결과 순환 회복률이 줄어들고 생존율이 낮아지며 소생 후 심근기능도 떨어지게 된다.
- 일반인 구조자는 가능하면 응급의료종사자가 도착할 때까지 또는 환자의 움직임이 관찰될 때까지 심폐소생술을 지속하는 것이 권장된다. 심폐소생술 도중에 순환이나 반응을 확인하기 위하여 흉부압박을 중단하는 것은 바람직하지 않다.

- 응급의료종사자들도 역시 전문 기도유지술이나 제세동을 시행하는 등의 특수한 경우를 제외하고는 가능하면 압박의 중단을 피해야 하며 불가피하게 흉부압박을 중단하는 경우에도 10초를 넘기지 않도록 한다.

(8) 압박의 교대

- 흉부압박을 시행하는 구조자가 지치면 흉부압박의 속도나 깊이가 부적절해진다.
- 비록 구조자 본인은 흉부압박을 시행한 지 5분 정도까지는 피곤을 느끼지 않을 수 있으나 압박을 시작하고 1분 정도가 지나면 압박의 깊이가 줄어드는 것을 관찰할 수 있다.
- 두 명 이상의 구조자가 존재하는 경우에는 1~2분마다(30 대 2의 흉부압박 대 인공호흡 주기를 3~5번 시행할 때마다) 흉부압박 시행자를 교대해 주는 것이 좋다.
- 임무를 교대할 때에는 가능하면 흉부압박이 5초 이상 중단되지 않도록 해야 한다.

(9) 흉부압박의 합병증

흉부압박이 적절하게 시행되더라도 늑골이나 흉골의 골절, 흉골-늑간의 분리, 폐좌상, 간이나 비장의 손상 등이 발생할 수 있다. 이들 합병증은 정확한 위치를 압박함으로써 최소화할 수 있으나 완전히 예방할 수는 없으며 심정지환자에게 합병증에 대한 우려 때문에 불충분한 흉부압박을 시행해서는 안 된다.

(10) 흉부압박 단독 심폐소생술

- 성인의 심정지에서 인공호흡을 시행하지 않은 흉부압박의 결과는 아무것도 시행하지 않은 경우보다는 좋다.
- 낯선 사람 특히 지저분한 환자에 대한 입-입 인공호흡을 선뜻 시행하기는 어렵다. 성인의 심실세동으로 인한 심정지에서 초기 5분 동안에는 인공호흡이 역할이 필수적이지 않다고 한다.
- 이런 경우 기도가 열려 있다면 가끔씩 발생하는 임종호흡(agonal respiration)이나 압박 후 흉곽의 수동적인 팽창이 가스교환을 일부 가능하게 하기 때문이다.
- 심정지 기간에는 순환 혈류가 적어서 적은 호흡량으로도 정상적인 환기-관류 비율을 유지할 수 있다. 이런 이유로 구조호흡을 시행할 수 없는 상황이거나 하고 싶지 않을 경우에는 아무것도 시행하지 않는 것보다는 흉부압박 단독 심폐소생술을 하도록 권장한다.

- 그러나 가장 바람직한 것은 인공호흡과 흉부압박을 동시에 시행하는 것이다.

(11) 제세동기의 사용

- 심폐소생술 시행 도중 자동 또는 수동 제세동기를 가진 사람이 도착하면 즉시 심전도 리듬을 분석하여 심실세동이나 맥박이 없는 심실성 빈맥이면 1회의 제세동을 실시한다.
- 제세동 후에는 맥박 확인이나 리듬 분석을 시행하지 않고 곧바로 흉부압박을 실시하며 5주기(약 2분간)의 심폐소생술을 시행한 후에 다시 한번 심전도를 분석하여 적응증이 되면 제세동을 반복한다.
- 제세동이 필요없는 심전도 리듬인 경우에는 흉부압박과 인공호흡을 계속한다.
- 제세동기를 사용하는 과정에서도 가능하면 흉부압박의 중단이 최소화되도록 노력한다.
- 제세동기가 도착할 때까지 환자에게 기본 심폐소생술이 시행되지 않았다면 심정지 후 경과시간을 추정하여 언제 심정지가 발생되었는지 알 수 없거나 4~5분 이상 경과하였다면 2분 정도의 심폐소생술을 먼저 시행한 다음 제세동기를 사용하는 것이 좋다.
- 현장에서 자동 제세동기를 사용하는 경우 5~10분 정도의 심폐소생술을 시행한 후 가까운 병원으로 이송하는 것을 권장하며, 이송중에도 가능하면 계속 심폐소생술을 시행한다.

제 5 절 이물에 의한 기도폐쇄의 치료

1. 기도폐쇄의 확인방법

이물질에 의한 기도폐쇄는 경한 상태와 심한 상태로 나누어 볼 수 있는데, 환자가 손으로 목을 붙잡은 상태로 기침소리를 낼 수 없고 청색증을 보이며 말이나 호흡을 할 수 없는 등의 기도 폐쇄의 징후를 보이면, "목에 뭐가 걸렸나요?" 또는 "목이 막히나요?" 라고 빨리 물어 보아서 환자가 말을 못하고 고개만 끄덕이면 심한 기도폐쇄 상태로 판단하고 즉각적인 치료를 실시해야 한다.

2. 기도폐쇄의 치료방법

- 경한 기도폐쇄를 보이고 환자가 기침을 심하게 하는 경우에는 환자의 자발적인 기침이나 호흡을 방해하지 않도록 한다.
- 심한 기도폐쇄의 징후를 보이는 성인과 1세 이상의 소아는 환자의 의식유무와 상관없이 즉시 응급의료체계에 연락을 한 후 기도폐쇄의 징후가 해소되거나 환자가 의식을 잃기 전까지 복부밀어내기를 반복해서 한다(그림 4-12).
- 복부밀어내기가 효과적이지 않거나 비만, 임신 후기 등의 이유로 시행이 어려운 경우에는 흉부밀어내기를 사용할 수 있다.
- 응급의료종사자는 의식이 없는 기도폐쇄 환자에 대해 먼저 기도를 개방하고 입안을 관찰해 기도를 막고 있는 고형물질이 관찰될 경우에는 턱과 혀를 동시에 한 손으로 쥐고 들어 올리면서 손가락 훑어내기로 제거한다.
- 만약 관찰되지 않으면 바로 인공호흡을 시도하는데 만약 흉부의 상승이 관찰되지 않으면 다시 기도를 개방하고 인공호흡을 재시도한다. 두 번의 시도 후에는 흉부압박을 바로 시작하는데 매 주기마다 위와 같은 과정을 반복한다.
- 만약 손으로 제거하기 힘든 이물질인 경우에는 이용 가능하다면 후두경과 마질겸자

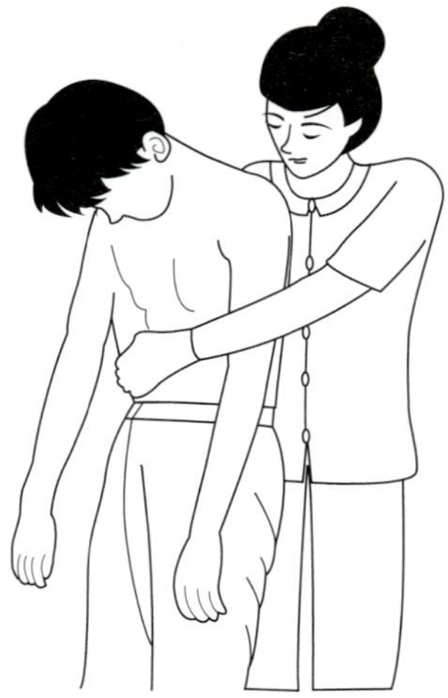

그림 4-12 **복부밀어내기**

(Magill forceps)와 같은 기구를 사용해 제거할 수 있다.

- 심한 기도폐쇄의 치료를 위해 어떤 방법을 처음으로 사용해야 하는지 결정하기는 어렵다. 보고에 따르면 의식이 있는 기도폐쇄의 경우에는 등 두드리기, 복부밀어내기, 흉부밀어내기 모두가 적용가능하고 효과적일 수 있다고 알려져 있는데, 약 50%에서 한 가지 방법만으로는 제거되지 않았던 것으로 나타나 성공률을 높이기 위해서는 여러 방법을 함께 사용할 필요가 있다.

3. 회복자세

회복자세는 정상적인 호흡과 효과적인 순환을 보이나 반응이 없는 성인 환자에게 사용이 권장된다. 이 자세는 기도 개방을 유지하고 기도폐쇄와 흡인의 위험성을 줄이기 위해 고안되었는데, 몸 앞쪽으로 한쪽 팔을 바닥에 대고 다른쪽 팔과 다리로 구부린 채로 환자를 옆으로 돌려 눕힌다(그림 4-13).

- 이러한 회복자세에는 몇 가지 변형된 형태가 존재하는데 모든 환자에게 완벽하게 적용될 수 있는 한 가지 자세는 없으며 각각의 장점이 있다.
- 이상적인 자세는 안전하고 거의 옆으로 누운 자세이면서 머리는 아래로 향하고 호흡을 방해할 수 있는 압력이 흉부에 가해지지 않아야 한다. 건강한 자원자를 대상으로 한 연구에서 측면 회복자세 시 아래에 위치한 팔의 혈관이나 신경이 눌리는 것으

로 보고된 바 있으나 쉽게 자세를 취할 수 있는 점이 그러한 위험보다는 우월한 장점으로 받아들여지고 있다.

- 한편, 자원자를 대상으로 한 다른 연구에서는 척수손상이 있거나 의심되는 경우 한쪽 팔을 위로 펴고 머리를 팔에 댄 상태로 양다리를 함께 구부린 자세가 보다 적합한 것으로 보고되었다.

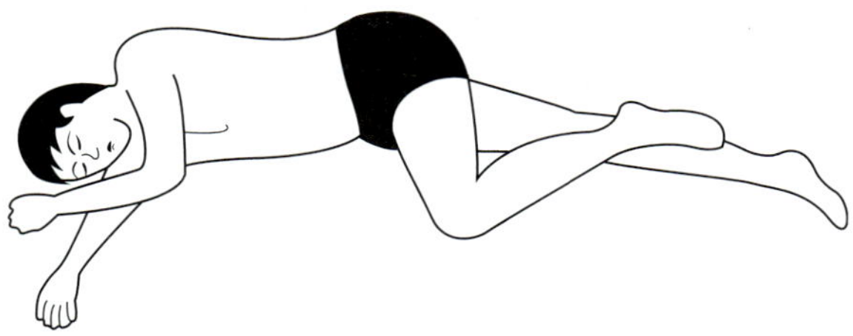

그림 4-13 **회복자세**

찾아보기

ㅇ

ㅈ

S

T

U

글쓴이

고 은	(송원대학 간호과)	**이경민**	(목포과학대학 간호과)
김미혜	(신성대학 간호과)	**최자윤**	(전남대학교 간호학과)
김유정	(전남과학대학 간호과)	**한선희**	(원광보건대학 간호과)
류세앙	(동신대학교 간호학과)	**함순예**	(백석대학교 응급구조학과)
송소현	(순천청암대학 간호과)	**홍미순**	(전남대학교 간호학과)
송영숙	(미네소타대학교 박사후과정)	**홍주영**	(광양보건대학 간호과)
양진주	(광주보건대학 간호과)		

가나다순

응급간호학

2008년 8월 25일 초판 인쇄
2008년 9월 1일 초판 발행

저 자 고 은 · 김미혜 · 김유정 · 류세앙 · 송소현
송영숙 · 양진주 · 이경민 · 최자윤 · 한선희
함순예 · 홍미순 · 홍주영

발행자 김시동

발행처 정문각

서울특별시 마포구 대흥동 210-1 봉화빌딩
TEL. 713-0421~3 FAX. 704-6265
등 록 1990년 10월 25일 9-246호
전자우편 jungmunk@unitel.co.kr
홈페이지 www.jungmunkag.co.kr

정가 22,000원

ISBN 978-89-7742-385-5 93510